隐形矫治拔牙病例
专家解析

温秀杰　杨　磊　主编

王　珍　邱小文　付建宏　郭　伟　副主编

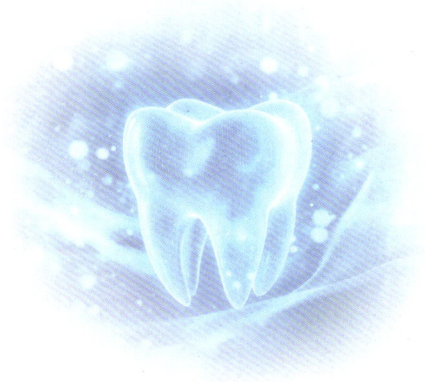

化学工业出版社

·北京·

图书在版编目（CIP）数据

隐形矫治拔牙病例专家解析 / 温秀杰，杨磊主编.

北京 ：化学工业出版社，2025. 8. -- ISBN 978-7-122
-48389-8

Ⅰ．R783.5

中国国家版本馆CIP数据核字第2025SY6831号

责任编辑：郭伟疆　杨晓璐　　　　　装帧设计：关　飞

责任校对：王　静

出版发行：化学工业出版社

　　　　　（北京市东城区青年湖南街13号　邮政编码100011）

印　　装：北京瑞禾彩色印刷有限公司

710mm×1000mm　1/16　印张11　字数150千字

2025年10月北京第1版第1次印刷

购书咨询：010-64518888　　　　　　售后服务：010-64518899

网　　址：http://www.cip.com.cn

凡购买本书，如有缺损质量问题，本社销售中心负责调换。

定　　价：99.00元　　　　　　　　　　版权所有　违者必究

编写人员名单

主　　编　温秀杰　杨　磊

副 主 编　王　珍　邱小文　付建宏　郭　伟

编 著 者（以姓氏笔画为序）

　　　　　王江婷　王　珍　付建宏　刘林毅

　　　　　刘　娟　杨　磊　邱小文　佘　芮

　　　　　李　芳　张晓波　罗莹莹　郭　伟

　　　　　袁洪燕　黄诗涵　温秀杰　靳云轶

编写秘书　王江婷

序

在正畸学的发展历程中，隐形矫治技术的崛起无疑是一场革命性的变革。它打破了传统固定矫治的局限，以美观、舒适和数字化精准设计赢得了越来越多医师与患者的青睐。然而，拔牙病例的隐形矫治始终是临床实践中的一大挑战，涉及复杂的支抗控制、牙齿移动效率及生物力学平衡等问题。本书《隐形矫治拔牙病例专家解析》的出版，恰逢其时，为临床医师提供了宝贵的经验总结与科学指导。

本书精选了一系列典型拔牙病例，涵盖不同年龄、错𬌗类型及治疗难点的临床实践，这些案例不仅展示了隐形矫治在复杂拔牙病例中的应用策略，还深入探讨了支抗设计、牙齿移动时序、垂直向控制等关键问题。本书的另一大亮点在于其多学科融合的视角，隐形矫治的成功不仅依赖口腔正畸医师的精准规划，还需结合数字化建模、生物力学分析及牙周健康管理。书中案例充分体现了这一理念，如结合三维影像技术优化牙齿移动路径，或通过阶段性Ⅱ类牵引增强支抗控制。

本书由瑞尔集团的正畸专家团队倾力打造，凝聚了丰富的临床经验与科研智慧。无论是初入隐形矫治领域的医师，还是希望提升复杂病例处理能力的资深专家，都能从中获得启发。我相信，本书的出版将推动隐形矫治技术的规范化与创新化发展，助力更多患者实现功能与美学的双重改善。

愿本书成为正畸医师案头不可或缺的参考指南，也期待未来有更多学者加入隐形矫治的探索行列，共同书写口腔正畸学的新篇章。

章锦才

瑞尔集团医疗事务执行总裁

2025 年 4 月

前　言

无托槽隐形矫治自 1999 年问世以来，经过 20 多年的发展与完善，特别是由于计算机技术、数字化口腔扫描与 3D 打印技术的迅猛发展，极大提升了该技术的矫治精度、效率与个性化设计；加之与传统固定矫治器相比具有显著的美观舒适、方便清洁等优势，该技术越来越受到广大正畸医生与患者的青睐；而且随着医生对技术的不断认识与掌握，适应证也由开始的简单错𬌗畸形非拔牙矫治扩展到现在的拔牙矫治，甚至更加复杂的错𬌗畸形矫治，目前在临床上的应用越来越广泛。

错𬌗畸形因发病率高、严重影响颜面美观，一直备受医生和患者的关注。隐形矫治器的出现，打消了患者对传统唇侧固定矫治器不美观的顾虑，让更多的成人患者接受牙齿矫正。然而，无论是矫治力的加载方式、临床操作技巧，还是矫治器的力学原理，隐形矫治都与传统的唇侧固定矫治器存在很大区别，仍需要广大口腔正畸医生不断学习、认识、掌握和完善该技术，才能更好地运用该技术去服务好患者。

本书由瑞尔集团（港股上市口腔医疗连锁机构）长期在临床一线应用隐形矫治器的 6 位口腔正畸专家联袂编写，聚焦数字化精准正畸，侧重成人正畸的特殊性，各自精选临床上最典型的、最有探讨学习价值的病例，将成功的经验与治疗的不足客观地呈现给读者，希望博采众家之所长，与读者共同探讨学习，充分了解隐形矫治器优势与不足，在临床实践中扬长避短地使用好这项技术，为患者提供更好的治疗服务。

瑞尔集团的成立与无托槽隐形矫治器问世同在一年，瑞尔集团也是较早开展隐形矫治的单位之一，积累了大量病例和丰富的经验，希望本书分享的病例和诊疗体会，可以让广大读者受益。对于本书编者的认知局限与不足，也希望读者指正。

目　录

第一章

隐形矫治经典 A7 拔除 4 颗第一前磨牙矫治成人牙齿前突病例

临床导读

经典 A7 是专门为拔牙病例设计的一款隐形矫治系统，针对拔牙病例需要大范围移动牙齿、关闭拔牙间隙这一主要特点，从力学特征、附件选择、备抗、过矫治等进行了全面系统的考量与设计，比如为了增加对第一磨牙支抗控制，防止出现近中倾斜，选择了双矩形垂直附件以及远中倾斜备抗；前牙增加了冠唇向正转矩过矫治设计，等等。然而，任何一项新的牙齿矫治技术都离不开临床实践的检验，也需要在临床应用中不断改进与提升，才能逐渐完善与成熟。本病例是口腔正畸临床上最经典的拔牙模式，即拔除 4 颗第一前磨牙，采用经典 A7 隐形矫治体系，现将矫治结果、经验总结与心得体会呈现给读者，希望能给大家提供有价值的临床参考和实践指导。

一、病例简介

患者，女，26 岁，2020 年 7 月初诊（图 1-1）。
主诉：牙齿不齐、前突要求矫治。
现病史：自觉牙齿不齐，想改善双唇前突，否认矫治史。
家族史：无特殊。
口腔习惯：无影响口腔健康的不良习惯。

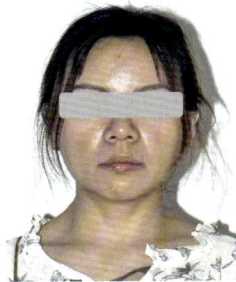

图 1-1 患者正面观

二、专科检查

恒牙列，牙列式：上颌 8-8/下颌 8-8；第一磨牙为基本中性关系，尖牙为轻度Ⅱ类关系，上下中线不齐，相差约 1.5mm，上牙列轻度拥挤，下牙列中度拥挤，前牙Ⅰ度深覆𬌗、Ⅰ度深覆盖；上下牙弓均为卵圆形，个别牙有扭转和舌向异位。口腔卫生良好，未见明显的牙体和牙周异常。软组织正面观左右基本对称，面下 1/3 微偏长，无开唇露齿，微笑时无明显露龈笑，上中线与面中线基本一致；45° 和侧面观，双唇中度前突，即软组织侧貌前突（图 1-2）。

功能检查：开口度、开口型均未见异常，未触及颞下颌关节弹响。

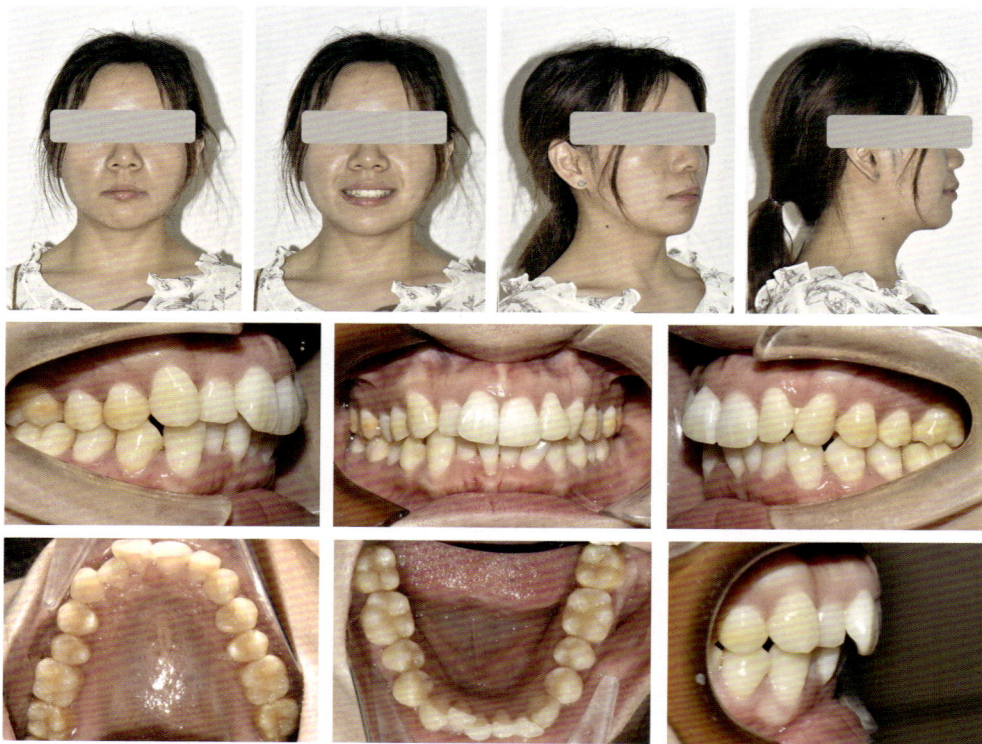

图 1-2　患者的面部与口内牙齿照片

三、模型分析

①牙弓拥挤度分析：上牙弓拥挤 3.8mm，Ⅰ度拥挤；下牙弓拥挤 5.6mm，Ⅱ度拥挤。

②Bolton 指数分析：前牙比 77%，正常；全牙比 90%，正常。

③Spee 曲线曲度：左侧 3mm，右侧 3mm（图 1-3）。

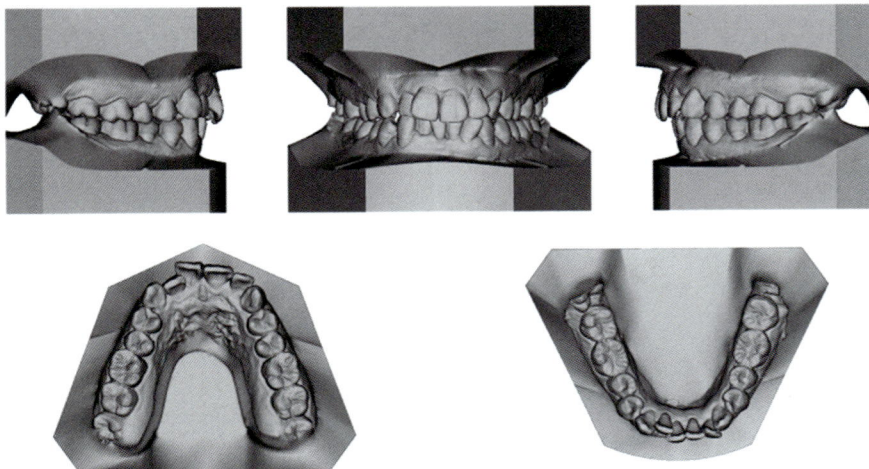

图 1-3 患者的牙齿模型照片

四、X 线检查与分析

全景片示：恒牙列，38、48 阻生；双侧关节形态与升支高度基本一致；牙槽骨有水平吸收，未见明显其他异常（图 1-4）。

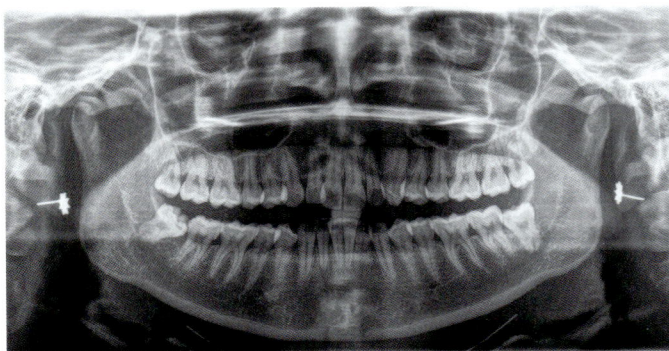

图 1-4 患者口腔 X 线全景片（全口曲面断层片）

侧位片与头影测量分析见图 1-5。

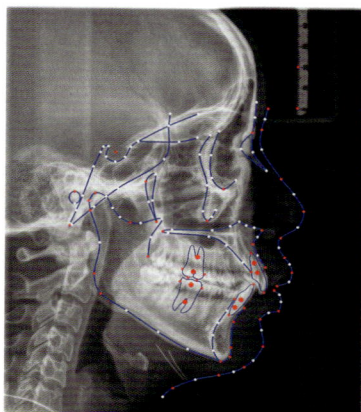

1. ANB 角 5.5°，偏大，Wits 值 3.1，偏大，均提示骨性 Ⅱ 类（下颌后缩）。
2. GoGn-SN 角 35.7°，稍大，提示偏高角。
3. U1-NA 角 17.5°，提示上前牙舌倾。

Measurement	Initial	Norm	Std Dev
SNA	81.7	83	4
SNB	76.2	80	4
ANB	5.5	3	2
GoGn-SN	35.7	31.2	3.6
SN-OP	17	19	4
Po-NB (mm)	0.1	4	2
U1-L1 (Interincisal Angle)	125.3	124	8
U1-NA (mm)	5.1	5	2
U1-NA	17.5	23	5
L1-NB (mm)	7.3	7	2
L1-NB	31.8	30	6
Wits (mm)	3.1	0	2

图 1-5　患者的侧位片与头影测量结果

五、临床诊断

①安氏 Ⅰ 类错𬌗。

②骨性 Ⅱ 类。

③双颌前突。

④牙列 Ⅰ 至 Ⅱ 度拥挤。

⑤上前牙舌倾。

⑥Ⅰ 度深覆𬌗、Ⅰ 度深覆盖。

⑦偏高角。

六、问题列表、治疗目标与矫治方法

患者牙齿错𬌗的问题列表与治疗目标见表 1-1。

表 1-1　患者的问题列表、治疗目标与方法

部位	问题列表	治疗目标与方法
软组织	侧貌微凸	纠正或改善（拔牙）
颌骨	骨性Ⅱ类、下颌后缩 偏高角	改善（控制上前牙舌倾，Ⅱ类牵引） 维持或改善（拔牙）
牙及牙列	牙弓拥挤、个别牙扭转、错位 前牙Ⅰ度深覆𬌗、Ⅰ度深覆盖 上下中线不齐	基本纠正（矫治器本身排齐） 纠正或改善（矫治器本身压低和内收 　　前牙、Ⅱ类牵引等） 争取对齐（颌间牵引、片切）
其他	38、48 阻生	口腔外科医生会诊

七、治疗计划与动画方案

1. 治疗计划

①牙列拥挤不齐，牙槽骨性前突，骨性Ⅱ类，上切牙舌倾，偏高角，拟拔牙全口矫治。

②拔 14、24、34、44，中强度支抗，利用拔牙间隙解除拥挤排齐牙列，内收上下前牙，改善前突面型，提升软组织侧貌协调与美观。

③因上前牙舌倾，牙槽骨性前突：a. 传统唇侧＋四曲辅弓辅助上前牙整体内收；b. 数字化隐形矫治器可个性化设计前牙正转矩。

④第一磨牙争取中性关系，前牙达正常覆𬌗覆盖关系，尽量对齐上下中线。

⑤疗程 2.5 ～ 3 年。

患者选择隐形（时代天使）矫治。

2. 动画方案

采用时代天使经典 A7 设计（自动生成的第一版方案，未做任何修改，最能代表时代天使经典 A7 设计体系），总治疗副数为 65 副，计划 2 周换一副，预估总治疗时间 30 个月左右。经典 A7 设计特点：第一磨牙双垂直矩形附件；双侧后牙远中倾斜备抗设计；尖牙近中倾斜的过矫治设计；上下切牙的 10° 左右的正转矩过矫治设计等（图 1-6）。

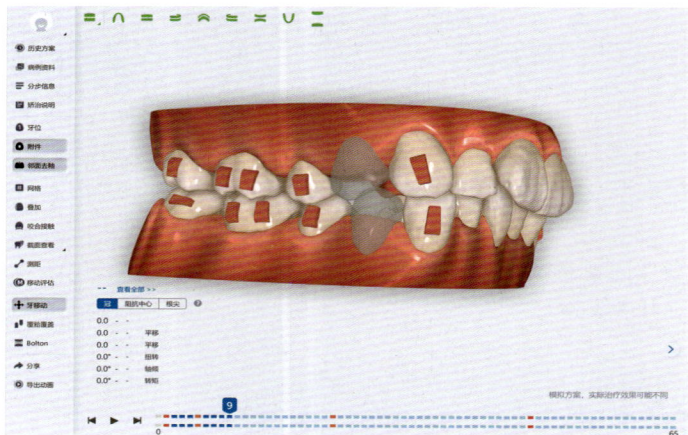

上颌

尖牙近中倾斜过矫治设计

冠 阻抗中心 根尖		18	17	16	15		13	12	11	21	22	23	24	25	26	27	28
	升高(E)/压低(I) (mm)		0.1 E	0.0	0.3 E		2.7 I	0.8 I	3.3 I	3.1 I	2.2 I	2.3 I		0.4 E	0.2 E	0.1 I	
平移	唇向(La)/舌向(Li) (mm)		0.3 B	0.0	0.4 B		2.2 Li	4.9 Li	8.6 Li	8.1 Li	7.4 Li	1.9 La		0.0	0.0	0.1 B	
平移	近中(M)/远中(D) (mm)		0.3 M	0.5 M	0.7 M		7.3 D	5.0 D	0.2 D	0.6 D	2.0 D	6.6 D		0.8 M	0.7 M	0.6 M	
扭转	近中(M)/远中(D)		3.8° M	0.4° M	0.5° D		5.8° M	0.8° M	17.1° D	5.2° D	23.5° D	37.4° M		6.0° M	0.4° M	2.4° M	
轴倾	近中(M)/远中(D)		5.8° D	10.0° D	14.9° D		4.8° M	1.0° D	7.5° M	0.4° D	8.9° M	7.3° M		2.0° D	6.9° D	7.2° D	
转矩	唇向(La)/舌向(Li)		5.7° Li	0.1° Li	4.4° B		3.1° Li	18.7° La	11.3° La	15.8° La	8.0° La	1.1° Li		2.1° B	0.8° Li	1.5° B	

后牙远中倾斜备抗设计　　上切牙正转矩过矫治设计　　后牙远中倾斜备抗设计

下颌

冠 阻抗中心 根尖		48	47	46	45	44	43	42	41	31	32	33	34	35	36	37	38
	升高(E)/压低(I) (mm)		0.3 E	0.2 E	0.6 E		1.8 I	2.9 I	3.4 I	3.5 I	1.6 I	1.6 I		0.5 E	0.4 E	0.0	
平移	唇向(La)/舌向(Li) (mm)		0.4 Li	0.2 Li	1.2 Li		2.8 Li	2.5 Li	4.0 Li	3.3 Li	5.2 Li	2.5 Li		1.3 Li	0.2 B	0.2 B	
平移	近中(M)/远中(D) (mm)		1.1 M	1.6 M	1.9 M		6.0 D	2.5 D	0.6 D	0.3 D	0.1 D	4.9 D		2.6 M	2.6 M	2.0 M	
扭转	近中(M)/远中(D)		2.5° M	3.9° M	20.8° M		5.2° D	2.9° M	12.0° D	7.8° D	49.2° D	3.3° D		15.6° M	6.4° M	1.1° M	
轴倾	近中(M)/远中(D)		2.1° D	8.0° D	9.6° D		14.3° M	2.8° D	4.9° M	3.7° M	19.5° M	8.6° M		5.8° D	7.6° D	2.3° D	
转矩	唇向(La)/舌向(Li)		4.8° B	0.6° Li	1.2° Li		4.7° La	14.9° La	5.6° La	7.7° La	12.5° La	7.4° La		4.0° B	2.0° Li	0.1° Li	

图1-6　患者的经典 A7 动画与牙齿移动参数

八、矫治过程与结果

总的治疗概述：2020 年 9 月初戴矫治器，2023 年 3 月第一阶段 65 副矫治器全部戴完，每副戴 2 周，共矫治 30 个月，因患者在外地工作，只复诊了 7 次。治疗过程如下：

1. 治疗 9 个月（第 21 副矫治器）

患者治疗 9 个月的面像口内像、X 线片见图 1-7、图 1-8。

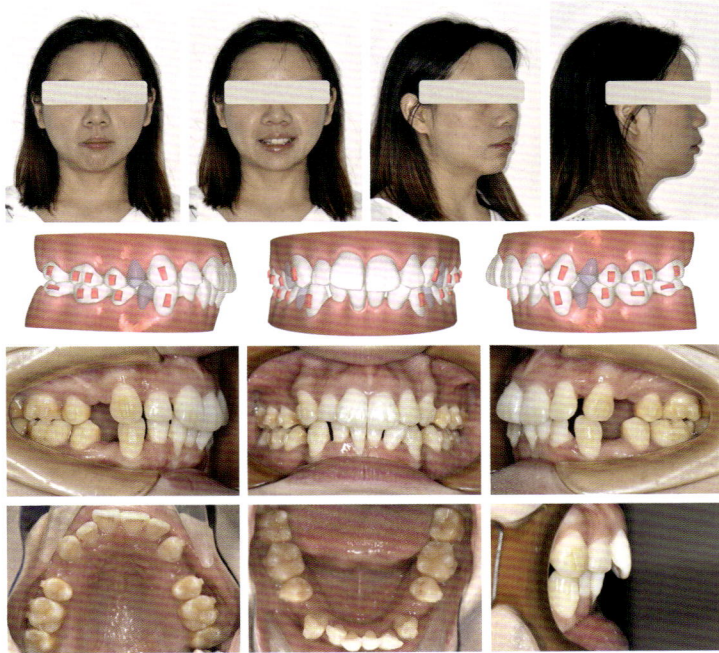

图 1-7　患者治疗 9 个月的面像、牙齿的动画移动与真实移动口内像
注：前期备抗与尖牙远移，牙齿到位率基本与动画一致。

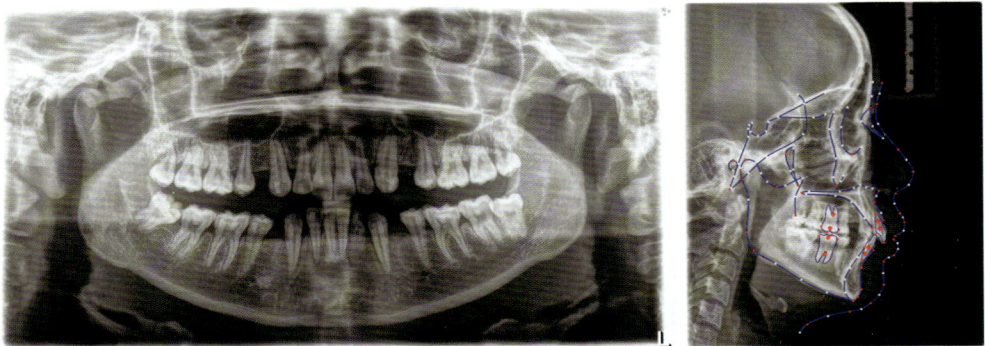

Measurement	Initial	Progress I
SNA	81.7	82.1
SNB	76.2	76.8
ANB	5.5	5.4
GoGn-SN	35.7	35.2
SN-OP	17	16.5
Po-NB (mm)	0.1	0.6
U1-L1 (Interincisal Angle)	125.3	136.4
U1-NA (mm)	5.1	4.6
U1-NA	17.5	13.3
L1-NB (mm)	7.3	6.8
L1-NB	31.8	24.9
Wits (mm)	3.1	2.9

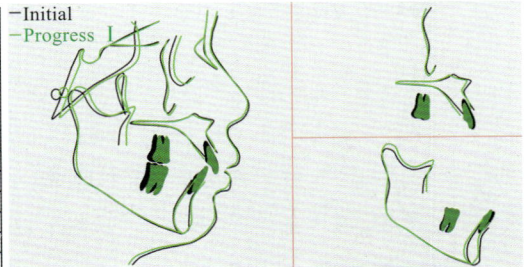

—Initial
—Progress I

图 1-8　患者治疗 9 个月的全景片、侧位片、头影测量的结果对比与重叠图
注：尖牙实现整体远移，前牙有钟摆式内收（唇倾度减小）。

2. 治疗 30 个月（第一阶段 65 副全部戴完）

第一阶段 65 副戴完之后，拔牙间隙关闭，牙列排齐，基本达到预期。存在问题：前牙覆𬌗有加深，16、46 咬合未完全实现Ⅰ类关系、有开𬌗，尖牙未达到标准Ⅰ类关系。提示隐形矫治器前牙压低和转矩控制移动实现难度较大；另外，左侧咬合关系好，可能与患者的左侧偏侧咀嚼习惯有关（图 1-9）。

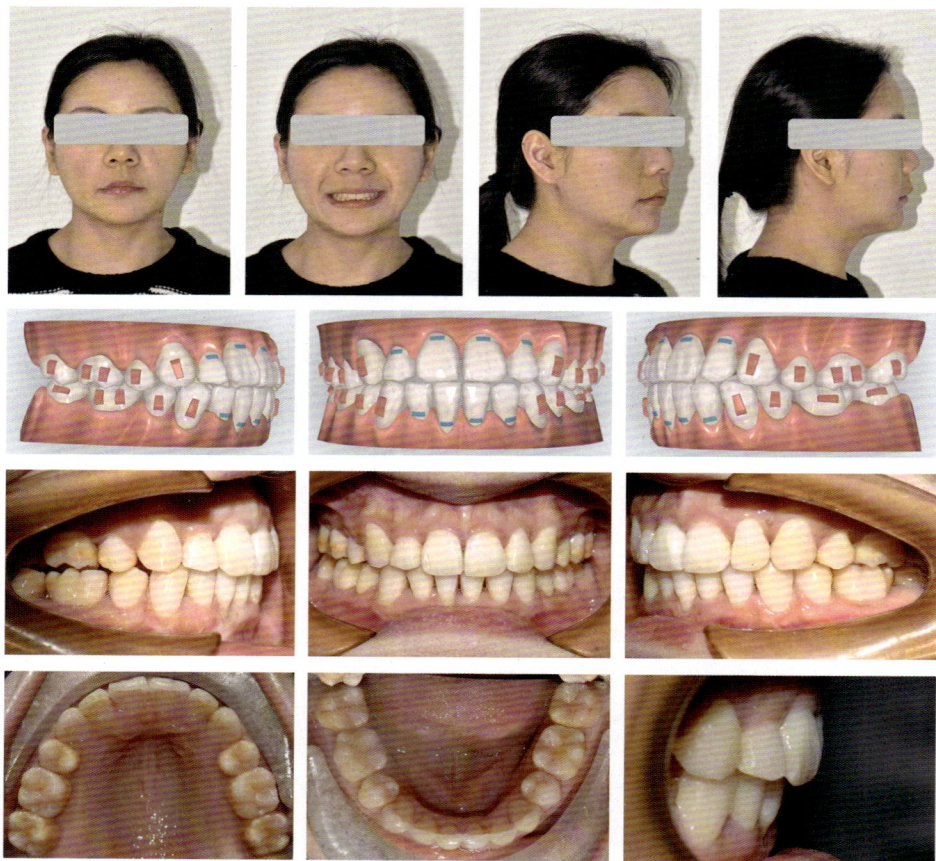

图 1-9 患者第一阶段治疗结束（65 副）的面像、牙齿的动画移动与真实移动口内像

尖牙初始位置就已经远中倾斜，又分别增加了 13、23、33、43 各 4.8°、7.3°、8.6°、14.3° 的近中倾斜过矫治，结果呈示 4 个尖牙均出现了或多或少的牙根不平行，即过度近中倾斜，表明时代天使的经典 A7 尖牙整体远移的控制效率和实现率是比较高的，近中倾斜过矫治设计及过矫治量应考虑到尖牙矫治前的初始位置，而不是一味的、简单的近中倾斜过矫治设计（图 1-10）。

13	12	11	21	22	23
2.7 l	0.8 l	3.3 l	3.1 l	2.2 l	2.3 l
2.2 Li	4.9 Li	8.6 Li	8.1 Li	7.4 Li	1.9 La
7.3 D	5.0 D	0.2 D	0.6 D	2.0 D	6.6 D
5.8° M	0.8° M	17.1° D	5.2° D	23.5° D	37.4° M
4.8° M	1.0° D	7.5° M	0.4° D	8.9° M	7.3° M
3.1° Li	18.7° La	11.3° La	15.8° La	8.0° La	1.1° Li

43	42	41	31	32	33
1.8 l	2.9 l	3.4 l	3.5 l	1.6 l	1.6 l
2.8 Li	2.5 Li	4.0 Li	3.3 Li	2.5 Li	2.5 Li
6.0 D	2.5 D	0.6 D	0.3 D	0.1 D	4.9 D
5.2° D	2.9° M	12.0° D	7.8° D	49.2° D	3.3° D
14.3° M	2.8° D	4.9° M	3.7° M	19.5° M	8.6° M
4.7° La	14.9° La	5.6° La	7.7° La	12.5° La	7.4° La

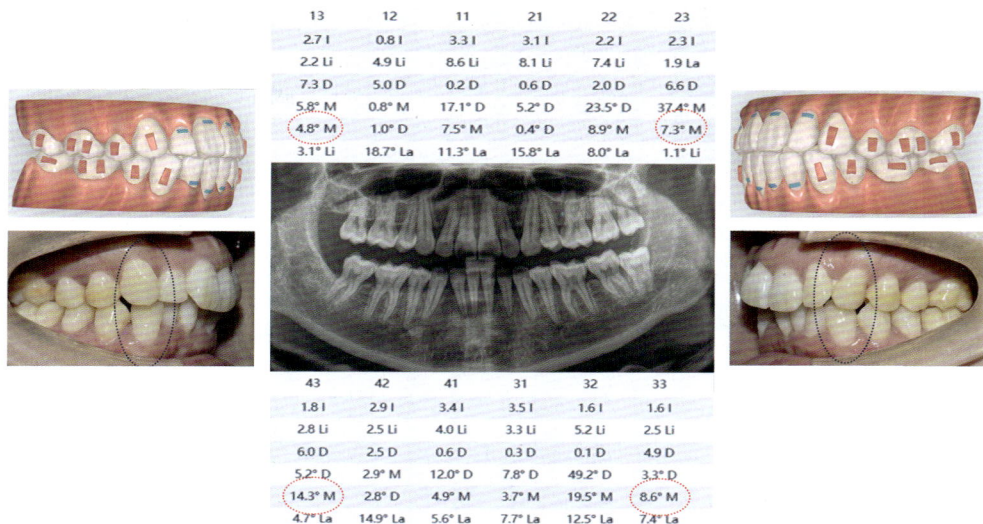

图 1-10　患者第一阶段治疗结束（65 副）的尖牙根远中倾斜过矫治设计出现了不同程度的尖牙牙根远中倾斜（牙根不平行）

　　阶段重叠图及头测值对比可看出：时代天使的经典 A7 的前牙整体内收的实现率也是非常高的，除了前 9 个月可能是因为前牙的排齐，上下中切牙的唇倾度均出现了一定的减小（U1-NA:17.5°～13.3°；L1-NB:31.8°～24.9°），这可能因为头影测量中切牙唇倾度是选择最唇倾的一个牙齿作为测量值，因此在排齐阶段切牙唇倾度的测量值出现了小量降低。在后面的近两年的前牙内收治疗中，上下切牙的唇倾度测量值均未发生减小（U1-NA:13.3°～13.3°；L1-NB:24.9°～24.3°），提示时代天使的经典 A7 矫治拔牙病例中，前牙整体内收的实现率是高效可靠的（就本病例而言，实现整体的内收，上前牙 10° 左右、下前牙 7° 左右的根腭向正转矩的过矫治设计是必要的）。因为前牙实现了整体内收，A 点和 B 点均发生了改建，SNA 和 SNB 角均出现了减小，但 SNA 减小更明显，所以 ANB 角（5.5°～5.4°～4.3°）出现了减小，由原来的轻度骨性 Ⅱ 类变为骨性 Ⅰ 类。下颌平面角（即 GoGn-SN）在该拔牙矫治过程未出现明显变化，提示下颌平面角并未因为拔牙减数而出现明显减小改变（图 1-11）。

　　3. 第 1 次重启精调（共 18 副主动矫治 +3 副前牙过矫治）

　　重启的重点是纠正右侧后牙开𬌗与咬合对位，进一步排齐和改善覆𬌗，对齐中线。该阶段放慢了牙齿移动速度，由方案中心设计的 11 副延长至 18 副主动矫治和 3 副过矫治；为对齐中线（有 1.5mm 左右的过矫治设计），做了上、下颌不对称片切，同时右侧设计了 Ⅱ 类牵引（图 1-12）。

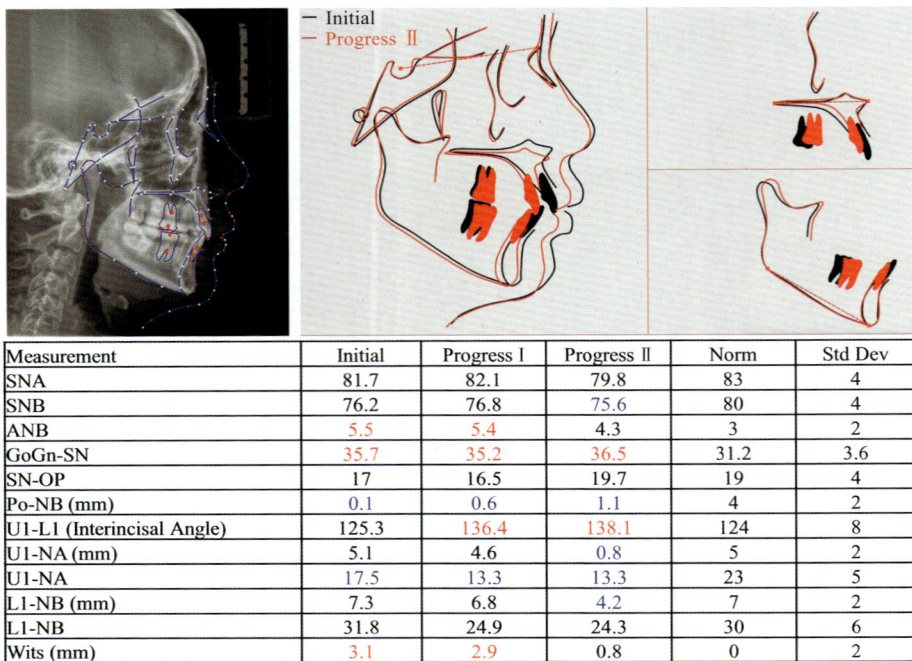

Measurement	Initial	Progress I	Progress Ⅱ	Norm	Std Dev
SNA	81.7	82.1	79.8	83	4
SNB	76.2	76.8	75.6	80	4
ANB	5.5	5.4	4.3	3	2
GoGn-SN	35.7	35.2	36.5	31.2	3.6
SN-OP	17	16.5	19.7	19	4
Po-NB (mm)	0.1	0.6	1.1	4	2
U1-L1 (Interincisal Angle)	125.3	136.4	138.1	124	8
U1-NA (mm)	5.1	4.6	0.8	5	2
U1-NA	17.5	13.3	13.3	23	5
L1-NB (mm)	7.3	6.8	4.2	7	2
L1-NB	31.8	24.9	24.3	30	6
Wits (mm)	3.1	2.9	0.8	0	2

图 1-11　患者第一阶段治疗结束（65 副）的侧位片、头影测量的结果对比与重叠图

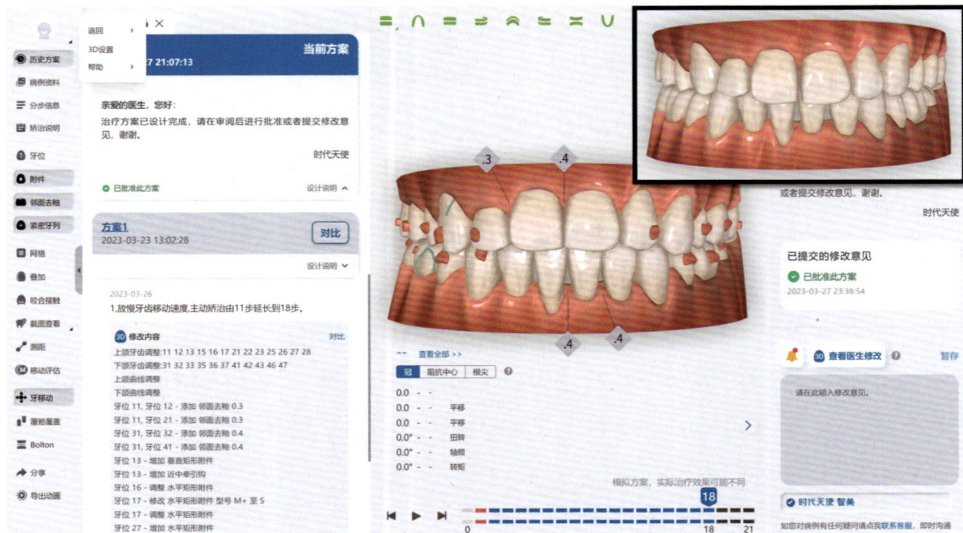

图 1-12　患者第一次重启的动画设计

　　根据头影测量结果，第一阶段治疗后上下切牙均有舌倾表现（U1-NA 角：17.5°～ 13.3°；L1-NB 角：31.8°～ 24.3°），此次重启上下颌切牙均增加了 4°左右的正转矩（图 1-13）。

上颌

冠 阻抗中心 根尖	18	17	16	15	14	13	12	11	21	22	23	24	25	26	27	28
升高(E)/压低(I) (mm)		0.6 E	0.6 E	0.2 E		0.8 E	0.1 I	1.2 I	1.3 I	0.8 I	0.6 E		0.3 E	0.2 E	0.2 E	0.1 E
平移 唇向(La)/颊向(B)/舌向(Li) (mm)		0.4 B	0.1 Li	0.0		0.1 La	0.3 La	1.1 Li	1.3 Li	1.2 Li	0.9 Li		1.2 Li	0.5 Li	0.1 Li	0.0
平移 近中(M)/远中(D) (mm)		0.2 D	0.4 D	0.4 D		0.4 D	0.9 D	1.0 D	0.5 M	0.4 D	0.2 M		0.4 M	0.1 D	0.5 D	0.4 D
扭转 近中(M)/远中(D)		4.0° M	0.1° D			3.8° D	2.3° M	1.1° M	3.3° D	0.9° M	0.0°		3.7° D	10.0° M	1.6° M	0.0°
轴倾 近中(M)/远中(D)		2.9° D	4.0° M	6.0° M		1.9° D	6.9° M	1.6° M	5.2° M	8.8° M	0.4° D		2.0° M	3.0° M		
转矩 唇向(La)/颊向(B)/舌向(Li)		1.1° Li	1.0° Li	0.0°		2.7° La	4.3° La	4.4° La	5.1° La	0.0°	2.4° La		0.1° B	1.8° Li	3.0° Li	0.0°

下颌

冠 阻抗中心 根尖	48	47	46	45	44	43	42	41	31	32	33	34	35	36	37	38
升高(E)/压低(I) (mm)		0.0	0.3 E	0.6 E		0.1 I	0.8 I	1.1 I	1.2 I	0.9 I	0.8 I		0.6 E	0.3 E	0.1 E	0.0
平移 唇向(La)/颊向(B)/舌向(Li) (mm)		0.2 B	0.3 B	0.0		0.5 Li	0.2 Li	1.0 Li	0.7 Li	0.1 Li	0.2 Li		0.1 B	0.0	0.1 Li	0.0
平移 近中(M)/远中(D) (mm)		0.0	0.1 M	0.2 M		0.4 M	0.3 D	0.0	0.2 D	0.4 M	0.2 M		0.4 M	0.2 M	0.3 M	0.0
扭转 近中(M)/远中(D)		0.0°	0.0°	0.1° D		13.3° M	0.3° D		0.2 D							
轴倾 近中(M)/远中(D)		0.0°	0.0°	2.3° D		5.2° D	2.9° M	1.7° M	1.3° M	1.1° D	2.2° D		3.6° D	0.0°	6.0° D	0.0°
转矩 唇向(La)/颊向(B)/舌向(Li)		5.5° Li	4.0° Li	4.0° B		0.7° La	0.1° La	4.2° La	3.4° La	3.4° La	0.2° La		1.7° B	0.0°	0.0°	0.0°

图 1-13　患者第 1 次重启的牙齿移动参数

　　第 1 次重启戴完 18 副矫治器后患者的面像、口内像、全景片及头影测量值对比见图 1-14 ～图 1-17。

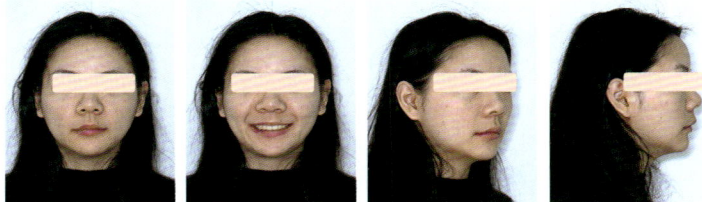

图 1-14　患者第 1 次重启结束（18 副）的面像

注：重启结束（戴完 18 副主动矫治，3 副过矫治未戴）后，此阶段主要为咬合精调，面型没有明显改变，患者更加适应了矫治后改变的口周软硬组织，微笑更自然了。

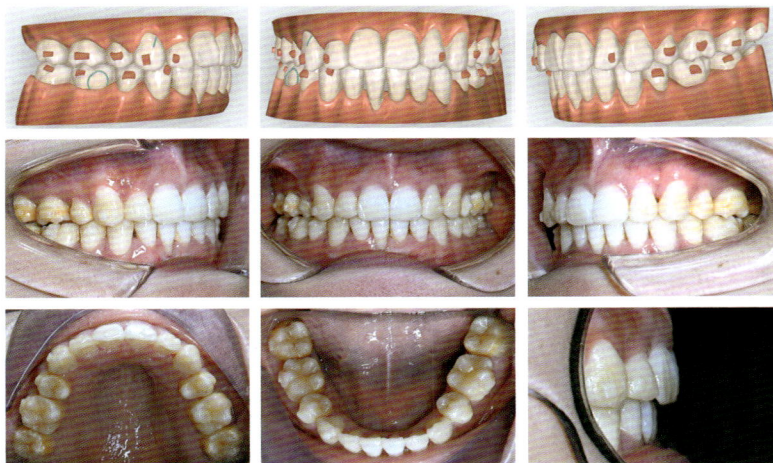

图 1-15　患者第 1 次重启结束（18 副）的牙齿的动画移动与真实移动口内像

注：覆𬌗进一步改善，中线对齐了，13、43 尖牙达到了中性关系，右侧后牙咬合明显改善。基本达到了精调的目标。

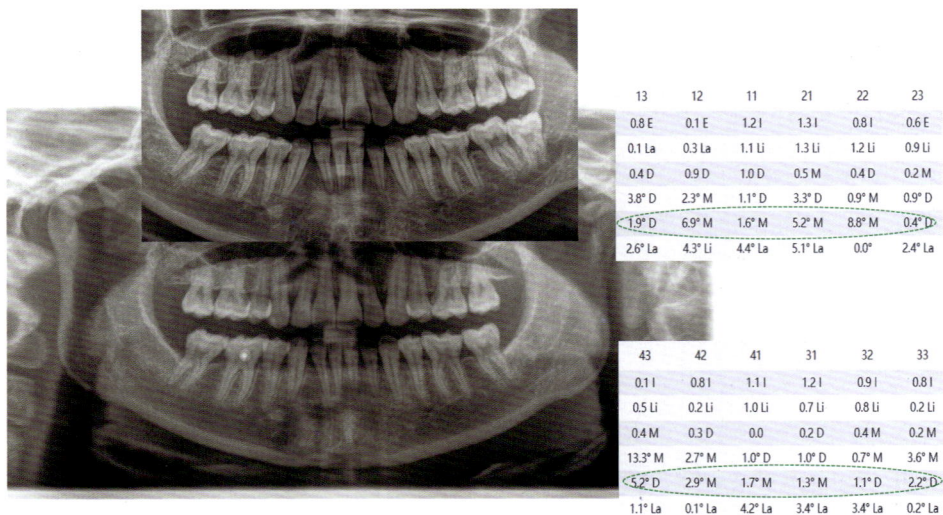

	13	12	11	21	22	23
	0.8 E	0.1 E	1.2 I	1.3 I	0.8 I	0.6 E
	0.1 La	0.3 La	1.1 Li	1.3 Li	1.2 Li	0.9 Li
	0.4 D	0.9 D	1.0 D	0.5 M	0.4 D	0.2 M
	3.8° D	2.3° M	1.1° D	3.3° D	0.9° M	0.9° M
	1.9° D	6.9° M	1.6° M	5.2° M	8.8° M	0.4° D
	2.6° La	4.3° Li	4.4° La	5.1° La	0.0°	2.4° La

	43	42	41	31	32	33
	0.1 I	0.8 I	1.1 I	1.2 I	0.9 I	0.8 I
	0.5 Li	0.2 Li	1.0 Li	0.7 Li	0.8 Li	0.2 Li
	0.4 M	0.3 D	0.0	0.2 D	0.4 M	0.2 M
	13.3° M	2.7° M	1.0° D	1.0° D	0.7° M	3.6° M
	5.2° D	2.9° M	1.7° M	1.3° M	1.1° D	2.2° D
	1.1° La	0.1° La	4.2° La	3.4° La	3.4° La	0.2° La

图 1-16 第 1 次重启结束与重启前的全景片对比

注：33、43 牙根平行基本正常，这与重启方案分别加了 5°、2° 远中倾斜角度有关；13、23 略显冠中根远中倾斜，这与方案加的远中倾斜角度过小有关。12、22、42 牙根仍向近中倾斜。

Measurement	Initial	Progress I	Progress II	Progress III	Norm	Std Dev
SNA	81.7	82.1	79.8	79.9	83	4
SNB	76.2	76.8	75.6	75.6	80	4
ANB	5.5	5.4	4.3	4.3	3	2
GoGn-SN	35.7	35.2	36.5	35.2	31.2	3.6
SN-OP	17	16.5	19.7	19.6	19	4
Po-NB (mm)	0.1	0.6	1.1	0.8	4	2
U1-L1 (Interincisal Angle)	125.3	136.4	138.1	145.9	124	8
U1-NA (mm)	5.1	4.6	0.8	0.1	5	2
U1-NA	17.5	13.3	13.3	8.1	23	5
L1-NB (mm)	7.3	6.8	4.2	2.7	7	2
L1-NB	31.8	24.9	24.3	21.7	30	6
Wits (mm)	3.1	2.9	0.8	0.8	0	2

图 1-17 患者治疗前与治疗中头影测量对比

注：本次重启结束与重启前的头影测量对比：上前牙有 5°、下前牙有 3° 左右的舌倾，本重启方案上下前牙均增加了 3° ～ 5° 的根腭向正转矩过矫治，但仍不能对抗前面治疗较强控根内收后的复发反弹。

4. 第 2 次重启精调（共 12 副主动矫治 +3 副前牙过矫治）

本次重启重点改善右侧后牙咬合（图 1-18）。

患者治疗结束后面像口内像、X 片及重叠图与头侧位值对比如见图 1-19 ～ 图 1-21。

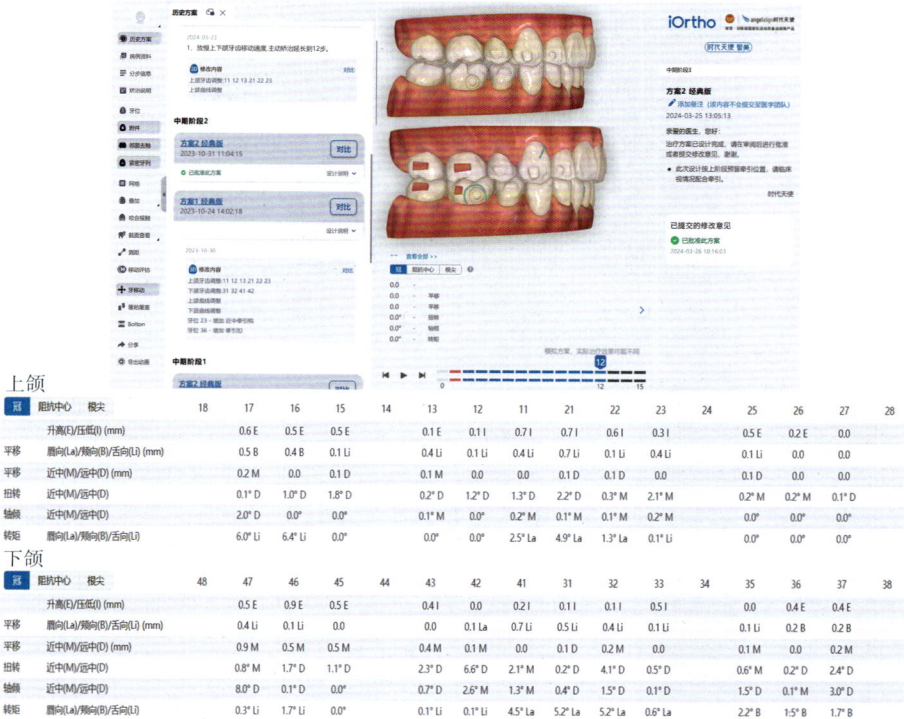

上颌

阻抗中心/楔尖		18	17	16	15	14	13	12	11	21	22	23	24	25	26	27	28
平移	升高(E)/压低(I)(mm)		0.6 E	0.5 E	0.5 E		0.1 E	0.1 I	0.7 I	0.7 I	0.6 I	0.3 I		0.5 E	0.2 E	0.0	
平移	唇向(La)/颊向(B)/舌向(Li)(mm)		0.5 B	0.4 B	0.1 B		0.4 Li	0.1 Li	0.4 Li	0.7 Li	0.1 Li	0.4 Li		0.1 Li	0.0	0.0	
平移	近中(M)/远中(D)(mm)		0.2 M				0.1 M		0.0	0.1 D		0.0		0.0	0.0	0.0	
扭转	近中(M)/远中(D)		0.1° D	1.0° D	1.8° D		0.2° D	1.2° D	1.3° D	2.2° D	0.3° M	2.1° M		0.2° M	0.2° M	0.1° D	
轴倾	近中(M)/远中(D)		2.0° D	0.0°	0.0°		0.1° M	0.0°	0.2° M	0.1° M	0.1° M	0.2° M		0.0°	0.0°	0.0°	
转矩	唇向(La)/颊向(B)/舌向(Li)		6.0° Li	6.4° Li	0.0°		0.0°	0.0°	2.5° La	4.9° La	1.3° La	0.1° Li		0.0°	0.0°	0.0°	

下颌

阻抗中心/楔尖		48	47	46	45	44	43	42	41	31	32	33	34	35	36	37	38
平移	升高(E)/压低(I)(mm)		0.5 E	0.9 E	0.5 E		0.4 I	0.0	0.2 I	0.1 I	0.1 I	0.5 I		0.0	0.4 E	0.4 E	
平移	唇向(La)/颊向(B)/舌向(Li)(mm)		0.4 Li	0.1 Li	0.0		0.0	0.1 La	0.7 Li	0.5 Li	0.4 Li	0.1 Li		0.1 Li	0.2 B	0.2 B	
平移	近中(M)/远中(D)(mm)		0.9 M	0.5 M	0.5 M		0.4 M	0.0	0.0	0.2 M		0.1 M		0.0	0.0	0.2 M	
扭转	近中(M)/远中(D)		0.8° M	1.7° D	1.1° D		2.3° D	6.6° D	2.1° M	0.2° D	4.1° D	0.5° D		0.6° M	1.2° M	2.4° D	
轴倾	近中(M)/远中(D)		8.0° D	0.1° D	0.1° D		0.7° D	2.6° M	1.3° M	0.4° D	1.5° D	0.1° M		1.5° D	0.1° M	3.0° D	
转矩	唇向(La)/颊向(B)/舌向(Li)		0.3° Li	1.7° Li	0.0°		0.1° Li	0.1° Li	4.5° La	5.2° La	5.2° La	0.6° La		2.2° B	1.5° B	1.7° B	

图 1-18　第 2 次重启动画与移动量表

注：重点调整右侧后牙咬合接触，其他牙齿常规微调。

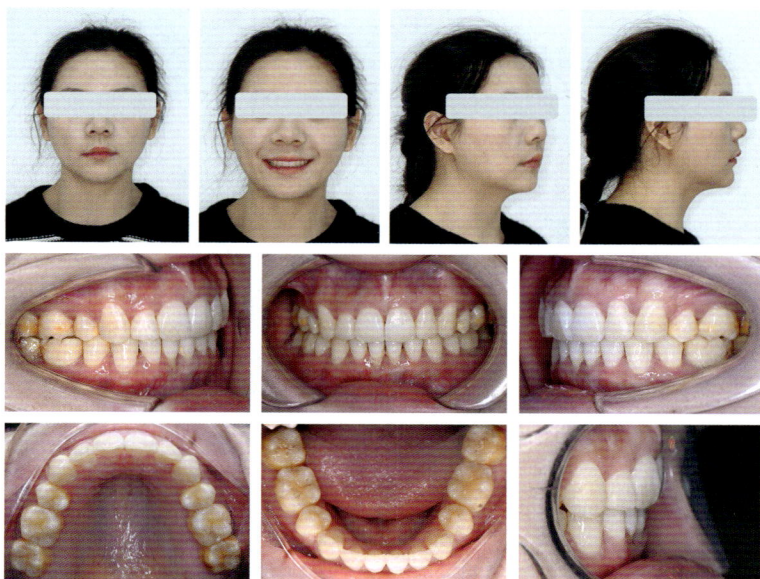

图 1-19　第 2 次重启（治疗结束）后的面像与口内像

注：右侧后牙咬合明显改善，上下中线对齐，前牙覆𬌗覆盖正常，达到治疗目标，患者满意，结束治疗。

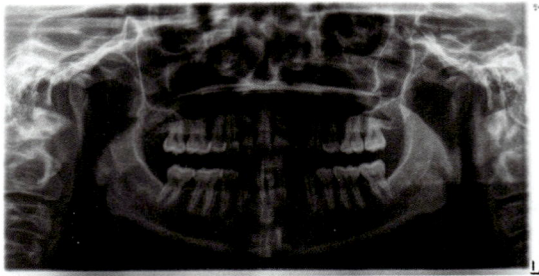

图 1-20　第 2 次重启（治疗结束）后的全景片

注：因牙冠的排列与咬合基本正常，个别牙根未完全平行此阶段未调整。

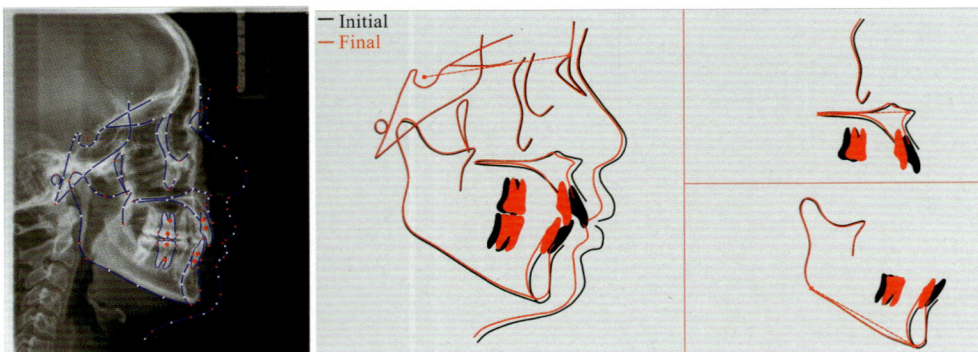

Measurement	Initial	Progress I	Progress II	Progress III	Final	Norm	Std Dev
SNA	81.7	82.1	79.8	79.9	79.6	83	4
SNB	76.2	76.8	75.6	75.6	75.4	80	4
ANB	5.5	5.4	4.3	4.3	4.3	3	2
GoGn-SN	35.7	35.2	36.5	35.2	35.3	31.2	3.6
SN-OP	17	16.5	19.7	19.6	18.4	19	4
Po-NB (mm)	0.1	0.6	1.1	0.8	1.3	4	2
U1-L1 (Interincisal Angle)	125.3	136.4	138.1	145.9	148.1	124	8
U1-NA (mm)	5.1	4.6	0.8	0.1	0.2	5	2
U1-NA	17.5	13.3	13.3	8.1	7.4	23	5
L1-NB (mm)	7.3	6.8	4.2	2.7	2.7	7	2
L1-NB	31.8	24.9	24.3	21.7	20.3	30	6
Wits (mm)	3.1	2.9	0.8	0.8	1.6	0	2

图 1-21　患者第 2 次重启（治疗结束）后的侧位片与治疗前后重叠图、头影测量结果对比

注：头影测量结果显示治疗后侧位值与第 1 次重启后基本一致。不足之处：上下前牙均有不同程度舌倾，特别是上前牙，整个治疗过程有 10° 左右的转矩丧失，以后类似的患者在重启时仍要注意前牙转矩控制与过矫治设计，以免出现复发反弹的转矩丢失。

九、专家分析

隐形矫治器经历了 20 多年发展，技术越来越成熟，特别是随着数字化技术迅猛发展与 3D 打印的日趋成熟，隐形矫治器的方案设计更加科学合理，牙齿移动的精准性与实现率不断提升，越来越接近"所见所得"的理想目标。隐形矫治器在非拔牙病例中已经显现出其数字化精准正畸的优势，随着技术的成熟与医生对其掌握的深入，隐形矫治器在拔牙病例中也逐渐凸显出它的效率与优势。本病例采用时代天使经典 A7 设计，经过第一阶段的主体治疗和两次最后的精细调整，达到了非常好的治疗效果。本人通过这个病例有以下心得与经验可供大家借鉴：

（1）经典 A7 方案设计在矫治拔牙病例是科学可行的。该病例第一阶段的主体方案就是经典 A7 方案，没有作任何修改。总治疗副数为 65 副，2 周换一副，治疗时间 30 个月左右，只有中线未完全对齐，右侧咬合关系稍欠，其他矫治目标基本达到预期。因此，没有隐形矫治经验的年轻正畸医生在矫治拔 4 个第一双尖牙的病例时，在还没有形成自己的个性化矫治理念之前，可以不用个性化方案修改，直接用经典 A7 标准设计方案，也能达到较好的治疗效果。尽管数字化隐形矫治器属于个性化矫治技术，给了医生更多个性化矫治设计的空间，但是若正畸医生经验不足、心里没有治疗标准，也很难做出科学合理的个性化修改与调整。因此，建议年轻正畸医生可先用自动生成的经典 A7 方案，充分了解经典 A7 方案的治疗效果以及优缺点，在心里形成一个治疗标准，针对该治疗标准中的不足再进行自己的个性化调整，从而形成科学合理的个性化矫治方案，进一步提升治疗效果与效率。

（2）拔牙矫治主动矫治时间要充分，特别是成年人。因为成年人的组织改建速度较青少年下降，拔牙病例的主动矫治时间建议 2.0 ～ 2.5 年，否则会出现牙冠按动画设计移动到位了，但是牙根因骨组织改建速度达不到而滞后，导致牙齿倾斜，出现"过山车"现象。该病例之所以牙齿移动到位率比较高，没有出现明显的"过山车"现象，术者认为主要是主动矫治的时间比较充分，用 2.5 年的时间去完成拔牙间隙的关闭，让牙周组织和牙槽骨有充分的时间进行组织改建。

（3）针对不同的患者，过矫治的设计量要根据牙齿初始位置特点来确定，而不是一个固定不变的过矫治量设计。前牙转矩的过矫治设计，建议要根据患者前牙唇侧倾斜度的初始值来设计，建议 7° 左右，不宜议设计过大。设计太多的前牙转矩过矫治，由于无法 100% 实现，前牙的真实转矩与矫治器的转矩相差过大，导致矫治器变形明显，会影响其他牙齿的表达和出现我们不想要且不可控的牙齿移动，更容易出现"过山车"现象。该病例上前牙唇侧倾斜度的初始值为 U1-NA:17.5°，时代天使经典 A7 默认动画自动设计了上前牙 11° ～ 15° 的正转矩过矫治，经验总结有点偏大；第一阶段结束后上前牙出现了 4° 左右的舌倾（U1-NA:17.5° ～ 13.3°），前牙的真实转矩与矫治器的转矩相差 15° ～ 19°，相差较大，矫治器就位后会发生变形，这可能与右侧后牙咬合关系不好（"过山车"现象）有一定的相关性。关于尖牙牙根远中移动的过矫治设计，本病例4个尖牙均设计了4°～14°不等的尖牙根远中移动的过矫治，因为该病例的尖牙初始位置本来就有根远中倾斜，第一阶段矫治结束后，尖牙均出现了不同程度的牙根不平行，即根远中倾斜。经验总结：隐形矫治器尖牙的到位率还是比较高的，不宜设计过多的尖牙牙根远中倾斜过矫治。关于磨牙远中倾斜的过矫治与备抗设计，该病例第一磨牙均设计了7°远中倾斜的过矫治与备抗设计，第一阶段结束后，上颌磨牙近远中倾斜度比较理想，下颌第一磨牙略显远中倾斜过度了。经验总结：第一磨牙5°～7°远中倾斜的过矫治与备抗设计是建议的，特别是上颌。

（4）重启精细调整更要根据头影测量结果和患者现有颌骨协调关系（骨性Ⅰ、Ⅱ、Ⅲ类）下理想的切牙角度，以及全景片牙根平行情况等来设计修改动画。本人经验，通常会把几个关键指标如 U1-NA 角、L1-NB 角、ANB 角、GoGn-SN 角写在特别说明一栏，方便医生参照患者的颌骨、牙齿特点来个性化精细调整动画方案的牙齿终末位置。

隐形矫治器是一个全新的矫正技术，引入计算机与数字化技术，实现了牙齿错合畸形矫治的个性化设计与精准治疗，也给了医生更多的个性化设计空间。当然，也需要医生不断地学习与掌握，充分理解该技术的优缺点，在临床实践中扬长避短的使用好这项技术，为患者提供更好的治疗效果与服务体验。

（温秀杰　王江婷　刘林毅）

第二章

隐形矫治 A7 Speed 矫治成人双颌前突拔牙病例

临床导读

　　双颌前突是正畸临床上常见的一类错𬌗畸形，特别是东南亚地区，发生率比较高，严重影响患者的颜面美观。双颌前突分为两类：单纯双牙弓前突，即上下前牙前突而上下颌骨矢状位置正常；复杂双颌前突，即上下颌骨前突同时伴有上下前牙前突。其中，复杂双颌前突对颜面美观影响较大，也是临床上矫治相对困难的一类错𬌗畸形。纠正双颌前突往往需要拔牙矫治，时代天使针对拔牙病例先后设计了经典 A7 和 A7 Speed，基于经典 A7、A7 Speed 采用了优化附件、更加智能高效的牙齿移动设计。本病例采用了时代天使 A7 Speed 设计，为了对比观察经典 A7 和 A7 Speed 在第一磨牙三维控制上的效能，本病例的 46 采用了经典 A7 的双矩形附件设计，其他磨牙均采用 A7 Speed 的优化附件设计；拔牙模式同样是拔除 4 个第一双尖牙，再将本病例的治疗过程与结果分析呈现给读者，希望能给大家提供有价值的矫治经验与临床参考。

一、病例简介

　　患者，女，24 岁，2021 年 10 月初诊（图 2-1）。
　　主诉：牙齿前突要求矫治。
　　现病史：因双颌前突、影响美观来我院就诊，否认正畸治疗史。否认口腔不良习惯。
　　家族史：无特殊。

二、专科检查

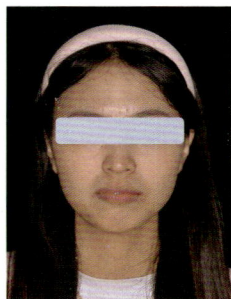

图 2-1　患者正面观

　　恒牙列，牙列式：上颌 7-7/ 下颌 7-7；双侧第一磨牙均为中性关系；上牙弓：

卵圆形，牙弓基本对称，上中线与面中线基本平齐；下牙弓：方圆形，牙弓不对称，下中线右偏 2mm；双侧尖牙中性关系；前牙浅覆𬌗、浅覆盖；后牙覆𬌗覆盖基本正常；口腔卫生良好，未见明显的牙体和牙周异常。软组织正面观左右不对称，颏部有右偏，面下 1/3 微偏长，开唇露齿，微笑时未见明显的露龈笑，上中线与面中线基本一致；45 度和侧面观，双唇前突明显，鼻唇角锐，颏唇沟浅，闭唇时颏肌紧张（图 2-2）。

功能检查：开口度、开口型均未见异常，未触及颞下颌关节弹响。

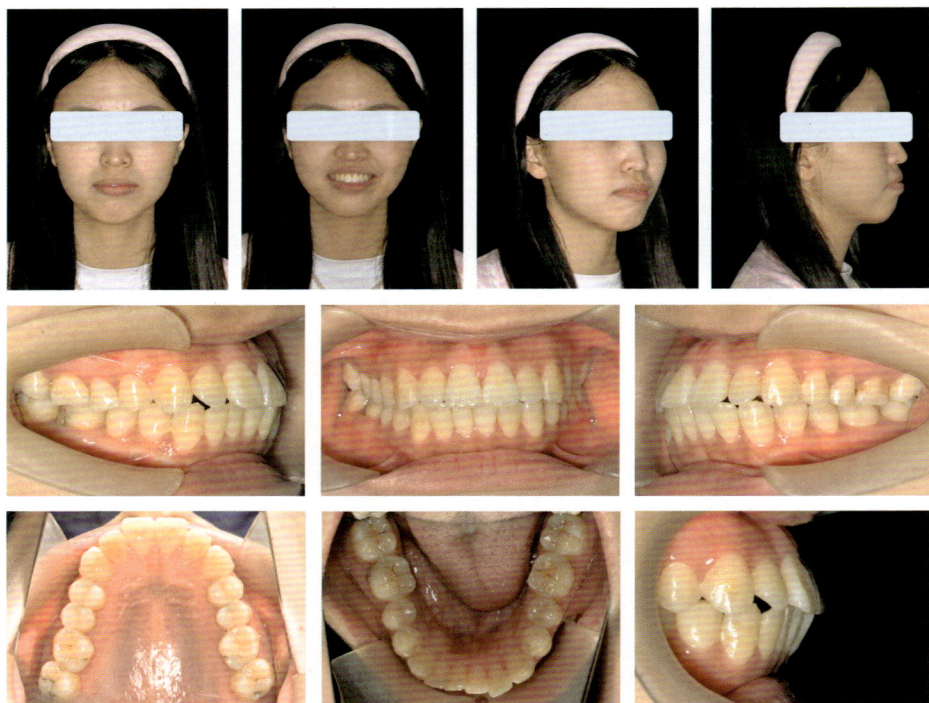

图 2-2　患者的面部与口内牙齿照片

三、模型分析

①牙弓拥挤度分析：上牙弓拥挤 1mm，轻度拥挤；下牙弓拥挤 2mm，轻度拥挤。

② Bolton 指数分析：前牙比 75%（上颌偏大 2.12mm）；全牙比 89%（上颌偏大 2.48mm）。

③ Spee 曲线曲度：左：2mm，正常；右：2mm，正常（图 2-3）。

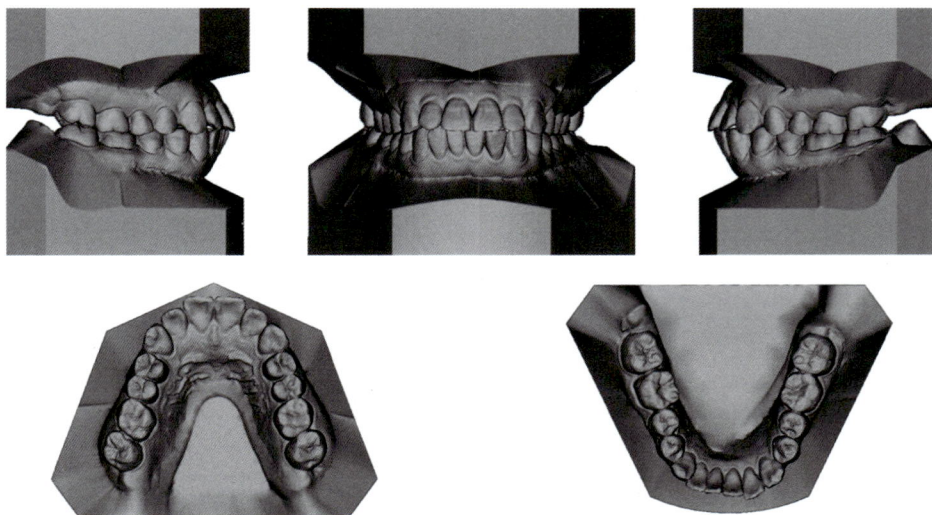

图 2-3　患者的牙齿模型照片

四、X 线检查与分析

全景片示：恒牙列，26 远中、46 远中邻面高密度影，上颌窦底较低，双侧关节形态与升支高度基本一致，牙周情况尚可，未见明显其他异常（图 2-4）。

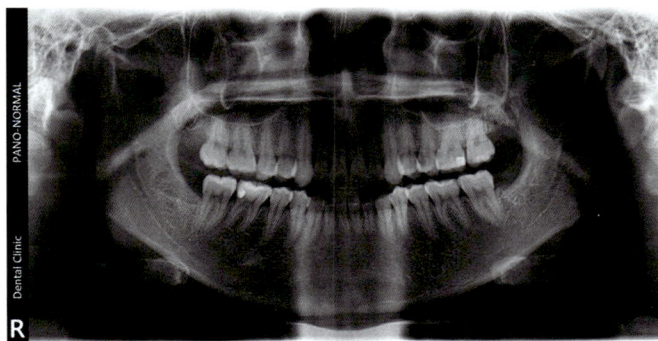

图 2-4　患者口腔 X 线全景片（全口曲面断层片）

侧位片与头影测量分析见图 2-5。

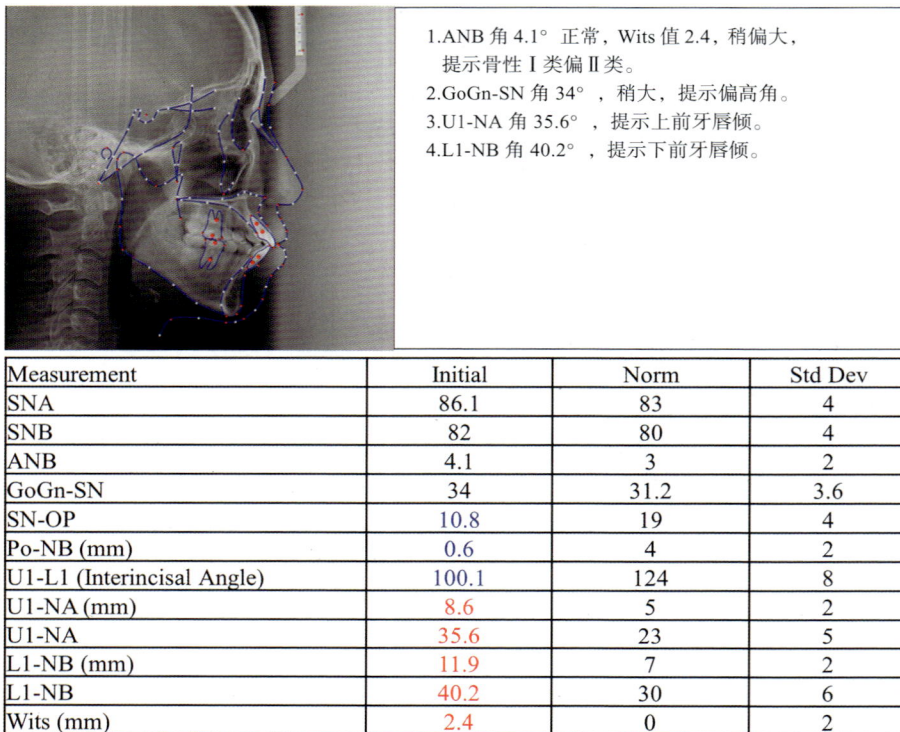

1. ANB 角 4.1° 正常，Wits 值 2.4，稍偏大，提示骨性 I 类偏 II 类。
2. GoGn-SN 角 34°，稍大，提示偏高角。
3. U1-NA 角 35.6°，提示上前牙唇倾。
4. L1-NB 角 40.2°，提示下前牙唇倾。

Measurement	Initial	Norm	Std Dev
SNA	86.1	83	4
SNB	82	80	4
ANB	4.1	3	2
GoGn-SN	34	31.2	3.6
SN-OP	10.8	19	4
Po-NB (mm)	0.6	4	2
U1-L1 (Interincisal Angle)	100.1	124	8
U1-NA (mm)	8.6	5	2
U1-NA	35.6	23	5
L1-NB (mm)	11.9	7	2
L1-NB	40.2	30	6
Wits (mm)	2.4	0	2

图 2-5　患者的侧位片与头影测量结果

五、诊断

①安氏 I 类错𬌗。

②骨性 I 类。

③双颌前突。

④上下牙列轻度拥挤。

⑤上下前牙唇倾。

⑥浅覆𬌗、浅覆盖。

⑦偏高角。

六、问题列表、治疗目标与矫治方法

患者牙齿错𬌗的问题列表与治疗目标见表 2-1。

表 2-1　患者的问题列表、治疗目标与方法

问题列表		治疗目标与方法
软组织	凸面型，颏部右偏	纠正或改善（拔牙）
颌骨	骨性Ⅰ类偏Ⅱ类 偏高角	改善（支抗钉辅助内收上下前牙，颌内牵引） 维持或改善（拔牙，矫治器设计少量压低磨牙）
牙及牙列	牙弓拥挤、下牙弓方圆形 前牙浅覆𬌗、浅覆盖 下中线右偏	基本纠正（矫治器本身排齐） 纠正或改善（利用内收前牙的钟摆效应） 争取对齐（颌间牵引、片切）
其他	上颌窦底较低	全程监控牙根移动

七、治疗计划与动画方案

1. 治疗计划

①牙齿唇倾前突，侧貌前突，有骨性前突，骨性Ⅰ类偏Ⅱ类，上下切牙唇倾明显，均偏高角，拟拔牙全口矫治。

②拔除 14、24、34、44，强支抗，4 个支抗钉辅助前牙内收，利用拔牙间隙最大限度内收前牙，改善前突，提升侧貌和美观。

③因前牙内收量大，治疗中可用 2 个支抗钉辅助上前牙压低，控制前牙覆𬌗，防止出现"过山车"效应。

④双侧磨牙关系争取中性，前牙达正常覆𬌗覆盖，尽量对齐上下前牙中线。

⑤疗程 3 年。

患者选择隐形（时代天使）矫治。

2. 动画方案

采用时代天使 A7 Speed 设计，总治疗副数为 60 副。A7 Speed 设计特点：第一磨牙优化控根附件（除 46）；后牙远中倾斜备抗设计；尖牙近中倾斜的过矫治设计；备抗的同时尖牙远移；术前上下切牙均有 10° 以上的唇倾，所以上下前牙没有额外再设计过矫治正转矩设计（个别牙齿有少量负转矩设计），当然也相当于设计了 10° 以上的正转矩过矫治设计（图 2-6）。

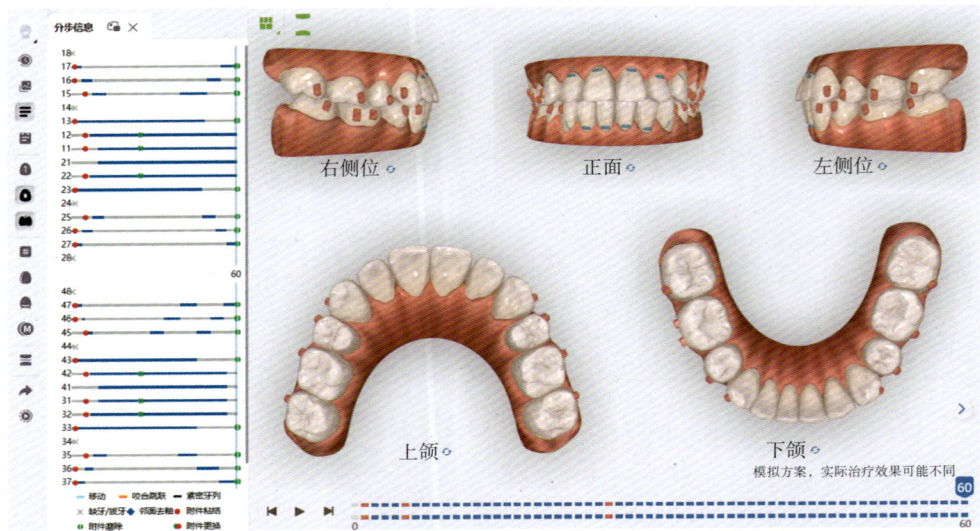

图 2-6　患者 A7 Speed 动画与牙齿移动参数

阻抗中心 根尖	18	17	16	15	14	13	12	11	21	22	23	24	25	26	27	28
升高(E)/压低(I) (mm)		0.1 I	0.1 I	0.1 E		2.0 I	3.6 I	5.3 I	5.0 I	3.7 I	2.3 I		0.1 I	0.5 I	0.2 I	
平移 唇向(La)/颊向(B)/舌向(Li) (mm)		0.1 B	0.7 B	0.5 Li		2.3 Li	5.5 Li	5.7 Li	5.8 Li	5.2 Li	3.8 Li		0.3 Li	0.9 B	0.2 B	
平移 近中(M)/远中(D) (mm)		0.4 D	0.5 M	0.5 M		6.4 D	2.9 D	0.8 D	0.1 D	2.7 D	5.7 D		0.6 M	0.5 M	0.3 D	
扭转 近中(M)/远中(D)		6.3 D	2.4° D	12.6° M		1.7° D	11.9° D	8.2° D	9.2° D	13.8° D	14.0° D		7.9° M	3.2° D	7.1° D	
轴倾 近中(M)/远中(D)		4.3° M	6.3° D	8.1° D		1.9° M	0.7° D	0.3° M	0.4° D	0.8° M	8.0° M		6.0° D	6.6° D	4.5° M	
转矩 唇向(La)/颊向(B)/舌向(Li)		8.4° Li	0.0°	1.9° B		1.4° La	1.4° Li	0.0°	0.5° Li	1.7° Li	1.4° La		0.9° B	2.4° Li	3.3° Li	

阻抗中心 根尖	48	47	46	45	44	43	42	41	31	32	33	34	35	36	37	38
升高(E)/压低(I) (mm)		0.2 E	0.2 E	0.6 E		1.6 I	3.0 I	3.3 I	3.9 I	4.7 I	3.0 I		0.0	0.2 E	0.1 E	
平移 唇向(La)/颊向(B)/舌向(Li) (mm)		0.3 B	0.3 B	1.4 Li		5.2 Li	5.5 Li	5.5 Li	5.4 Li	4.6 Li	3.9 Li		0.2 Li	0.7 B	0.4 D	
平移 近中(M)/远中(D) (mm)		1.6 M	2.0 M	2.3 M		2.8 D	0.3 D	1.0 M	1.1 D	3.9 D	6.2 D		0.2 M	0.7 D	0.4 D	
扭转 近中(M)/远中(D)		3.4° D	2.1° D	8.6° M		1.7° D	5.1° D	6.4° D	4.8° D	5.1° M	0.4° M		8.1° M	3.6° D	3.2° D	
轴倾 近中(M)/远中(D)		2.2 M	1.9° D	4.7° D		4.4° M	5.3° M	6.2° M	3.2° D	4.4° D	2.7° D		8.3° D	3.9° M	2.3° D	
转矩 唇向(La)/颊向(B)/舌向(Li)		1.1° Li	9.7° B	4.1° B		4.4° La	0.7° Li	1.5° La	3.4° Li	6.9° Li	0.9° La		2.8° B	2.5° B	5.6° B	

八、矫治过程与结果对比分析

初始方案与治疗总概述见表 2-2。

表 2-2　患者的治疗总概述

步骤	移动情况	临床检查	处理
1～15 副（2 周换）	Stage1：13、23、33、43 远中移动 Stage7：4 个侧切牙开始远中移动 Stage10：前牙整体内收 Stage1～12：双侧上下后牙完成备抗	个别附件脱落，牙套贴合	附件重粘 Stage8：ABCD 区植入支抗钉 Stage12：ABCD 区支抗钉颌内牵引（1/4，3.5OZ）

续表

步骤	移动情况	临床检查	处理
16～30 副（10 天换）	上下前牙整体内收	牙套贴合	Stage13～25：ABCD 区支抗钉颌内牵引（1/4，3.5OZ） Stage26～30：ABCD 区支抗钉颌内牵引（3/16，3.5OZ）
31～45 副（2 周换）	前牙内收，后牙开始分步近移	上下切牙唇倾度较大	Stage31～45：ABCD 区支抗颌内牵引（3/16，3.5OZ）夜间 Stage45：收集资料准备第一次重启
第一次重启1～22 副（10 天换）	关闭剩余拔牙间隙，调整切牙唇倾度	覆盖浅 下前牙唇倾 剩余少量间隙 下中线右偏2mm	Stage1～22：CD 区夜间支抗钉颌内牵引（3/16，3.5OZ） Stage22：收集资料准备第二次重启
重启后1～12 副（10 天换）	记录邻接关系，关闭剩余残留间隙，上下前牙少量片切调整中线	牙套贴合	结束矫治，压模保持器保持

1. 治疗 6 个月（第 11 副矫治器）

治疗 6 个月，备抗基本完成，4 个辅助内收的支抗钉已经植入（图 2-7、图 2-8）。

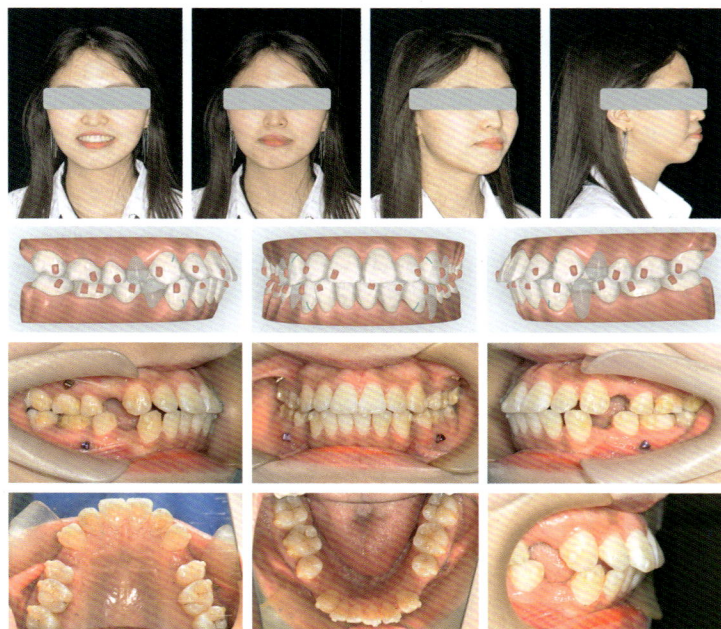

图 2-7　患者治疗 6 个月的面像、牙齿的动画移动与真实移动口内像
注：前期备抗与尖牙远移，牙齿到位率基本与动画一致。

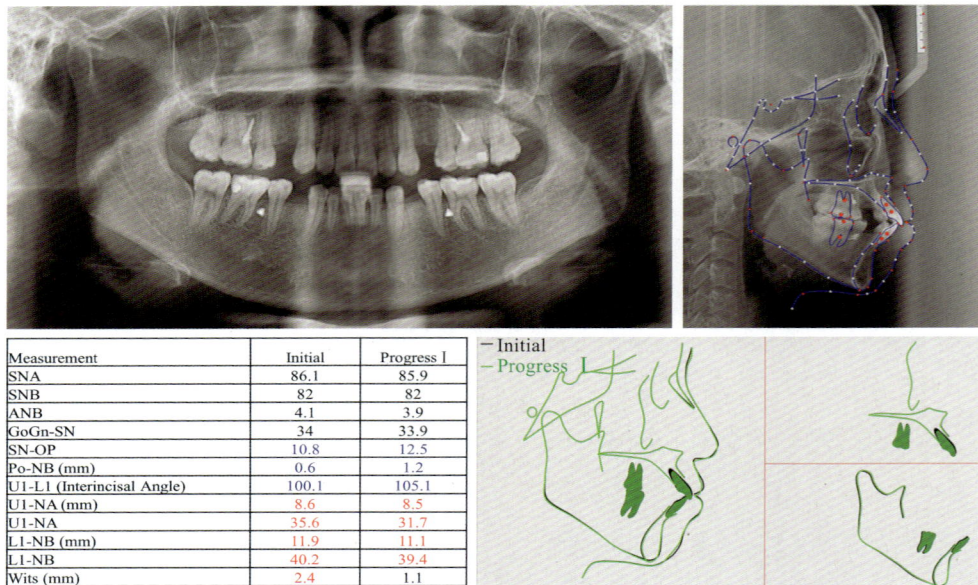

Measurement	Initial	Progress I
SNA	86.1	85.9
SNB	82	82
ANB	4.1	3.9
GoGn-SN	34	33.9
SN-OP	10.8	12.5
Po-NB (mm)	0.6	1.2
U1-L1 (Interincisal Angle)	100.1	105.1
U1-NA (mm)	8.6	8.5
U1-NA	35.6	31.7
L1-NB (mm)	11.9	11.1
L1-NB	40.2	39.4
Wits (mm)	2.4	1.1

图 2-8　患者治疗 6 个月的全景片、侧位片、头影测量的结果对比与重叠图
注：4 个支抗钉已植入，上前牙有少量内收。

2. 治疗 20 个月（佩戴至 45 副）

初始方案 45 副戴完之后，拔牙间隙关闭 2/3 左右，侧貌改善好，基本达到前突改善的预期；前牙覆𬌗控制很好，没有加深；优化附件 16、26、36 和双矩形附件 46 均表现出较好的控根效能，没有出现明显的磨牙近中倾斜，而且体积明显小巧的优化附件的控根效能还略显更优一些（图 2-9）。然而，上下前牙的唇倾比较明显，回顾初始动画方案设计，因上下前牙初始位置均有 10° 以上的唇倾，相当于被动设计了 10° 正转矩过矫治，而该病例的前牙转矩实现率较高，所以表现出明显的前牙唇倾，特别是上前牙。该病例的前牙转矩实现率较高可能与她的牙冠长、依从性好有关。为了及时调整前牙转矩，防止唇倾持续，考虑提前重启。

患者拥挤度较小主要为牙性前突，在治疗 4 个月时上下前牙已有内收（特别是上前牙），唇倾度出现了少量的减小（U1-NA:35.6° ～ 31.7°；L1-NB:40.2° ～ 39.4°）。治疗 20 个月时，在支抗钉的辅助下，上下前牙均发生了较多的内收，而上下切牙的唇倾度只出现了少量的减小（U1-NA:31.7° ～ 30.8°；L1-NB:39.4° ～ 36.5°），提示上下前牙均实现了较好的整体内收，也印证时代天使的 A7 Speed 在拔牙病例中能够较好的实现前牙控根整体内收。本病例有意思的是，上前牙内收初期出现较多的前牙转矩下降（约 4°），而在后面长时间的大量内收过程仅出现 1° 左右的前牙转矩下降，这可能与矫治器材料的弹性变形性能有关，即牙齿内收初期，在矫治器与牙齿表面建立稳定的刚性接触过程，矫治器的弹性形变，会导致对前牙转矩控制的丢失，这非常类似传统固定矫治器的余隙角效应。由于前牙实现了整体内收，A 点也发生了相应的改建，SNA 角出现了减小（86.1°～85.9°～85.2°），所以 ANB 角（4.1°～3.9°～3.2°）出现了减小，由原来的骨性 I 类偏 II 类变为骨性 I 类。下颌平面角（即 GoGn-SN：34°～33.9°～33.5°）在该拔牙矫治过程少量减小，提示下颌少量逆旋（图 2-10）。

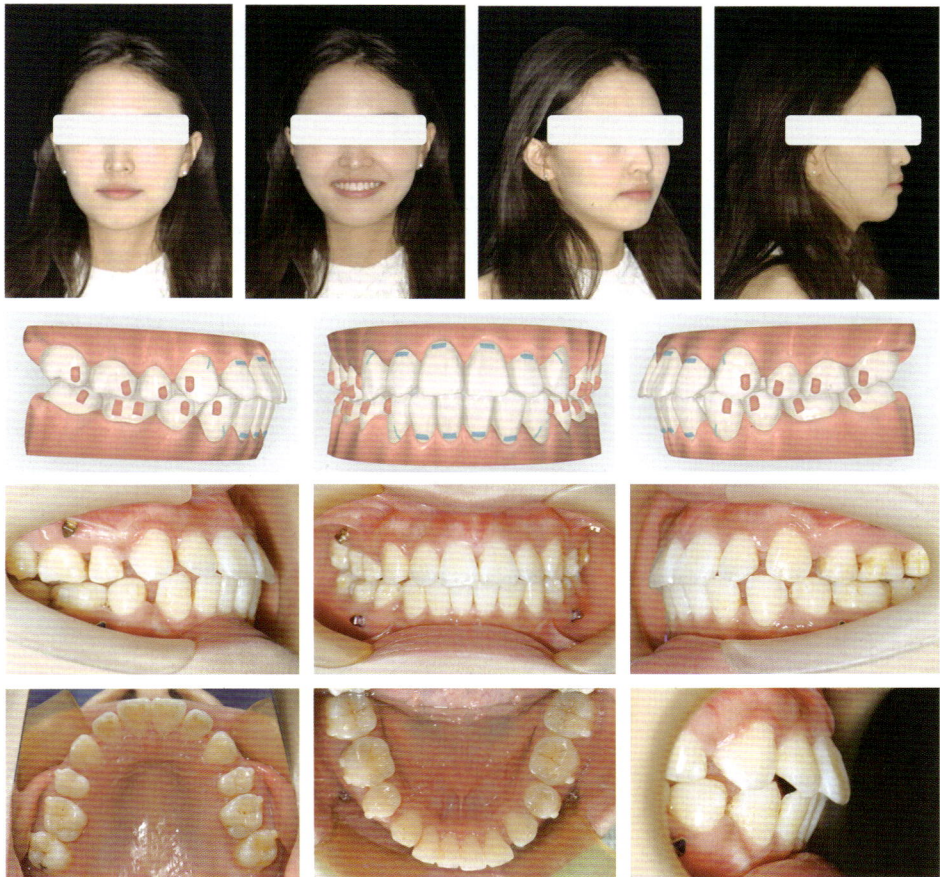

图 2-9　患者初始方案治疗 20 月（口内 45 副）的面像、牙齿的动画移动与真实移动口内像

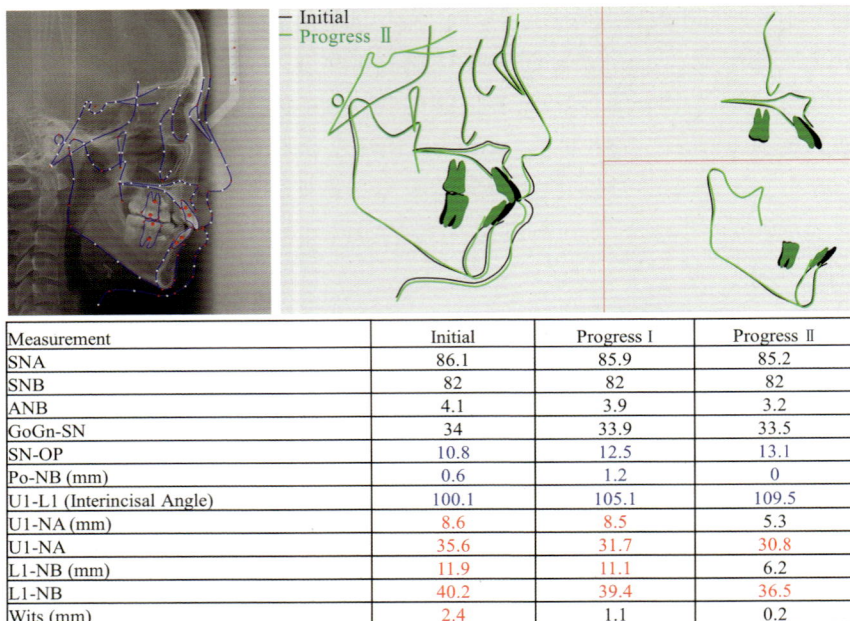

Measurement	Initial	Progress I	Progress Ⅱ
SNA	86.1	85.9	85.2
SNB	82	82	82
ANB	4.1	3.9	3.2
GoGn-SN	34	33.9	33.5
SN-OP	10.8	12.5	13.1
Po-NB (mm)	0.6	1.2	0
U1-L1 (Interincisal Angle)	100.1	105.1	109.5
U1-NA (mm)	8.6	8.5	5.3
U1-NA	35.6	31.7	30.8
L1-NB (mm)	11.9	11.1	6.2
L1-NB	40.2	39.4	36.5
Wits (mm)	2.4	1.1	0.2

图 2-10　患者初始方案治疗 20 月（45 副）的侧位片、头影测量的结果与重叠图对比

3. 第 1 次重启精调（共 22 副主动矫治 +3 副前牙过矫治）

本次重启的重点是关闭剩余拔牙间隙，调整上下切牙转矩，纠正后牙开𬌗，但中线仍未对齐（该患者颏部右偏，而且左右同名牙齿的宽度也不对称）。该阶段方案有 22 步主动矫治和 3 步过矫治（图 2-11）。

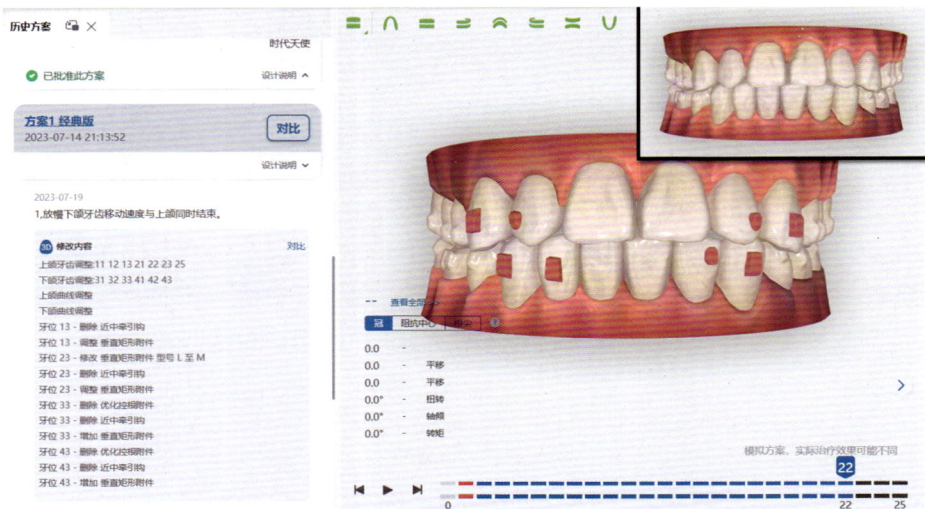

图 2-11　患者第 1 次重启的动画设计

　　根据头影测量结果，当前上下切牙表现为唇倾（U1-NA 角：30.8°；L1-NB 角：36.5°），该阶段仍需要前牙内收，鉴于前牙与矫治器建立稳定的刚性接触可能会有 4°～5° 的转矩丢失，所以上前牙设计了 5° 左右的负转矩，下颌前牙未设计负转矩（图 2-12）。

上颌

	阻抗中心 根尖	18	17	16	15	14	13	12	11	21	22	23	24	25	26	27	28
升高(E)/压低(I)(mm)			0.0	0.4 E	0.4 E		1.1 E	0.8 I	1.9 I	2.1 I	1.4 I	1.1 E		0.1 E	0.0	0.1 I	
平移 唇向(La)/舌向(Li)/颊向(B)/舌向(Li)(mm)			0.0	0.1 B	0.2 B									0.1 I	0.1 Li	0.1 Li	
平移 近中(M)/远中(D)(mm)			1.0 M	1.1 M	0.8 M		1.0 D	1.3 D	0.5 D	0.6 D	1.4 D	0.7 D		1.3 M	1.3 M	1.3 M	
扭转 近中(M)/远中(D)			0.1° D	0.1° M	3.0° M		4.2° M	7.3° M	1.2° M	0.5° M	1.3° M	4.1° M		0.9° D	0.7° M	0.4° D	
轴倾 近中(M)/远中(D)			0.0°	0.0°	0.3° M		9.8° M	0.8° M	1.3° D	2.4° M	2.9° M	4.2° M		0.2° M	0.0°	0.0°	
转矩 唇向(La)/舌向(Li)/颊向(B)/舌向(Li)			0.0°	3.2° B	1.4° B		6.8° La	4.0° Li	5.0° Li	5.0° Li	5.3° Li	5.8° La		1.9° Li	0.0°	0.0°	

下颌

	阻抗中心 根尖	48	47	46	45	44	43	42	41	31	32	33	34	35	36	37	38
升高(E)/压低(I)(mm)			0.0	0.0	0.0		0.5 I	1.3 I	1.4 I	1.3 I	1.1 I	0.1 I		0.0		0.0	
平移 唇向(La)/舌向(Li)/颊向(B)/舌向(Li)(mm)			0.1 B	0.0	0.7 Li		0.7 Li	1.3 Li	1.4 Li	1.6 Li	1.1 Li	0.7 Li		0.5 Li		0.1 B	
平移 近中(M)/远中(D)(mm)			0.1 D	0.0	0.0		1.7 D	1.2 D	0.5 D	0.2 M	0.8 D	0.0		0.0		0.1 D	
扭转 近中(M)/远中(D)			0.2° D	1.5° M	2.4° D		1.1° D	1.0° D	2.6° D	1.1° M	5.7° M	12.2° M		4.9° M	1.5° M	0.3° D	
轴倾 近中(M)/远中(D)			0.0°	0.3° D	0.0°		3.4° M	3.6° M	0.0°	0.0°	6.1° M	0.0°		0.1° M	0.1° M	0.0°	
转矩 唇向(La)/舌向(Li)/颊向(B)/舌向(Li)			0.0°	0.1° Li	5.9° B		5.4° La	0.0°	0.0°	0.0°	0.0°	7.5° La		0.5° Li	0.0°	0.0°	

图 2-12　患者第 1 次重启的牙齿移动参数

　　4. 治疗 28 个月（第 1 次重启精调结束佩戴：22 副主动矫治 +1 副过矫治，另外 2 副过矫治未戴）

　　患者治疗结束后侧貌微笑更自然（图 2-13）。磨牙、尖牙为中性关系，前牙覆𬌗覆盖正常，后牙咬合尖窝交错，牙齿邻接紧密，上下牙弓卵圆形；不足之处，下中线如动画方案右偏 2mm 左右，基本达到预期目标，结束正畸治疗（图 2-14）。牙根平行度尚可（图 2-15）。上切牙动画方案增加了 5° 左右负转矩，结束时上切牙转矩减小 9.7°（U1-NA：30.8°～21.1°）；下切牙未设计额外的转矩，结束时下切牙转矩减小 4.4°（L1-NB：36.5°～32.1°），上下切牙结束时的转矩基本正常（图 2-16）。该患者在结束时能建立理想的咬合关系同时实现上下切牙转矩值正常，还有一个重要的前提就是上下颌骨矢状向是协调的，即为骨性 I 类（ANB 角：3.0°）。整个治疗过程中，下颌平面角基本稳定（即 GoGn-SN：34°～33.9°～33.5°～33.2°），即该拔牙病例并没有明显降低下颌平面角。

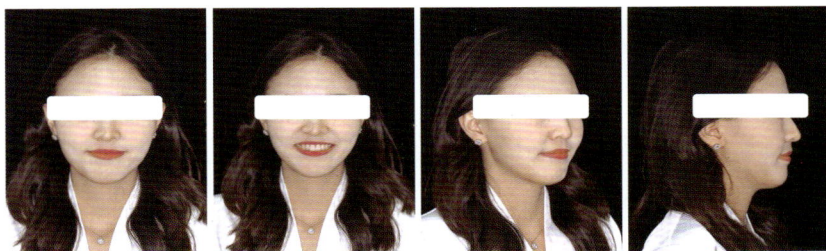

图 2-13　患者第 1 次重启结束的面像

注：第 1 次重启结束后，该阶段主要关闭残余间隙，侧貌没有明显变化，上前牙唇倾纠正了，微笑更自然。

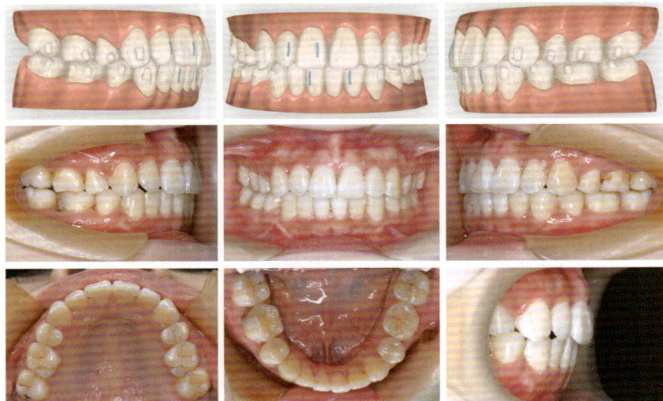

图 2-14　患者第 1 次重启结束：牙齿的动画移动与真实移动口内像

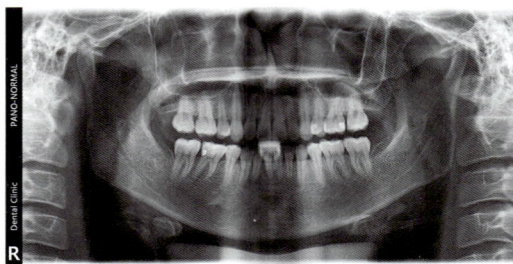

图 2-15　患者第 1 次重启结束（22 副）的全景片
注：间隙基本关闭，牙根平行度尚可，支抗钉已取出。

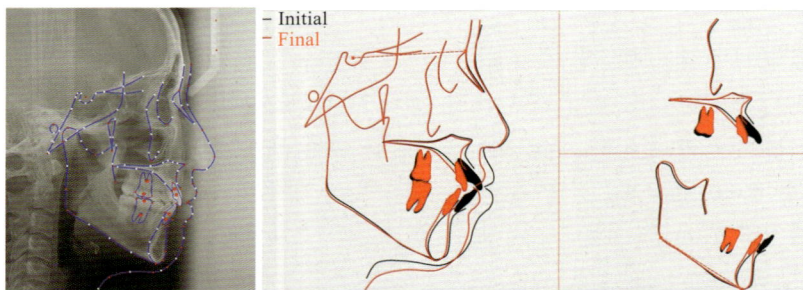

Measurement	Initial	Progress I	Progress II	Final	Norm
SNA	86.1	85.9	85.2	84.5	83
SNB	82	82	82	81.5	80
ANB	4.1	3.9	3.2	3	3
GoGn-SN	34	33.9	33.5	33.2	31.2
SN-OP	10.8	12.5	13.1	14.2	19
Po-NB (mm)	0.6	1.2	0	0.2	4
U1-L1 (Interincisal Angle)	100.1	105.1	109.5	123.7	124
U1-NA (mm)	8.6	8.5	5.3	3.5	5
U1-NA	35.6	31.7	30.8	21.1	23
L1-NB (mm)	11.9	11.1	6.2	5.2	7
L1-NB	40.2	39.4	36.5	32.1	30
Wits (mm)	2.4	1.1	0.2	-0.5	0

图 2-16　患者第 1 次重启结束（28 个月）的侧位片、头影测量的结果对比与重叠图

九、专家分析

双颌前突的矫治一直是正畸临床的难点，特别复杂双颌前突，往往伴有骨性问题，矫治难度更大。矫治双颌前突临床上多采用拔牙矫治，个别严重的还需要正颌手术联合正畸治疗。本病例是一个轻中度的复杂双颌前突病例，采用单纯正畸方案，即拔除 4 个第一双尖牙加 4 个支抗钉辅助前牙内收；矫治器选择时代天使 A7 Speed 设计（只有 46 保留了经典 A7 的双矩形附件设计）；治疗时间为 28 个月，达到了预期的矫治目标。现将总结分析整个治疗的心得与经验如下：

（1）该病例治疗相对比较顺利，总时间不到 2.5 年，牙齿到位率较高，只重启了 1 次。该病例高效顺利结束的主要原因可能是：首先是患者良好的依从性与积极配合；其次这个患者的临床牙冠长度充足，牙冠形态完整，有助于附件设计与矫治器的包裹；还有该病例骨性问题相对较轻，牙性前突的占比相对较大（即上下切牙治疗前均为唇倾状态）。当然，时代天使 A7 Speed 专门针对拔牙病例的牙齿移动特点与难点的智能高效设计，也是本病例顺利结束的一个重要原因。

（2）该病例的软组织侧貌改善非常显著，这当然与支抗钉的使用密切相关。结合本人长期传统唇侧固定矫治的临床经验与感觉，隐形矫治器在成人骨性前突拔牙矫治病例中，表现出更强的矢状向后牙支抗，前牙内收量优于传统唇侧固定矫治器。本病例重启后，因软组织侧貌已经达到预期，所以在重启阶段基本上没有再借助支抗加强前牙的内收，即支抗钉并没有全程使用和最大支抗。隐形矫治器在成人拔牙病例中表现出更强的矢状向后牙支抗，其可能原因有：首先，隐形矫治器在前期的排齐整平阶段，由于矫治器对后牙的精准控制，磨牙不会像传统固定矫治器出现近中的自然漂移，即不会出现后牙支抗的自然丢失；其次，第二磨牙一开始就纳入矫治，也增加了后牙支抗强度；当然，时代天使 A7 Speed 的后牙备抗设计也是一个很重要的原因。

（3）该病例很重要的一个发现就是隐形矫治器在前牙内收初期也会有传统固定矫治器的余隙角效应。我们都知道，传统唇固定矫治器如果是临床常用的 0.025×0.028 英寸槽沟的托槽，内收前牙用 0.019×0.025 英寸的不锈钢方丝，因余隙角效应会有 10° 左右的转矩丢失。本病例通过治疗中的临床评估发现，隐形矫治器的前牙整体内收初期，在矫治器与牙齿表面建立稳定的刚性接触过程中，矫治器的弹性形变会导致对前牙转矩控制的丢失。时代天使经典版的矫治器膜片在拔牙病例前牙内收时会出现 4° ～ 5° 的切牙转矩控制丢失。传统唇固定矫治器的余隙角效应受托槽槽沟与弓丝的尺寸影响，而隐形矫治器的"余隙角效应"受矫治器膜片的物理性能、临床牙冠长度、矫治器的贴合精度等因素影响。

　　隐形矫治器自1998年问世，只有20多年的历史，相比目前成熟的传统唇侧固定矫治器的近100年历史，隐形矫治器还处在一个不断改进和完善的过程中，正畸医生仍需要对其不断学习、认识和掌握的阶段。我相信，随着隐形矫治技术的不断进步和完善，以及我们对该技术的学习与掌握，充分了解它的优势与不足、并在临床上扬长避短地使用它，隐形矫治器一定会给正畸医生提供更多的个性化设计空间，充分发挥医生的个人智慧，献给患者更好的牙齿矫正效果。

（温秀杰　袁洪燕　佘　芮）

第三章

隐形矫治 G6 矫治拔除 4 颗第一前磨牙成人病例

临床导读

针对亚洲国家复杂病例偏多、拔牙比例较高的情况，2015 年隐适美推出了 G6 第一前磨牙拔除的强支抗解决方案，应用独有的 Smart Stage 和 Smart Force 技术使每一副隐适美矫治器都基于移动步骤和力量精确计算，力求实现高效和移动。在 G6 中，组合运用了第二前磨牙、磨牙优化支抗附件和尖牙的优化控根附件，进一步减少了后牙支抗的消耗，将磨牙前移控制在 2mm，同时使尖牙向远中平移，再内收前牙从而关闭拔牙间隙。此外，针对拔牙间隙两侧的尖牙和第二前磨牙，还可以选择牵引臂（Power Arm），通过粘结长颈牵引钩挂短牵引，防止牙冠向缺牙侧倾斜，使关闭拔牙间隙过程中尖牙整体移动更易实现。本病例是正畸中常见的拔牙模式，即拔除 4 个第一前磨牙，采用隐适美 G6 隐形矫治体系，现将矫治过程、一些成功的经验以及不足分享给大家，希望能给大家提供有价值的临床参考。

一、病例简介

患者，男，34 岁，2019 年 7 月初诊（图 3-1）。

主诉：牙齿不齐、前突要求矫治。

现病史：自觉牙齿不齐及牙齿前突要求纠正，否认矫治史。

家族史：无特殊 。

口腔习惯：无影响口腔健康的不良习惯。

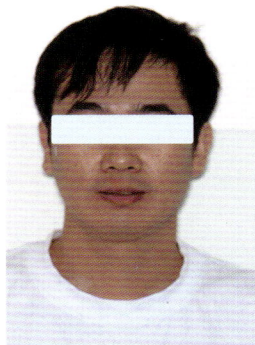

图 3-1　患者正面观

二、专科检查

恒牙列，牙列式：上颌 8-8/下颌 8-8；第一磨牙为远中尖对尖关系，左侧尖牙为完全远中关系，右侧尖牙为远中尖对尖关系，上下中线不齐，下中线左偏约 0.5mm，上牙列轻度拥挤，下牙列中度拥挤，前牙Ⅲ度深覆𬌗、Ⅲ度深覆盖（10mm）；上颌牙弓狭窄、为尖圆形，上前牙唇倾度大，下颌牙弓卵圆形，个别牙有扭转和舌向异位。口腔卫生欠佳，可见牙石，全口牙槽骨轻度水平吸收，个别牙齿可见龋损样改变。软组织正面观：颏部右偏，面下 1/3 高度正常，无开唇露齿，微笑时无露龈笑，上中线较面中线右偏约 1mm；45 度和侧面观：上下唇稍前突，均在 E 线前，闭唇时软组织紧张，鼻唇角约 77°（图 3-2）。

功能检查：开口度、开口型均未见异常，未触及颞下颌关节弹响。

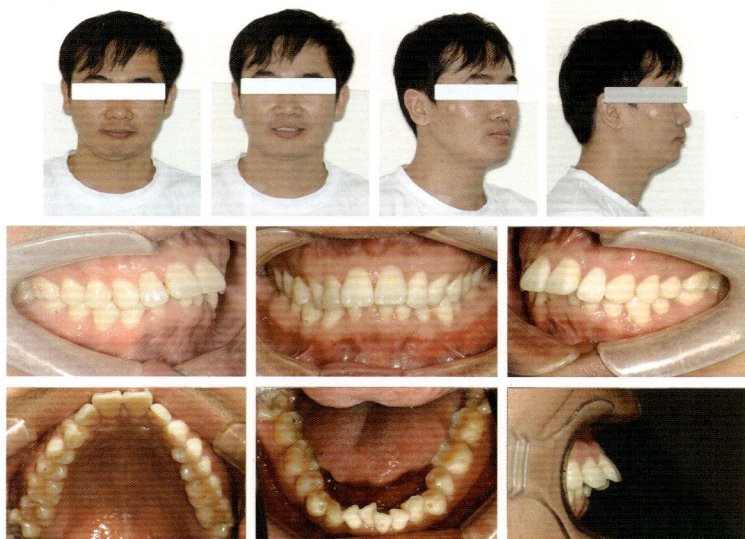

图 3-2　患者的面像和口内像

三、模型分析

①牙弓拥挤度分析：上牙弓拥挤 1mm，Ⅰ度拥挤；上牙弓拥挤 7mm，Ⅱ度拥挤。

②牙弓宽度分析：上颌尖牙宽度 31.3mm，上颌第一磨牙宽度 46.3mm；下颌尖牙宽度 21.0mm，下颌第一磨牙宽度 42.2mm。

③Bolton 指数分析：前牙比 76.02%，正常；全牙比 90.11%，正常。

④Spee 曲线曲度：4.5mm（图 3-3、图 3-4）。

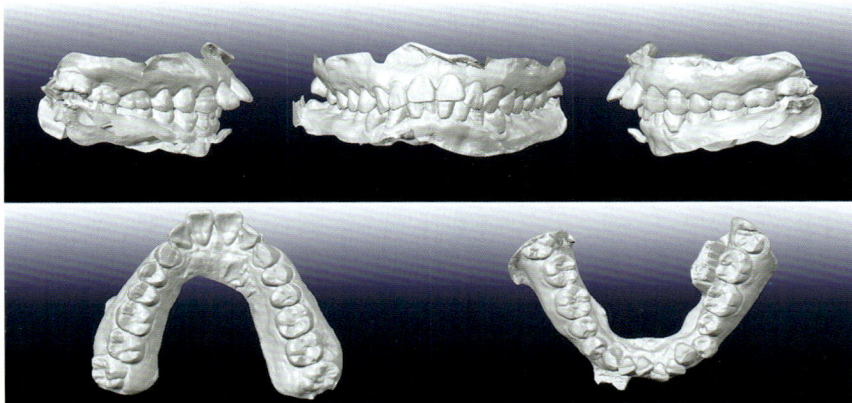

图 3-3　患者的牙齿模型照片

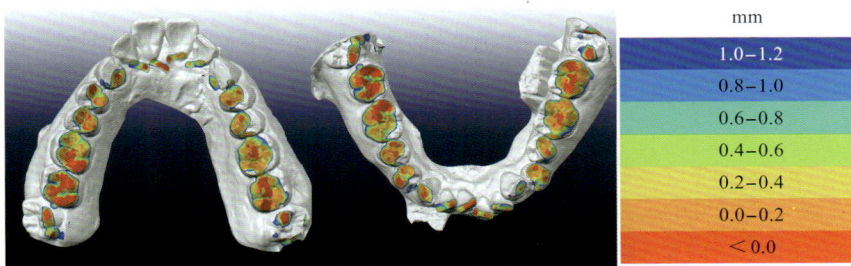

mm
1.0－1.2
0.8－1.0
0.6－0.8
0.4－0.6
0.2－0.4
0.0－0.2
＜0.0

图 3-4　患者的咬合

四、X 线检查与分析

全景片显示：恒牙列，双侧关节形态与升支高度基本一致，牙槽骨水平吸收至牙颈部 1/3，未见明显其他异常（图 3-5）。

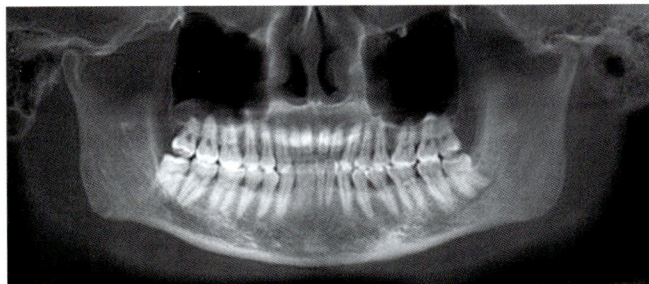

图 3-5　患者的口腔 X 线全景片（全口曲面断层片）

侧位片与头影测量分析见图 3-6 及表 3-1。

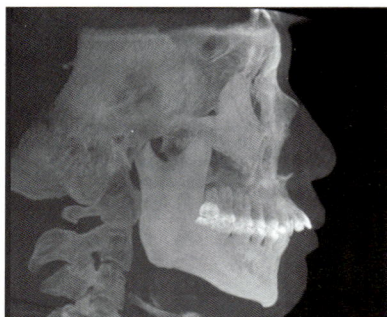

1.U1-NA 角 36.7°，提示上前牙唇倾；
  L1-NB 角、距正常，提示下前牙唇倾度
  正常。
2.ANB 角 4.2°，稍偏大，提示骨性Ⅱ类
  倾向。
3.FH-MP 角正常，提示均角。

图 3-6　患者的侧位 X 线片与头影测量

表 3-1　患者的侧位片与头影测量结果

测量项目	治疗前	标准值	标准差
SNA（°）	85.4	82.8	4.0
SNB（°）	81.2	80.1	3.9
ANB（°）	4.2	2.7	2.0
U1-SN（°）	122.1	105.7	6.3
L1-MP（°）	95.2	92.6	7.0
FH-MP（°）	28.5	31.1	5.6
MP-SN（°）	30.9	32.5	5.2
U1-L1（°）	111.8	124.2	8.2
U1-NA（°）	36.7	22.8	5.7
U1-NA（mm）	8.9	5.1	2.4
L1-NB（°）	27.3	30.5	5.8
L1-NB（mm）	6.1	6.7	2.1

　　患者上下前牙 CBCT 截图显示：上前牙唇倾，唇舌侧骨板连续可见；下前牙
唇舌侧骨板较薄（图 3-7）。

五、临床诊断

①骨性Ⅰ类。

②安氏Ⅱ类。

③均角。

④牙列轻中度拥挤。

⑤上前牙唇倾。

⑥Ⅲ度深覆𬌗、Ⅲ度深覆盖。

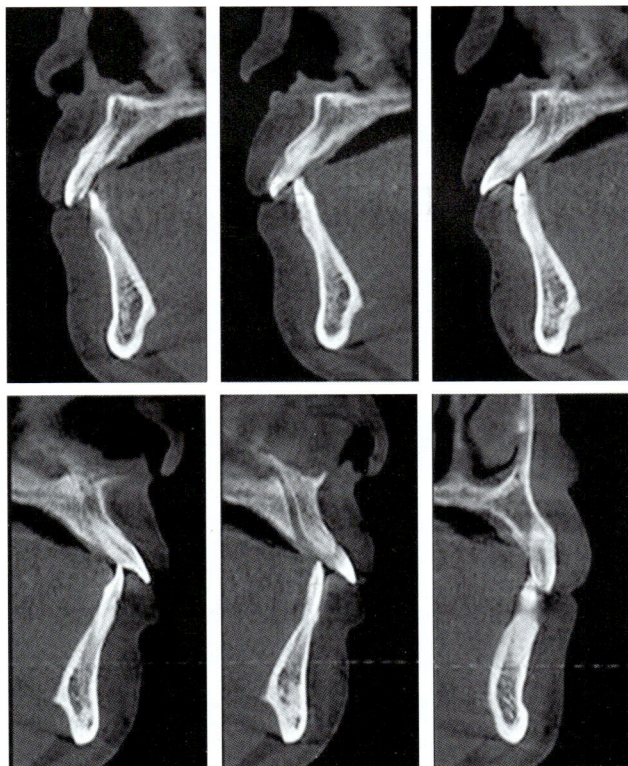

图 3-7　治疗前患者的上下前牙的 CT 截图

六、问题列表、治疗目标与矫治方法

患者牙齿错𬌗畸形的问题列表与治疗目标见表 3-2。

表 3-2　患者的问题列表、治疗目标与方法

部位	问题列表	治疗目标与方法
软组织	侧貌突	纠正或改善（拔牙）
颌骨	骨性Ⅰ类（有Ⅱ类倾向）	利用拔牙间隙内收上前牙，颌间Ⅱ类牵引，改善关系
牙及牙列	牙弓拥挤、上前牙唇倾、个别牙扭转、错位 前牙Ⅲ度深覆𬌗、Spee 曲线深 Ⅲ度深覆盖 上下中线不齐	利用拔牙间隙排齐牙列 压低上下前牙、伸长后牙 纠正上前牙唇倾度，内收上前牙 利用拔牙间隙，调整上下颌中线
其他	龋齿、牙周炎	牙体、牙周医生会诊

七、治疗计划与动画方案

1. 治疗计划

①上下颌牙列拥挤不齐，牙槽骨性前突，骨性Ⅰ类，上切牙严重唇倾，均角，侧貌突，拟拔牙全口矫治。

②拔除 14、24、34、44，上颌强支抗，下颌中支抗，利用拔牙间隙解除拥挤排齐牙列，内收上前牙，纠正上前牙唇倾度，改善前突面型，提升软组织侧貌协调与美观；整平 Spee 曲线；调整磨牙关系和尖牙关系至中性。

③前牙正常覆𬌗覆盖关系，对齐上下中线。

④疗程 3 ～ 3.5 年。

患者选择隐形（隐适美）矫治。

2. 动画方案

采用隐适美成人系列 G6 设计，总治疗副数为 65 副，计划 10 ～ 14 天更换一副，预估总治疗时间 36 个月左右，复诊周期 8 ～ 10 周。方案设计：拔除 14、24、34、44。上颌为强支抗，磨牙设计第一前磨牙拔除最大支抗优化附件，后牙近中移动量小于 2mm，第二前磨牙与尖牙同时向拔牙间隙侧移动，第 11 步第二前磨牙移动到位，上前牙分步内收，内收同时设计上切牙 11、12、21、22 压低，13、23 全矫治过程中设计冠唇向根舌向转矩。下颌为中支抗，拥挤量较大，拔牙间隙主要用于解除牙列拥挤、磨牙近中移动调整磨牙关系及整平 Spee 曲线，下前牙压低量大。从第 5 副矫治器开始增加颌间Ⅱ类牵引，辅助牙齿移动（图 3-8）。

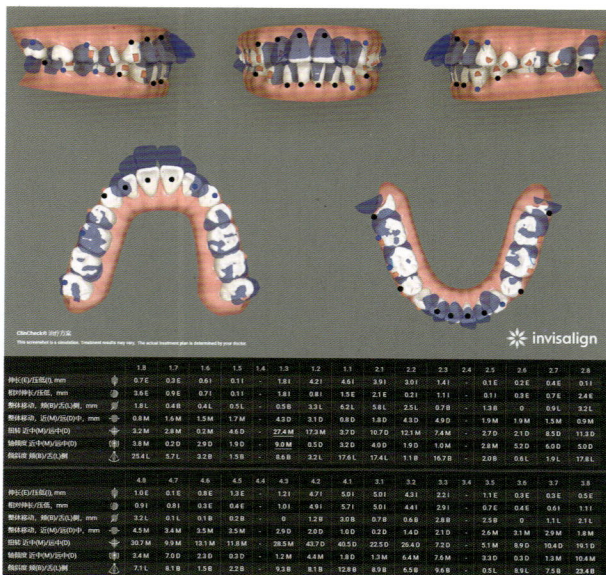

图 3-8　隐适美动画设计重叠图和牙齿移动量表

八、矫治过程与结果

总的治疗概述：2019 年 8 月初戴矫治器，2021 年 6 月第一阶段 65 副矫治器全部戴完，每副戴 10 ～ 14 天不等，共矫治 22 个月，复诊 9 次。后经过 4 次精调，共 9 个月。3 年完成正畸治疗。治疗过程如下：

1. 治疗 22 个月（第一阶段结束 65 副）

第一阶段 65 副戴完之后，拔牙间隙基本关闭，牙列基本排齐，基本达到预期。前牙覆𬌗改善为Ⅰ度深覆𬌗，与动画的对刃有一定的差距。尖牙和磨牙关系均偏远中，未达到标准Ⅰ类关系，后牙咬合不紧密。35、45 牙冠近中倾斜，牙根未完全移动到位（图 3-9）。

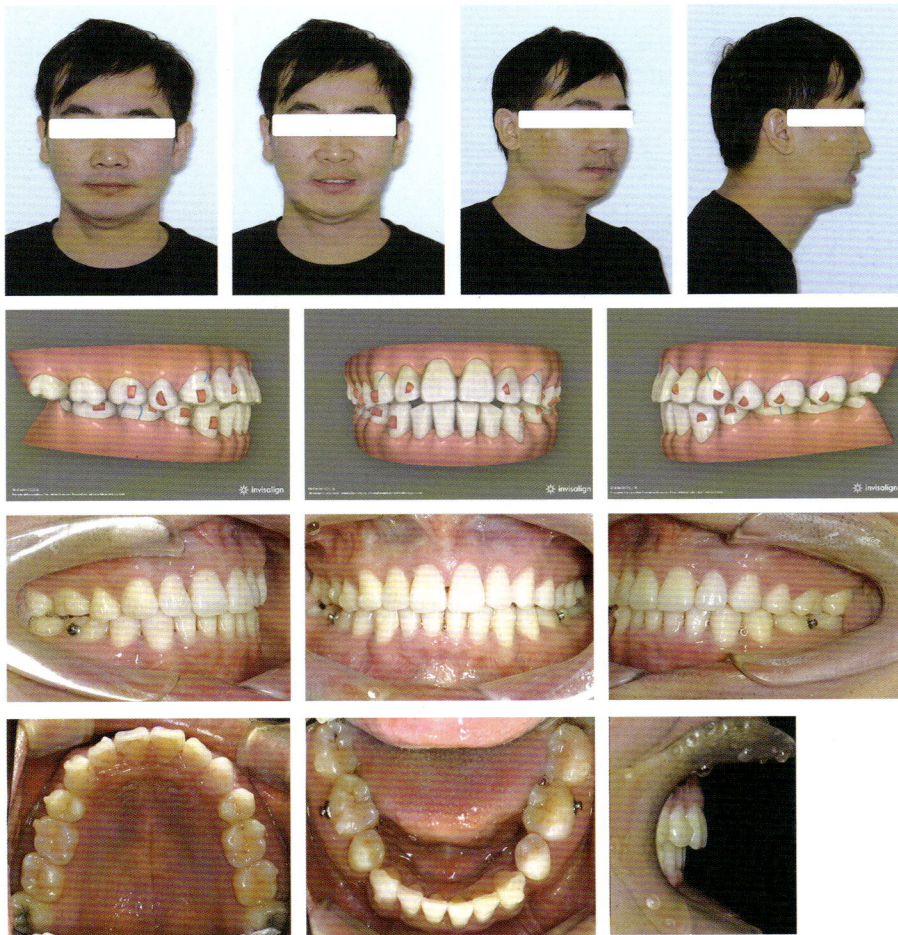

图 3-9　患者第一阶段治疗结束（65 副）的面像、牙齿的动画移动与真实移动口内像

2. 第 1 次精调（共 20 副）治疗时间 6 个月

本次精调的重点是纠正与第一阶段治疗设计不一致的牙齿移动。下颌为中支抗，根据第一阶段矫治器设计，第二前磨牙近中移动距离分别为 3.5mm、2.6mm、65 副矫治器戴完后，第二前磨牙近中间隙约为 0.3mm，可以看到牙冠近中倾斜，牙根向远中倾斜，在本次精调中，增加 35、45 矩形附件，设计 35、45 牙根近中移动。上颌前牙段宽度明显改善，由治疗前的 31.1mm 增加至 38.8mm，13 倾斜度和舌倾明显改善，但未达到理想状态，13 舌倾与 43 早接触，形成咬合高点，限制尖牙和磨牙关系调整为中性关系，本次精调对 13 增加冠唇向、根舌向 10° 设计，进一步控制尖牙转矩。下颌 Spee 曲线深，前牙覆𬌗Ⅰ度，结合正面微笑像的上前牙的暴露量，对上下前牙设计压低，后牙伸长，设计为前牙覆𬌗为 0 的终末位，纠正深覆𬌗（图 3-10）。

第 1 次精调的牙齿移动量表见图 3-11、图 3-12。第 1 次精调结束后患者的面像和口内像见图 3-13、图 3-14。

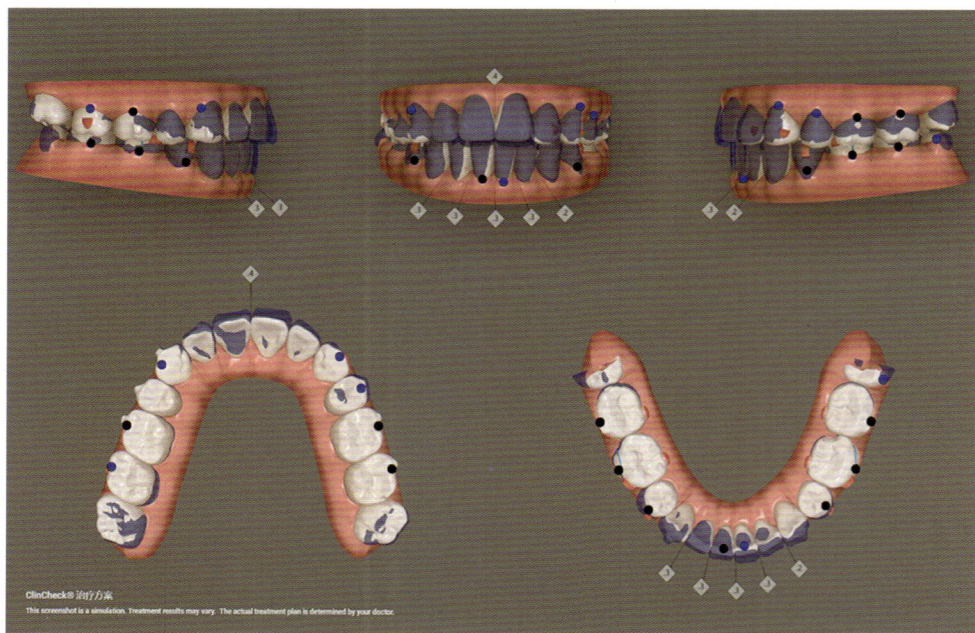

图 3-10　患者第 1 次精调的终末位重叠图

		1.8	1.7	1.6	1.5	1.4	1.3	1.2	1.1	2.1	2.2	2.3	2.4	2.5	2.6	2.7	2.8
伸长(E)/压低(I), mm		0.1E	1.0E	1.4E	0.4E	-	0.2E	0.4I	1.5I	1.8I	0.2I	0.6E	-	0.6E	1.2E	1.2E	0.2E
相对伸长/压低, mm		0.6E	1.4E	1.6E	0.4E	-	0.2E	0.2I	1.1I	1.1I	0.1I	0.7E	-	1.1E	1.3E	1.2E	0.8E
整体移动, 颊(B)/舌(L)侧, mm		0.2B	0.1B	0.1L	0.2L	-	0.4L	0.3L	0.4L	1.1L	0.9L	0.4L	-	0.8L	0.3L	0.2L	0.7L
整体移动, 近(M)/远(D)中, mm		0.4M	0.1M	0	0.1D	-	0.4D	0.4D	0.2D	0.3M	0.1D	0.1D	-	0.2D	0	0.1M	0.3M
扭转 近中(M)/远中(D)		0.8M	1.2M	0.3M	0	-	2.4D	2.9D	0.3D	5.4D	7.9M	13.6M	-	1.2D	0.3D	0.4M	1.1M
轴倾度 近中(M)/远中(D)		4.2M	0.1M	1.9M	1.6M	-	3.9M	0.4D	3.1D	1.4D	1.9M	11.1M	-	1.7M	0.2D	0	1.4D
倾斜度 颊(B)/舌(L)侧		4.8L	5.8L	3.0L	1.4L	-	10.3B	0.3B	0.4L	0.1L	-	2.9B	-	7.4L	1.3L	0.7L	4.4L
		4.8	4.7	4.6	4.5	4.4	4.3	4.2	4.1	3.1	3.2	3.3	3.4	3.5	3.6	3.7	3.8
伸长(E)/压低(I), mm		0.5E	1.0E	1.3E	-	1.4E	0.8I	2.1I	3.0I	2.8I	2.3I	0.8I	-	1.3E	1.4E	1.3E	1.0E
相对伸长/压低, mm		0.1E	1.0E	1.3E	-	1.2E	0.8I	2.1I	3.0I	2.5I	2.3I	0.5I	-	1.1E	1.4E	1.2E	0.2E
整体移动, 颊(B)/舌(L)侧, mm		1.8L	0	0.3L	-	1.0L	0.6L	0.1B	0.1B	0.5L	0.5L	0.9L	-	0.7L	0.5B	0.1B	1.2L
整体移动, 近(M)/远(D)中, mm		1.0M	0.2M	0.2M	-	0.5M	0.6M	0.3M	0.3M	0.3D	0.5D	0.4D	-	0.1M	0.1M	0.2M	1.4M
扭转 近中(M)/远中(D)		15.9M	2.0M	0.1M	-	6.8M	8.3D	2.4D	0.5M	7.5D	6.4D	2.5D	-	19.7D	0.4D	2.4M	4.2D
轴倾度 近中(M)/远中(D)		2.1M	6.4D	2.3D	-	8.4D	6.1M	1.1D	1.8D	0.5M	2.2M	3.1M	-	7.2M	2.6D	7.4D	2.1M
倾斜度 颊(B)/舌(L)侧		0.2L	0.7L	1.8L	-	0.9B	4.3B	4.6B	4.3B	5.2L	6.9L	3.2L	-	8.4B	2.4B	2.2B	2.0B

图 3-11 第 1 次精调牙齿移动量表（牙冠部分，其中 44 应更正为 45）

		1.8	1.7	1.6	1.5	1.4	1.3	1.2	1.1	2.1	2.2	2.3	2.4	2.5	2.6	2.7	2.8
伸长(E)/压低(I), mm		0.1E	1.0E	1.4E	0.4E	-	0.2E	0.4I	1.5I	1.8I	0.2I	0.6E	-	0.6E	1.2E	1.2E	0.2E
相对伸长/压低, mm		-	-	-	-	-	-	-	-	-	-	-	-	-	-	-	-
整体移动, 颊(B)/舌(L)侧, mm		1.4B	1.8B	0.8B	0.6L	-	4.5L	0.4L	0.3L	1.2L	0.5L	1.5L	-	1.5B	0.1B	0	0.4B
整体移动, 近(M)/远(D)中, mm		0.6D	0.1M	0.6D	0.6D	-	2.0D	0.6D	0.7M	0.8M	0.7D	4.5D	-	0.7D	0.1M	0.1M	0.6M
扭转 近中(M)/远中(D)		0.8M	1.2M	0.3M	0	-	2.4D	2.9D	0.3D	5.4D	7.9M	13.6M	-	1.2D	0.3D	0.4M	1.1M
轴倾度 近中(M)/远中(D)		4.2M	0.1M	1.9D	1.6D	-	3.9D	0.4D	3.1M	1.4D	1.9M	11.1D	-	1.7D	0.2M	0	1.4M
倾斜度 颊(B)/舌(L)侧		4.8B	5.8B	3.0B	1.4L	-	10.3B	0.3B	0.4L	0.1L	-	2.9L	-	7.4L	1.3L	0.7B	4.4L
		4.8	4.7	4.6	4.5	4.4	4.3	4.2	4.1	3.1	3.2	3.3	3.4	3.5	3.6	3.7	3.8
伸长(E)/压低(I), mm		0.5E	1.0E	1.3E	-	1.4E	0.8I	2.1I	3.0I	2.8I	2.3I	0.8I	-	1.3E	1.4E	1.3E	1.0E
相对伸长/压低, mm		-	-	-	-	-	-	-	-	-	-	-	-	-	-	-	-
整体移动, 颊(B)/舌(L)侧, mm		1.8L	0.2B	0.2B	-	1.3L	2.2L	1.2L	1.1L	2.0L	2.4L	2.0L	-	3.3L	0.2L	0.6L	1.9L
整体移动, 近(M)/远(D)中, mm		0.4M	2.2M	0.9M	-	3.1M	1.6M	0	0.8M	0.5D	1.1D	1.5D	-	2.4M	0.9M	2.5M	0.7M
扭转 近中(M)/远中(D)		15.9M	2.0M	0.1M	-	6.8M	8.3D	2.4D	0.5M	7.5D	6.4D	2.5D	-	19.7D	0.4D	2.4M	4.2D
轴倾度 近中(M)/远中(D)		2.1D	6.4D	2.3M	-	8.4D	6.1M	1.1D	1.8D	0.5M	2.2M	3.1M	-	7.2M	2.6D	7.4M	2.1D
倾斜度 颊(B)/舌(L)侧		0.2B	0.7L	1.8B	-	0.9L	4.3L	4.6L	4.3L	5.2L	6.9L	3.2L	-	8.4L	2.4L	2.2L	2.0L

图 3-12 第 1 次精调牙齿移动量表（牙根部分，其中 44 应更正为 45）

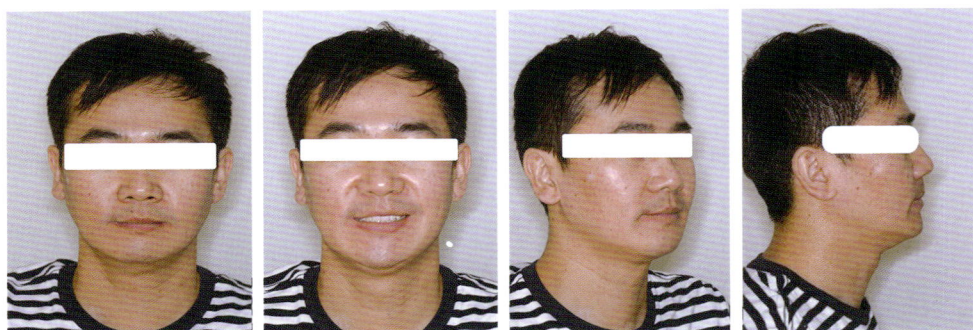

图 3-13 患者第 1 次精调结束（20 副）的面像

注：精调结束（戴完 20 副主动矫治）后，面型明显改变，矫治后改变的口周软硬组织，微笑更自然。

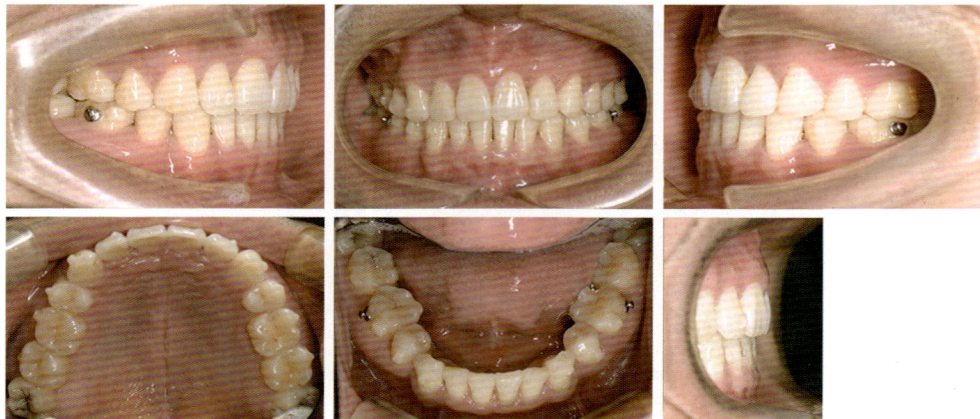

图 3-14 患者第 1 次精调结束（20 副）的口内像

注：第 1 次精调结束时覆𬌗进一步改善，中线基本对齐，尖牙磨牙基本达到中性关系，基本达到本次精调的矫治目标。

3. 第 2～4 次精调（分别为 15 副、13 副、12 副，共 9 个月）

①第 2 次精调：精调前上下颌牙列依然存在散隙，上下颌中线虽然对齐，但较面中线稍右偏。利用牙列散在间隙，调整上下颌中线，与面中线对齐。

②第 3 次精调：在前一次精调矫治器佩戴完成后，11、21 出现排列不齐的情况，11 牙轴倾斜度不正，与 21 切端高度不一致。对 11 增加正轴优化附件，调整冠向远中、根向近中运动。在上前牙 2-2 增加 Biteramp 咬合板，进一步压低前牙、伸长后牙，调整覆𬌗，维持打开咬合的效果，同时排齐 11、21 切端高度。

③第 4 次精调：最后一次精调前，牙齿排列整齐、前牙覆𬌗覆盖正常、上下颌牙弓宽度匹配，磨牙关系、尖牙关系均达到安氏 Ⅰ 类中性咬合关系。但上下颌牙列仍存在散隙，此阶段精调的主要任务是关闭上下颌牙列散隙，设计过矫治，同时保留上颌 2-2 前牙 Biteramp 咬合板，维持前牙正常覆𬌗。

4. 正畸结束

患者治疗结束后面像口内像、CT 影像截图和上下前牙 CT 截图见图 3-15～图 3-17。

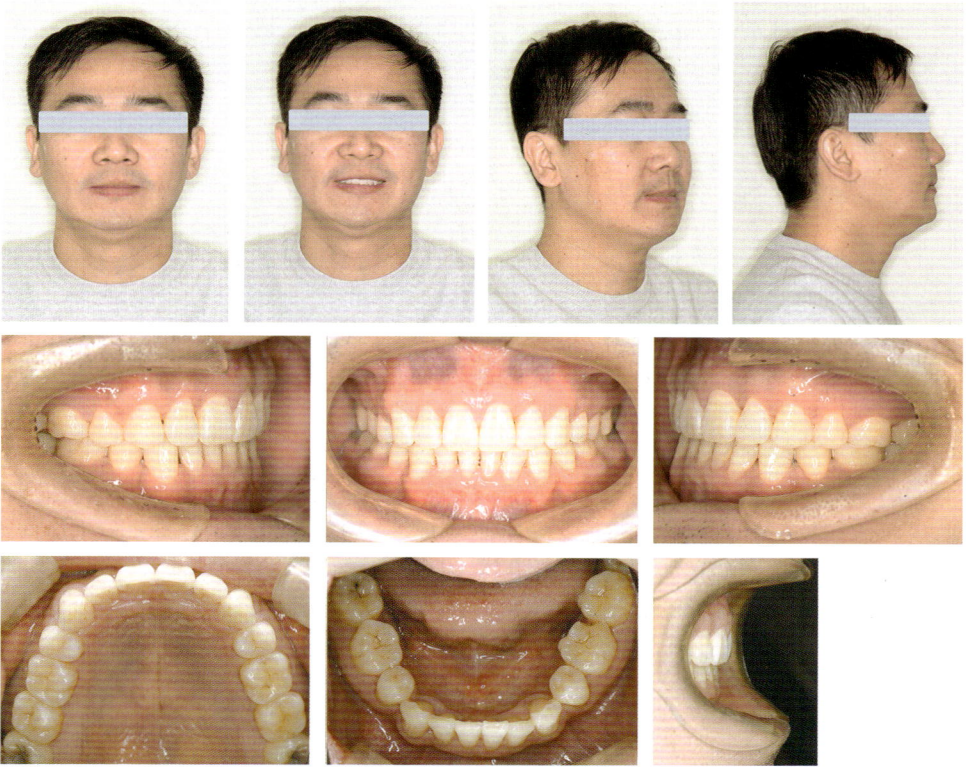

图 3-15　治疗后患者面像及口内像

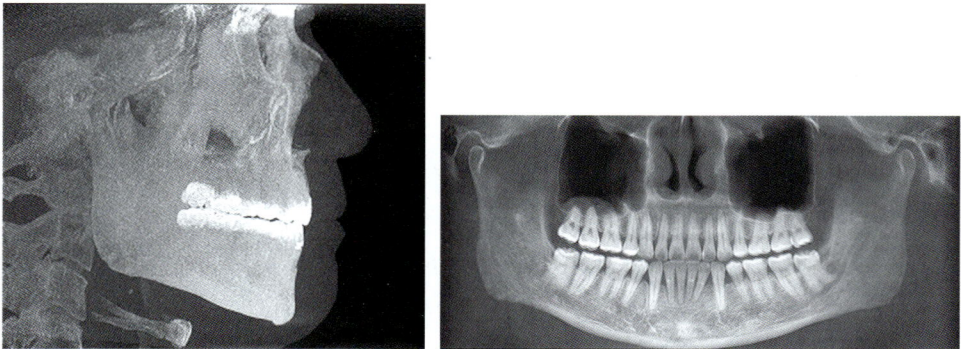

图 3-16　治疗后患者 CT 影像截图

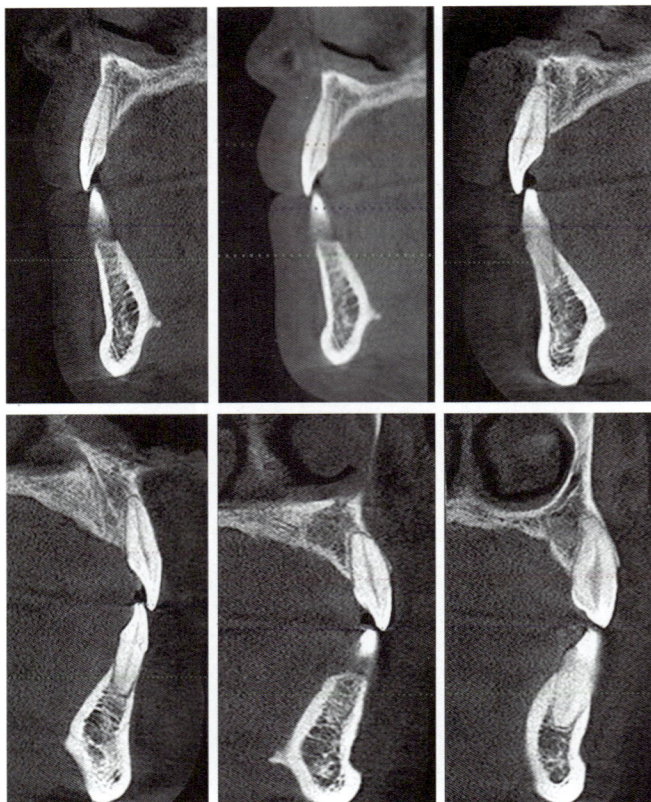

图 3-17　治疗后患者上下前牙 CT 截图

注：唇舌侧骨板连续可见，上前牙唇侧骨板较薄。

九、专家分析

本病例患者上前牙严重唇倾，下颌拥挤量较大，磨牙远中关系，对侧貌要求高，强烈要求改善前牙突度，并要求选择隐适美进行矫正。制定矫正方案时，分别设计了非拔牙矫治和拔牙矫治两种设计。非拔牙矫治需进行上下颌扩弓，在达到矫治目标（内收严重唇倾上前牙、解除下颌中度拥挤、整平 Spee 曲线）的前提下，扩弓量比较大，难以实现。所以，最终选择拔除 4 个第一前磨牙进行矫治。

（1）本病例特点为上前牙唇倾、下颌牙列中度拥挤、Spee 曲线深、磨牙远中关系、Ⅲ度深覆𬌗、Ⅲ度深覆盖。为实现突度的改善，上颌应采用强支抗控制，尽量内收上颌前牙。为排齐下颌牙列，调整磨牙关系，下颌应采用中支抗控制。G6 对于此类病例比较适用，一方面对于增强支抗的考虑，后牙成组附件的设计有利于维持后牙支抗的单位的强度；另外，对于前牙内收过程中的设计，本病例采用了蛙跳式，即先将尖牙远中移动 2～3mm 后，再整体内收上前牙，这样增强了内收时前牙段矫治器的包裹，有利于控制切牙段转矩，预防脱轨。此外，设计时考虑了对于切牙覆𬌗和切牙转矩的过矫治。

（2）支抗控制：本病例实际效果显示上颌磨牙前移量不到 2mm，在没有使用种植体支抗的情况下实现了方案设计的强支抗控制，且治疗全程未出现磨牙前倾支抗丢失的表现。

（3）垂直向控制：在关闭拔牙间隙，内收前牙的过程中，需要前牙倾斜移动约 17°，与此同时非常好地控制了前牙的覆𬌗。本病例在治疗前即为Ⅲ度深覆𬌗，在设计不当的情况下，非常容易出现咬合继续加深的情况。设计要点：a. 后牙良好的卡抱（附件设计），本病例患者上下颌 4 颗智齿均已萌出，对于上颌后牙的矫治器卡抱是有帮助的；b. 尖牙的牙轴，设计中增加近中倾斜；c. 切牙的转矩，确定前牙牙根在骨松质中进行压低；d. 垂直向加入过矫治设计，前牙覆𬌗设计为 0mm 或者可以设计为开𬌗 2 ~ 3mm 的状态；e. 后牙的伸长，本病例 18、28 颊倾且高度不足，排齐 18、28，并设计磨牙和前磨牙的伸长有利于打开咬合、整平 Spee 曲线；f. 增加矫治器的数目。

（4）本病例在第一阶段的设计完整佩戴完成，中间未出现牙齿脱轨、支抗丢失、"过山车"等情况，整体与矫治目标一致，说明方案设计合理以及隐形矫治器对于拔牙病例是可控的。患者对最后的正畸效果非常满意，但是回顾病例，还是有些不足。上前牙内收量稍大，上下前牙较直立，侧貌较直。上颌两颗智齿颊倾，下颌两个智齿远中萌出不足，矫治结束时，上颌智齿排列整齐，下颌因为磨牙近中移动，对于智齿远中萌出有利，但结束时还是稍有不足，导致上下颌智齿的咬合没有调整到位。

（杨　磊　靳云轶）

第四章

隐形矫治严重双颌前突拔除前牙成人病例

一、病例简介

患者，女，29岁，2019年8月初诊（图4-1）。

主诉：龅牙前突要求矫治。

现病史：患者早年因为牙齿拥挤在中学时做过一次正畸，没有拔牙，导致上下牙齿整齐前突，面型不佳，现要求改善龅牙前突问题。

家族史：无特殊。

口腔习惯：无影响口腔健康的不良习惯。

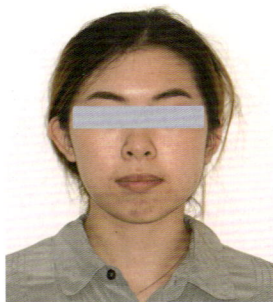

图4-1　患者正面观

二、专科检查

恒牙列，牙列式：上颌7-7/下颌7-7；第一磨牙为中性关系，尖牙为轻度Ⅱ类关系，上中线正，下中线右偏约0.5mm，上下牙列轻度拥挤，前牙水平型开𬌗、Ⅱ度深覆盖；上颌牙弓狭窄，呈尖圆形，右侧后牙对刃。口腔卫生欠佳，个别牙龈退缩。软组织正面观：左右基本对侧、面下1/3偏长，无开唇露齿，微笑时露龈笑，上中线与面中线基本一致；45度和侧面观，双唇前突，下颌颏部后缩（图4-2）。

功能检查：开口度、开口型均未见异常，未触及颞下颌关节弹响。

三、模型分析

①牙弓拥挤度分析：上牙弓拥挤0mm；上牙弓拥挤2.3mm，Ⅰ度拥挤。

② Bolton指数分析：前牙比77.2%，正常；全牙比91.3%，正常。

③ Spee曲线曲度：右侧1mm，左侧1mm（图4-3）。

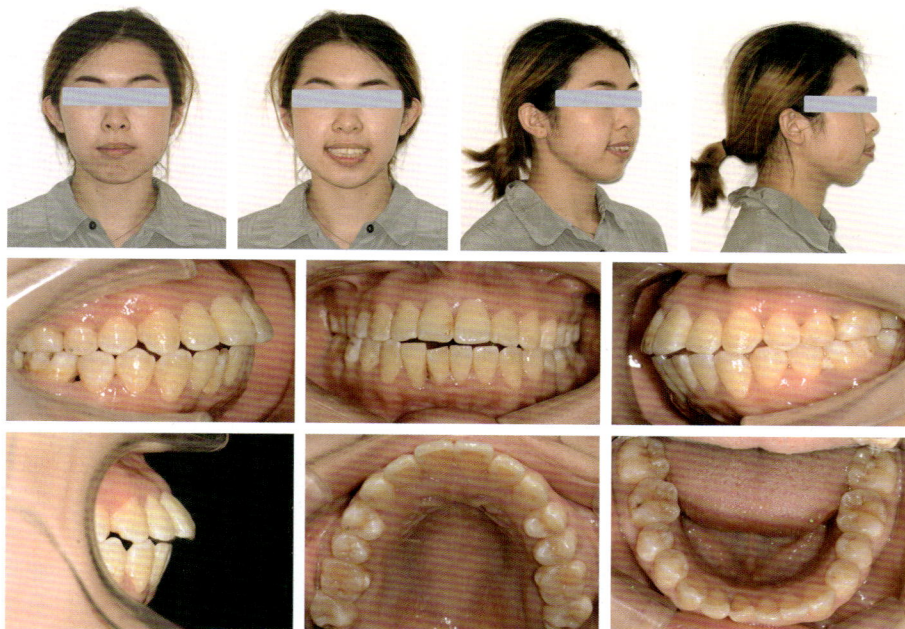

图4-2　患者的面部与口内牙齿照片

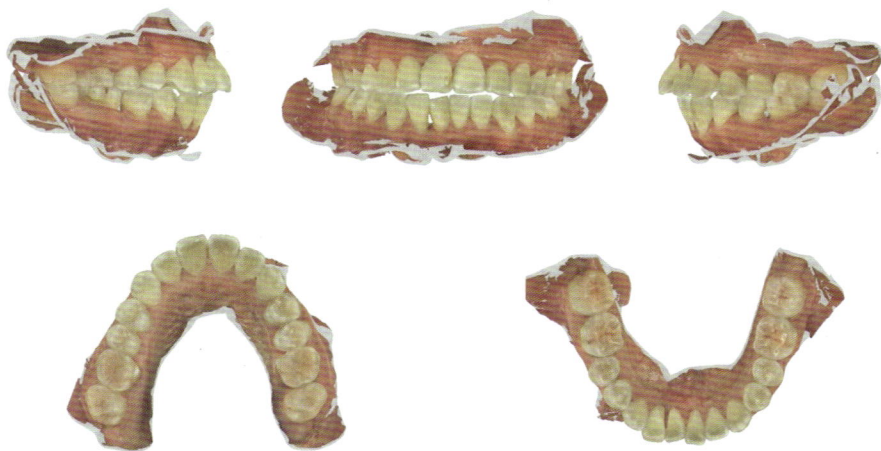

图4-3　患者的牙齿模型照片

四、X线检查与分析

全景片示：恒牙列，双侧髁突形态不对称，上下颌牙槽骨轻度水平性吸收，11、21牙根短小吸收，26、36、46牙槽骨楔状吸收，42牙周附着已退至根下1/3（图4-4）。

　　头颅侧位片示：骨性Ⅱ类；垂直生长型，高角；上下颌前牙唇倾；上下唇位于 E 线前（图 4-5）。

　　11、21、42CT 截图见图 4-6。

五、临床诊断

①安氏Ⅰ类错𬌗。

②骨性Ⅱ类错𬌗。

③双颌前突。

④前牙水平性开𬌗，Ⅱ度深覆盖。

⑤高角。

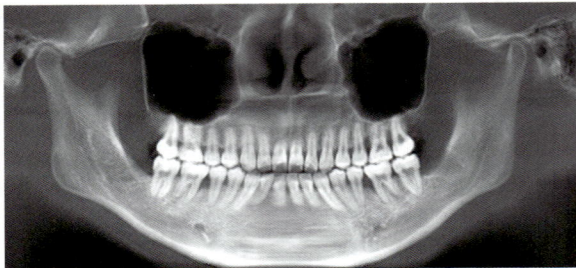

图 4-4　患者的口腔 X 线全景片（全口曲面断层片）

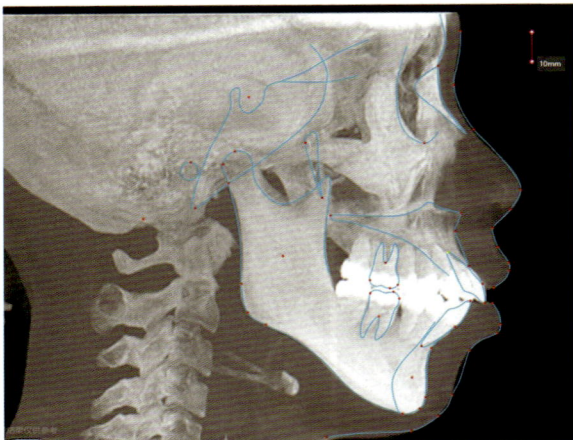

1. ANB 角 4.02°，偏大，Po-NB（mm）值 −1.47，偏小，提示骨性Ⅱ类。
2. FH-MP 角 38.44°，偏大，提示高角。
3. U1-NA 角 29.49°，L1-NB 角 45.24°，偏大，提示上下前牙唇倾。

测量项目	标准值	测量值
SNA	82.8±4.0	86.13
SNB	80.1±3.9	79.11
ANB	2.7±2.0	7.02 ↑
FH-NPo	85.4±3.7	83.13
NA-APo	6.0±4.4	15.49 ↑
FH-MP	31.1±5.6	38.44 ↑
SGn-FH	66.3±7.1	66.63
MP-SN	32.5±5.2	43.24 ↑
Po-NB(mm)	1.0±1.5	-1.47 ↓
U1-NA(mm)	5.1±2.4	7.12
U1-NA	22.8±5.7	29.49 ↑
L1-NB(mm)	6.7±2.1	12.19 ↑
L1-NB	30.3±5.8	45.24 ↑
U1-L1	125.4±7.9	98.25 ↓
U1-SN	105.7±6.3	115.62 ↑
IMPA	92.6±7.0	102.89 ↑

图 4-5　患者的侧位片与头影测量结果

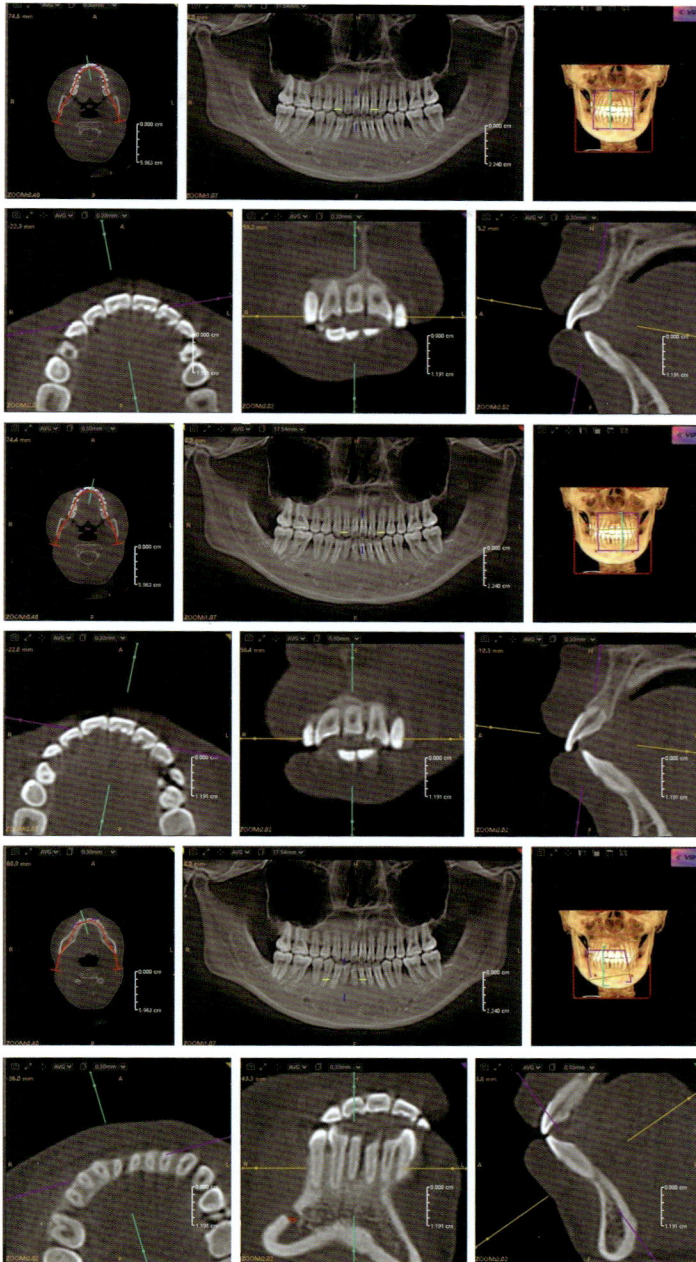

图 4-6　牙位分别为 11、21、42CT 截图

六、问题列表、治疗目标与矫治方法

患者牙齿错𬌗的问题列表与治疗目标见表 4-1。

表 4-1　患者的问题列表、治疗目标与方法

问题列表		治疗目标与方法
软组织	侧貌前突	纠正或改善（拔牙）
颌骨	骨性Ⅱ类、下颌后缩 高角	改善（控制上下前牙唇倾，Ⅱ类牵引） 维持或改善（拔牙）
牙及牙列	牙弓狭窄、个别牙扭转 前牙开𬌗、Ⅱ度深覆盖 上下中线不齐	基本纠正（矫治器本身排齐） 纠正或改善（矫治器本身压低和内收前 牙、Ⅱ类牵引等） 争取对齐（颌间牵引、片切）
其他	11、21牙根短小吸收，42、26、 36、46牙槽骨楔状吸收	口腔多学科综合会诊（拔除；骨移植增 量牙周手术）

七、治疗计划与动画方案

1. 治疗计划

①双颌前突，牙槽骨性前突，骨性Ⅱ类，高角，上颌中切牙牙根短小，正畸移动后中切牙的存活率不确定，患牙考虑优先拔除，顺序替代治疗。

②拔除11、21、34、42，中强度支抗；上颌内聚前牙，减小间隙，内收唇倾牙列改善突度。12、22后期贴面修复代替11、21；13、23修形态代替12、22形态。42唇侧及近中骨质缺损严重，优先拔除，并同期骨增量手术43～32，利于牙齿移动关闭间隙。改善前突面型，提升软组织侧貌协调与美观。

③必要时后牙区种植支抗加强支抗，种植支抗辅助压低牙齿改善开𬌗。

④第一磨牙维持中性关系，前牙建立覆𬌗覆盖关系。

⑤疗程2.5～3年。

患者选择隐形（隐适美）矫治。

2. 动画方案

①维持磨牙关系不变，上颌拔除11、21，内收12、22，预留间隙，后期修复代替11、21；利用拔牙间隙内收前牙，改善突度。

②前磨牙及前牙舌向移动，并缩小磨牙区牙弓宽度2～3mm，改善后牙覆盖；上颌在前牙段缩弓同时，后牙分步近移在2mm以内。

③下颌42先行拔除，并同期骨增量手术43～32，观察9个月，以利于牙齿移动关闭间隙；为对称咬合关系，设计减数34。

④总治疗副数为48副，计划2周换一副，预估总治疗时间24个月左右（图4-7）。

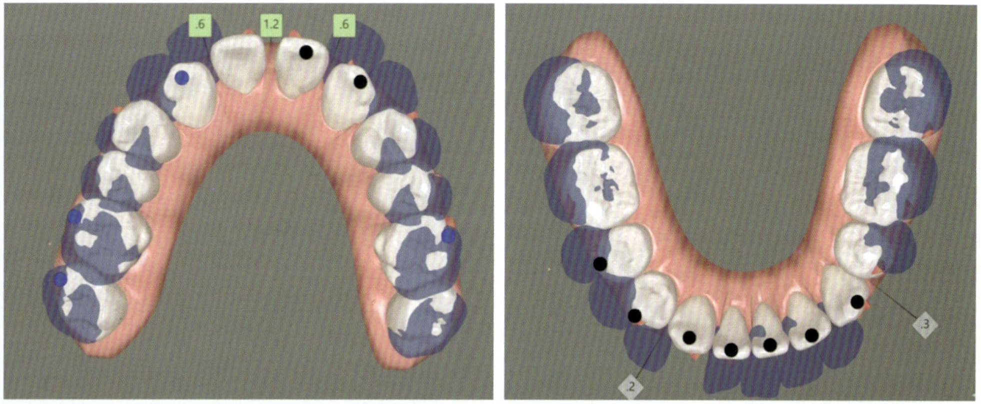

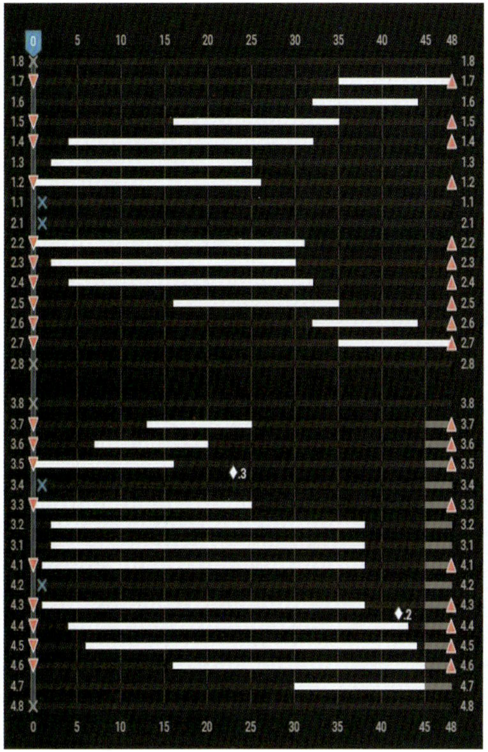

		1.8	1.7	1.6	1.5	1.4	1.3	1.2	1.1	2.1	2.2	2.3	2.4	2.5	2.6	2.7	2.8
伸长(E)/压低(I), mm		-	0.8 I	0.6 I	0.3 I	0.2 I	2.7 I	2.3 I	-	-	3.4 I	3.1 I	0.4 I	0.4 I	0.6 I	0.5 I	-
相对伸长/压低，mm		-	0	0.1 I	0.1 E	0.7 E	1.1 I	0.9 I	-	-	1.1 I	1.5 I	0.4 I	0.3 I	0.1 I	0.1 E	-
整体移动，颊(B)/舌(L)侧，mm		-	1.4 L	1.1 L	1.9 L	1.3 L	1.9 L	1.6 L	-	-	2.0 L	2.1 L	1.9 L	1.9 L	0.9 L	0.5 L	-
整体移动，近(M)/远(D)中，mm		-	1.1 M	1.7 M	1.5 M	2.0 M	3.5 M	5.7 M	-	-	7.0 M	4.8 M	2.7 M	2.0 M	1.7 M	0.9 M	-
扭转 近中(M)/远中(D)		-	15.0 M	3.1 D	12.8 D	8.1 D	1.4 M	19.0 M	-	-	19.6 M	11.3 M	3.2 M	8.8 D	6.6 M	17.0 M	-
轴倾度 近中(M)/远中(D)		-	3.8 M	3.5 D	6.9 D	1.2 D	8.2 M	7.7 M	-	-	9.1 M	9.0 M	2.5 D	2.4 D	1.4 M	3.3 M	-
倾斜度 颊(B)/舌(L)侧		-	4.0 L	6.9 L	4.5 L	6.9 L	0.1 B	6.2 L	-	-	8.7 L	0.2 B	3.4 B	2.3 L	4.8 L	4.0 L	-

◉ 上颌　○ 下颌　　牙齿部位 ◉ 冠　○ 牙根

		4.8	4.7	4.6	4.5	4.4	4.3	4.2	4.1	3.1	3.2	3.3	3.4	3.5	3.6	3.7	3.8
伸长(E)/压低(I), mm		-	0	0.2 E	1.0 I	1.8 I	3.2 I	-	3.1 I	4.2 I	3.6 I	3.2 I	-	0.1 I	0.2 E	0.1 I	-
相对伸长/压低，mm		-	0.6 I	0.6 I	0.6 I	1.3 I	1.6 I	-	0.9 I	1.6 I	1.3 I	0.6 I	-	0.4 I	0.5 I	0.8 I	-
整体移动，颊(B)/舌(L)侧，mm		-	2.2 L	1.9 L	4.4 L	3.7 L	2.5 L	-	2.6 L	2.9 L	2.2 L	2.2 L	-	3.3 L	2.5 L	1.2 L	-
整体移动，近(M)/远(D)中，mm		-	1.2 M	1.6 M	2.3 M	3.3 M	5.4 M	-	0.8 M	2.1 D	3.5 D	4.3 D	-	1.8 M	1.6 M	1.7 M	-
扭转 近中(M)/远中(D)		-	1.0 D	5.4 M	7.4 D	0.5 D	18.4 M	-	22.5 D	12.7 D	10.8 D	6.7 D	-	6.5 D	1.3 M	0.6 M	-
轴倾度 近中(M)/远中(D)		-	1.8 M	1.5 D	7.3 M	3.3 D	1.1 D	-	1.2 M	6.1 D	6.1 D	1.9 M	-	4.4 M	2.0 D	1.1 M	-
倾斜度 颊(B)/舌(L)侧		-	2.0 B	4.1 B	7.7 L	6.0 L	2.9 L	-	12.0 L	12.8 L	7.9 L	2.6 L	-	4.5 L	1.3 L	3.5 B	-

○ 上颌　◉ 下颌　　牙齿部位 ◉ 冠　○ 牙根

图 4-7　患者的牙齿移动分步图与牙齿移动参数

注：前牙有钟摆式内收（唇倾度减小），防止早接触，设计前牙大量压低。

八、矫治过程与结果

总的治疗概述：2020 年 5 月初戴矫治器，2021 年 11 月第一阶段 48 副矫治器全部戴完，每副戴 10 天，共矫治 18 个月。第二阶段第一次精调 19 副，共矫正 6 个月。第三阶段第二次精调 10+3 副，共矫正 5 个月。第四阶段第三次精调10+3 副，共矫正 5 个月。治疗过程如下：

1. 治疗 12 个月（第 30 副矫治器）

患者治疗 12 个月的面像、口内像见图 4-8。具体过程：第 1 ～ 4 副 2 周换一次，第 4 副以后 10 天换一次。第 15 副复查时矫治器无脱套情况，贴合度较好。第 20 副复查时发现 43 附件脱落，下颌出现不贴合情况，iTero 对比进展，下颌 43 牙齿处于 17 ～ 19 副之间的移动状态较为接近，故下颌重新戴回第 18 副。第 20 副复查贴合度改善，继续正常替换矫治器。

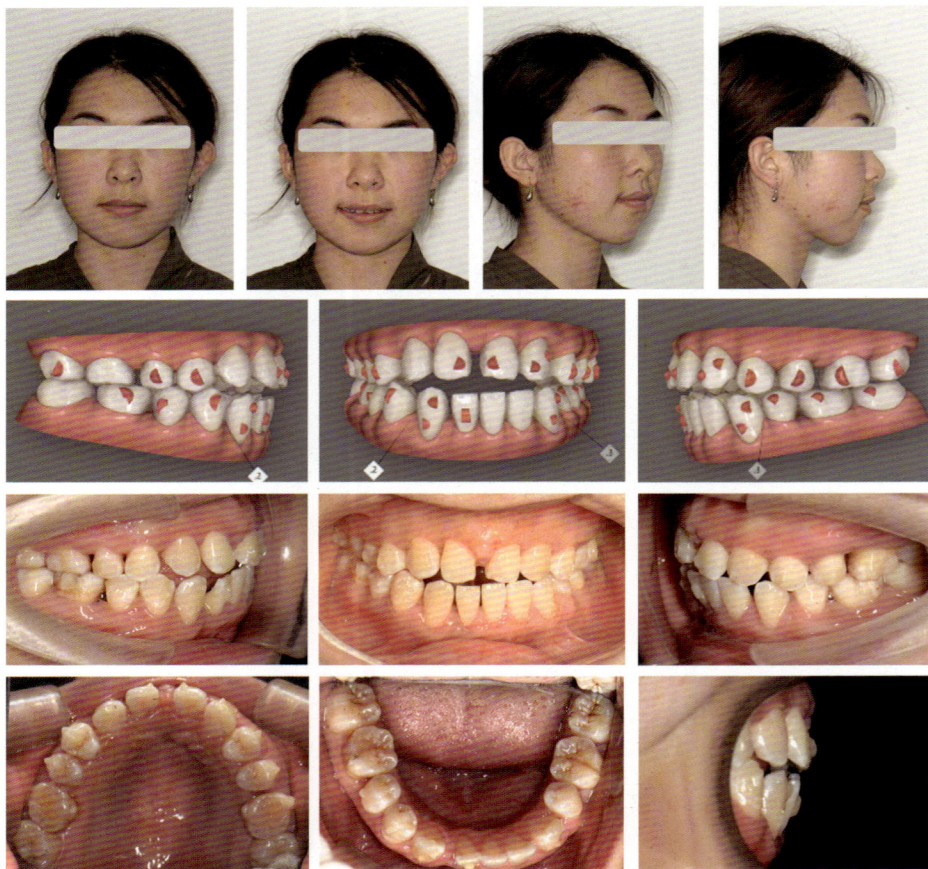

图 4-8　患者治疗 12 个月的面像、牙齿的动画移动与真实移动口内像

2. 治疗 18 个月（第一阶段 48 副全部戴完）

患者治疗 18 个月的面像口内像、全景片及侧切牙根 CT 截图见图 4-9 ～
图 4-11。

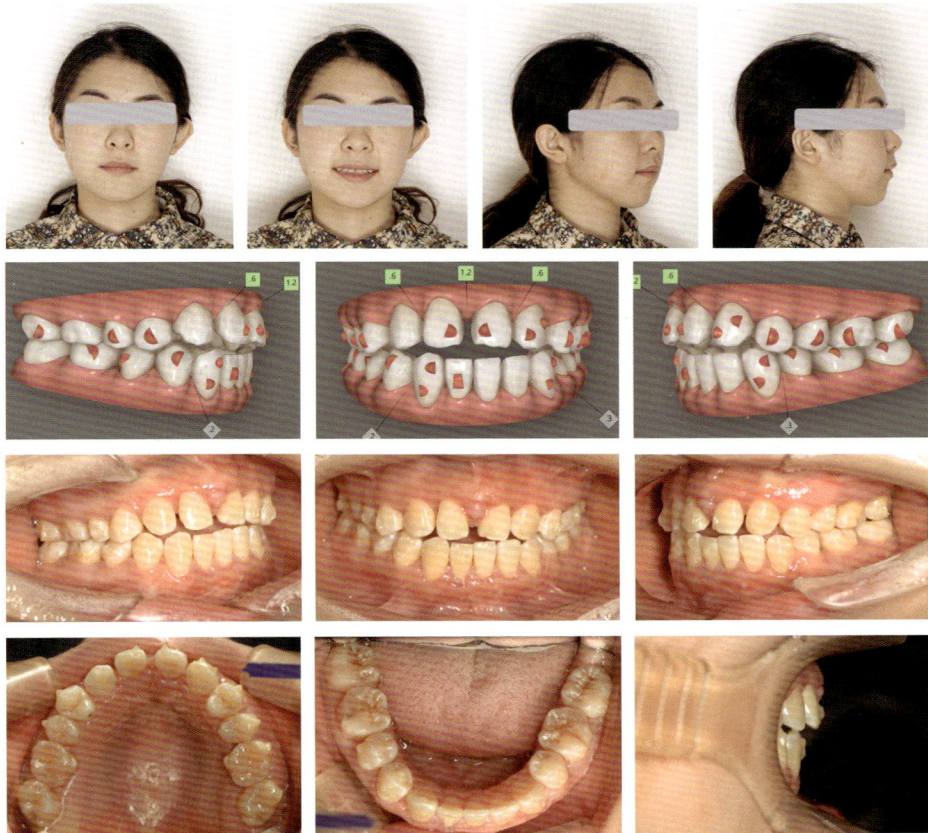

图 4-9 患者第一阶段治疗结束（48 副）的面像、牙齿的动画移动与真实移动口内像

注：第一阶段 48 副戴完之后，拔牙间隙基本关闭，牙列排齐，前牙覆𬌗未加深基本达到预期。但由于
12、22 近移量大，控根不足，冠近中倾斜。

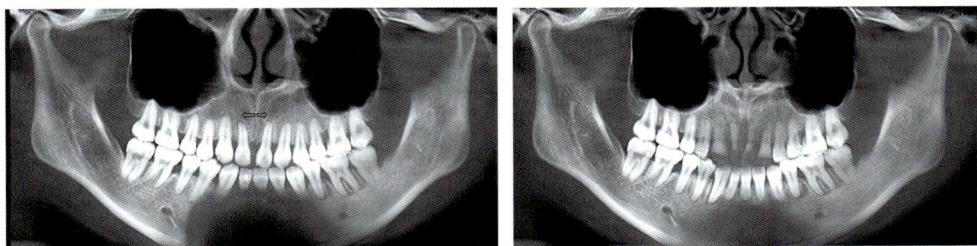

图 4-10 患者第一阶段治疗结束（48 副）的侧切牙根远中倾斜

注：侧切牙初始位置较平行，近移内收量大，另外优化附件控根不足，出现近中倾斜，表明近中倾斜过
矫治设计及过矫治量应考虑到矫治前的初始位置。

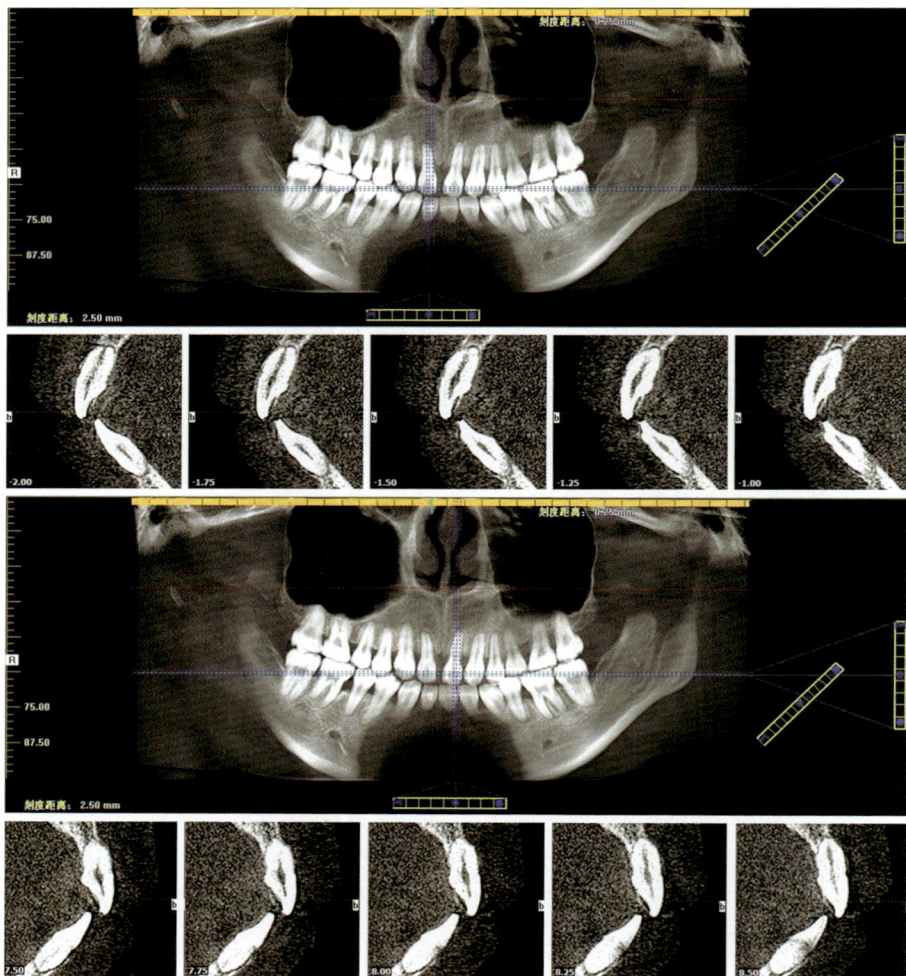

图 4-11 患者第一阶段治疗结束（48 副）的侧切牙根

3. 第 1 次精调（共 19 副），共矫正 6 个月

第 1 次精调的重点调整侧切牙轴倾，设计矩形附件，加强控根表达（图 4-12）。患者第 1 次精调结束的面像、口内像见图 4-13、图 4-14。

◉ 上颌　○ 下颌

	1.8	1.7	1.6	1.5	1.4	1.3	1.2	1.1	2.1	2.2	2.3	2.4	2.5	2.6	2.7	2.8
伸长(E)/压低(I), mm	-	0.1E	0	0.2I	0.2I	0.1I	0.6E	-	-	0.3E	0.5I	0.1I	0.2I	0.1E	0.2E	-
相对伸长/压低, mm	-	0.8E	0.5E	0	0.2E	0.1I	0.5E	-	-	0.6E	0.3I	0.3I	0.4I	0.1E	0.3E	-
整体移动, 颊(B)/舌(L)侧, mm	-	1.8L	1.4L	1.1L	1.1L	0.4L	0.5L	-	-	0.9L	0.5L	1.1L	1.1L	1.1L	0.9L	-
整体移动, 近中(M)/远中(D)侧, mm	-	0.2M	0.1D	0.1D	0.1M	0.1D	0.1D	-	-	0.6M	0	0.1M	0.1M	0.3M	0.3M	-
扭转 近中(M)/远中(D)	-	1.2M	2.5D	5.5D	2.9D	3.1D	0.1D	-	-	0.2M	0.3D	2.2D	0.6D	0.6D	4.2M	-
轴倾度 近中(M)/远中(D)	-	0.3M	4.5D	2.6D	0.2M	1.9D	2.8D	-	-	8.4D	5.2D	0.5D	2.3D	2.3D	0	-
倾斜度 颊(B)/舌(L)侧	-	8.0L	6.5L	0.3L	2.7L	3.3B	0.5B	-	-	4.7B	6.0B	3.9B	5.0B	1.5L	0.2B	-

牙齿部位　◉ 冠　○ 牙根

○ 上颌　◉ 下颌

	4.8	4.7	4.6	4.5	4.4	4.3	4.2	4.1	3.1	3.2	3.3	3.4	3.5	3.6	3.7	3.8
伸长(E)/压低(I), mm	-	0.3E	0.1E	0.1E	0.2E	0.1I	-	0.2E	0.2I	0.1I	1.0E	0.3E	-	0.6E	0.9E	-
相对伸长/压低, mm	-	0.8I	0.6I	0.1I	0.1E	0.1I	-	0.3E	0.1I	0	0.9E	0.1E	-	0.1E	0.3E	-
整体移动, 颊(B)/舌(L)侧, mm	-	2.2L	1.5L	1.4L	0.6L	0.5L	-	0.2L	0.1L	0.2L	0.2L	0.3L	-	0.9L	2.0L	-
整体移动, 近中(M)/远中(D)侧, mm	-	0	0	0.1M	0.2M	0.2M	-	0.1M	0	0.1M	0	0.3M	-	0.2M	0.3M	-
扭转 近中(M)/远中(D)	-	3.9D	2.4D	5.7D	7.1D	2.0M	-	1.7M	2.6D	0.2M	4.1M	8.4D	-	3.1D	5.0D	-
轴倾度 近中(M)/远中(D)	-	1.5M	0.1M	1.6D	1.0D	2.6D	-	1.1D	2.2D	0.2M	7.5M	0.6D	-	0.1D	1.8D	-
倾斜度 颊(B)/舌(L)侧	-	9.5B	7.3B	3.1B	4.5B	0.8B	-	3.7L	2.4L	0.3L	0.3L	3.7B	-	5.5B	4.9B	-

牙齿部位　◉ 冠　○ 牙根

图4-12　患者第1次精调的牙齿移动参数

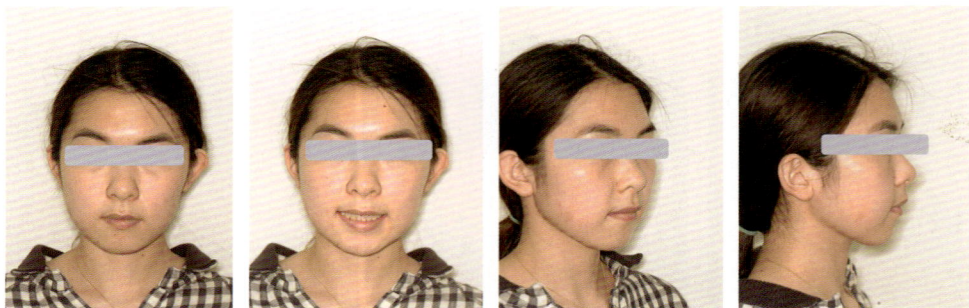

图 4-13 患者第 1 次精调结束（19 副）的面像
注：此阶段主要为咬合精调，面型没有明显改变。

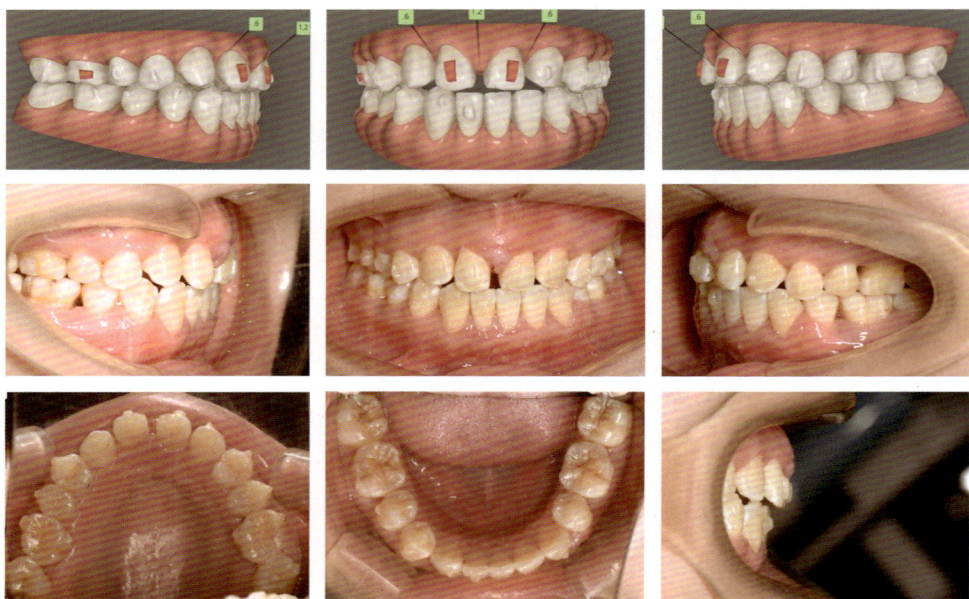

图 4-14 患者第 1 次精调结束的牙齿的动画移动与真实移动口内像
注：侧切牙轴倾表达有效，磨牙维持中性关系，后牙咬合改善。基本达到了精调的目标。

4. 第 1 次精调结束后

第 1 次精调结束后 11、21 临时贴面修复，上颌切牙牙龈修整术后的面像及口内像见图 4-15。

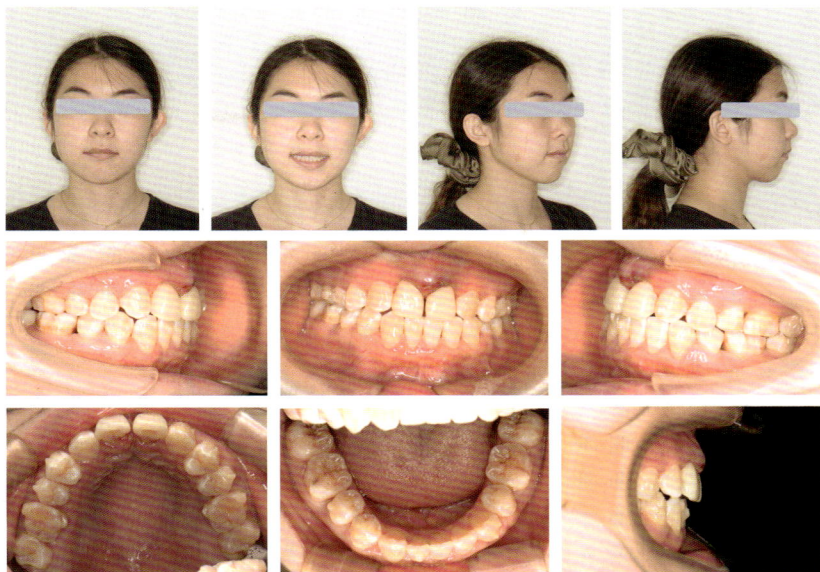

图 4-15　患者第 1 次精调结束后 11、21 临时贴面修复口内像

注：临时贴面修复配合牙龈修整术，改善前牙外观。

5. 第 2 次精调（共 13 副，10 副 + 过矫治 3 副），共矫正 5 个月

第 2 次精调结束后的面像及口内像示：关闭牙列散隙，上前牙轴倾控根，设计 Biteramp、Power Ridge，改善前牙覆𬌗覆盖关系和转矩，恢复前牙美学和咬合功能（图 4-16）。

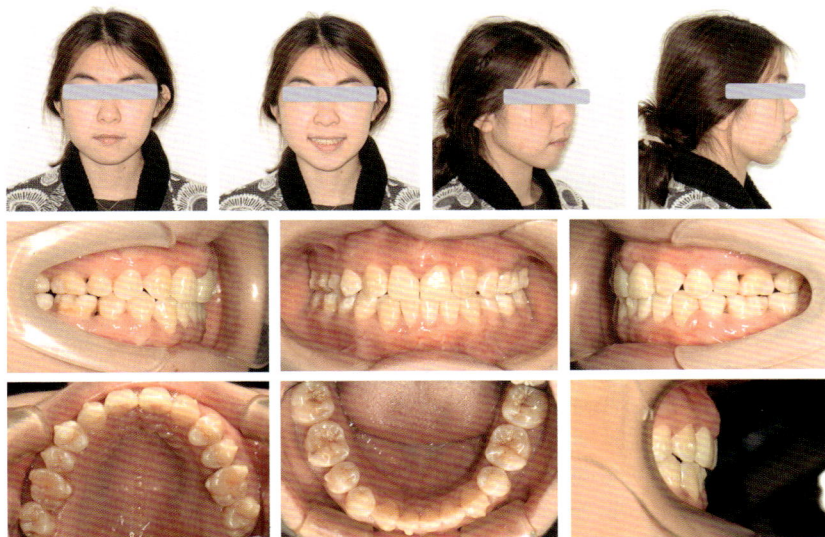

图 4-16　患者第 2 次精调结束的面像和口内像

6. 第 3 次精调（共 13 副，10 副＋过矫治 3 副），共矫正 5 个月

第 3 次精调结束后的面像及口内像示：精调咬合，Power Ridge 转矩控根，收紧微小间隙，精密后牙咬合（图 4-17）。

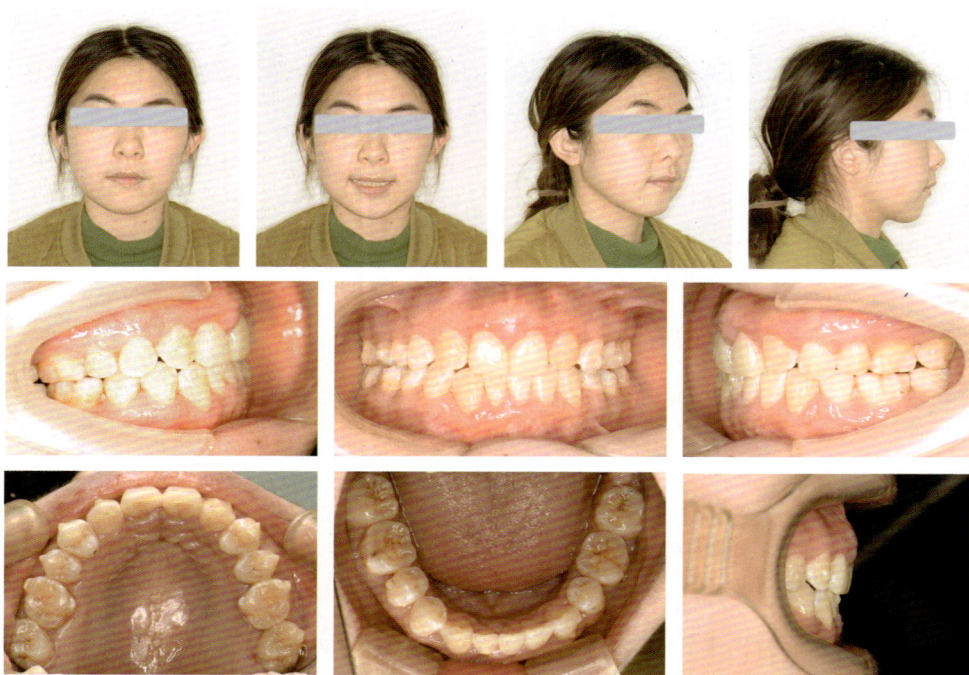

图 4-17　患者第 3 次精调结束的面像和口内像

7. 治疗后评估

矫治时长：34 个月；矫治器更换频率：10 天；复诊频率：2 个月；精调次数：3 次；保持时长：长期保持。

34 个月矫治器佩戴完成，结束治疗后，患者上唇突度得到极大程度的改善，上下唇位于 E 线上，颏肌紧张度缓解，颏部外形明显改善，颏点居中。上下颌中线基本对齐，前牙唇倾明显减少，覆𬌗覆盖基本正常，磨牙基本达到 Ⅰ 类咬合关系，全口牙周情况控制尚可（图 4-18）。

8. 治疗前后对比

患者治疗前后面像及口内照对比见图 4-19。

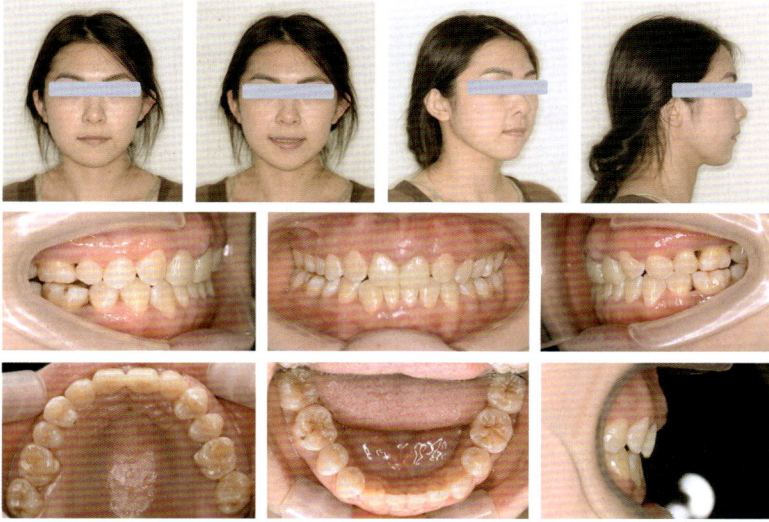

图 4-18　患者治疗结束的面像和口内像

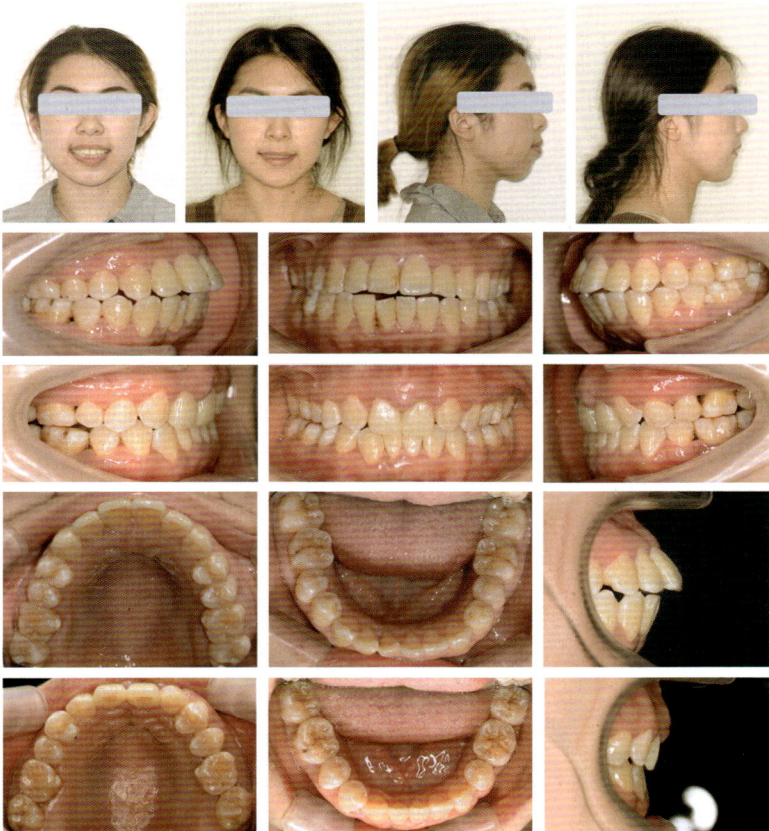

图 4-19　患者治疗结束的面像与口内像

9. 治疗后影像学检查与分析

对比全景片示全口牙根未见明显吸收，牙根平行度尚可（图4-20）。头颅侧位片示上颌前牙直立，上颌突度得到改善（图4-21、图4-22及表4-2）。因上颌侧切牙过小，进行贴面修复和牙龈成形术，及上颌尖牙轻度调磨改形，极大地改善了前牙美学效果及咬合功能。

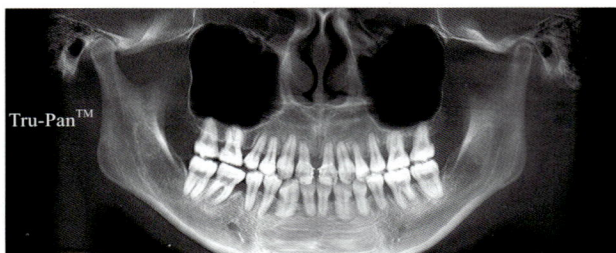

图4-20 患者治疗结束的口腔X线全景片

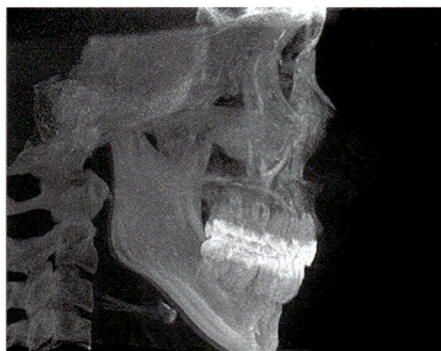

图4-21 患者治疗结束的侧位X线片

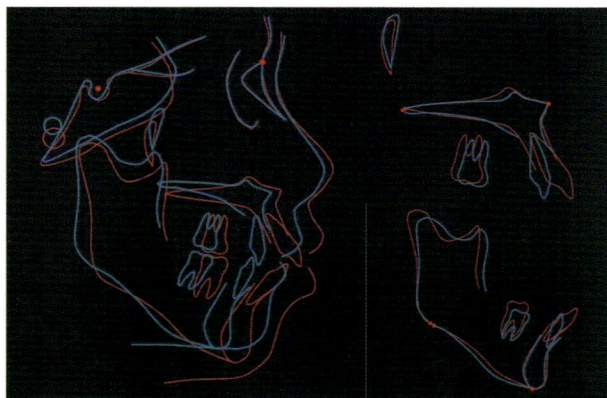

图4-22 患者治疗前后的重叠图对比

注：头影重叠，治疗前：红色；治疗后：蓝色。上下颌前牙内收压低；上下颌磨牙近移＞1mm，未见明显伸长。下颌平面逆时针旋转，咬合平面较竖直。

表 4-2　治疗前后头影测量分析

测量项目	T0	T1
SNA（°）	86.13	82.63
SNB（°）	79.11	75.87
ANB（°）	7.02	6.76
FH-NPo（°）	83.13	85.49
NA-APo（°）	15.49	13.82
FH-MP（°）	38.44	32.49
SGn-FH（°）	66.63	63.69
MP-SN（°）	43.24	42.1
Po-NB（mm）	−1.47	0.04
U1-NA（mm）	7.12	−2.1
U1-NA（°）	29.49	3.55
L1-NB（mm）	12.19	4.52
L1-NB（°）	45.24	14.94
U1-L1（°）	98.25	156.74
U1-SN（°）	115.62	84.18
IMPA（°）	102.89	76.98

注：治疗结束头影测量数据解读：上下颌切牙内收直立，鼻唇角改善，上唇突度得到极大程度改善，颏肌紧张度缓解，颏部外形改善。

10. 治疗前后 CBCT 对比

对比治疗前后的 CBCT 重叠显示：上颌前牙唇倾度正常；上下颌前牙内收压低显著；上下唇关系更协调（图 4-23）。治疗前后的前牙 CBCT 对比显示：可见上前牙唇侧有新骨质形成，骨皮质连续性较好，牙周情况稳定（图 4-24）。治疗前后 41～42 牙位牙槽骨对比显示：骨增量术后牙槽骨缺损状况明显改善，厚度增加（图 4-25）。

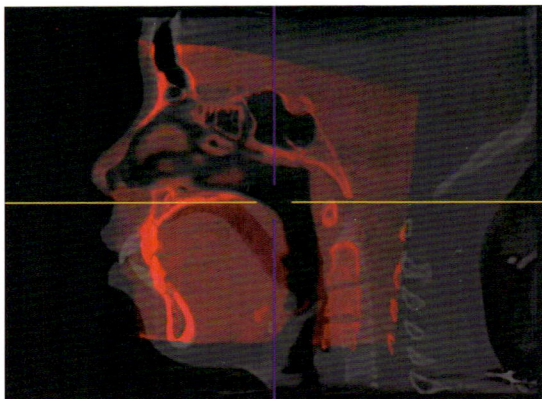

图 4-23 患者治疗前后的 CBCT 重叠对比

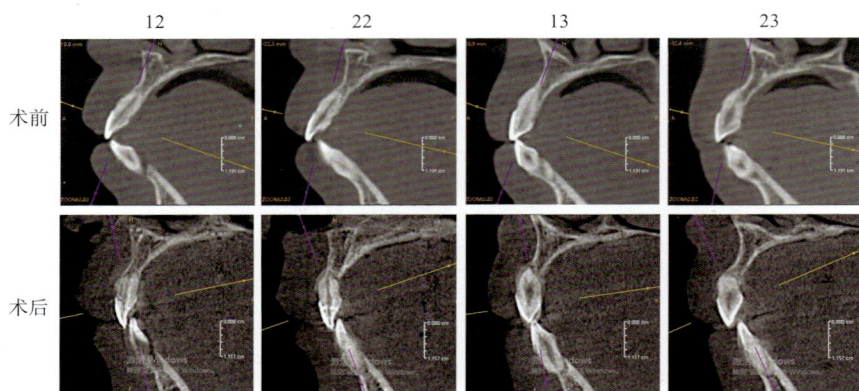

图 4-24 患者治疗前后的前牙 CBCT 对比

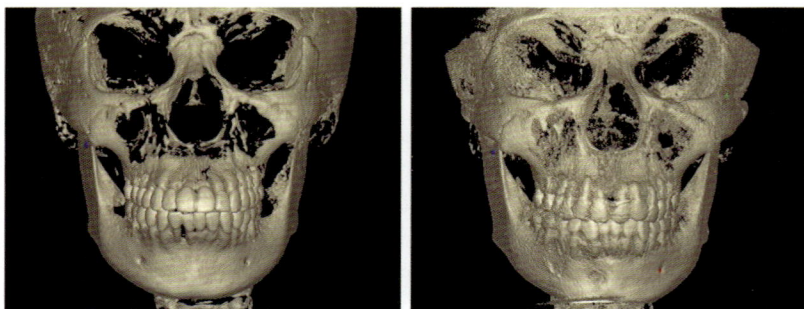

图 4-25 患者治疗前后的 41 ~ 42 间牙位牙槽骨术前术后对比

九、专家分析

采用前牙顺序替代治疗方案时，重点关注三方面：美学、牙周和殆学。

（1）美学考量：牙龈形态及高度，结合牙龈成形术达到美学要求。牙齿形态及大小，替代治疗后美学修复时，恢复前牙区牙齿大小比例关系较恢复牙齿正常大小更为重要。

（2）牙周：调查显示在牙根最粗壮处即牙颈部，上颌尖牙唇舌向直径较侧切牙唇舌向直径约大 2.33mm，但侧切牙颈部牙根唇腭向牙槽骨厚度仅 2.66mm。从这一角度看，尖牙代替侧切牙骨开窗、骨开裂的风险较高。为尽量避免出现骨开窗骨开裂，本病例在矫治过程中严格控制转矩和矫治力的大小。从治疗结束后的口内像中观察到，上颌双侧尖牙的牙龈形态良好，未出现牙龈退缩。从术后 CBCT 可见，上颌前牙唇侧有新骨质沉积，牙槽骨丰满许多。这提示在采用顺序替代治疗方案时，可通过轻力控制，延长治疗时间使牙槽骨可以充分改建，形成良好的牙周支持。所以选择隐形矫治方式，轻力尤为适合。

骨增量术后牙槽骨缺损状况明显改善，厚度增加。使用自体骨骨粉移植的患者，3～4个月后出现了组织的吸收与改建，其周围有新骨形成。6个月后，新骨数量增加，骨小梁形成，与周围骨相连接，形成一个更稳定的结构。正畸牙齿移动过程中伴随牙槽骨不同程度的改建，压力侧吸收，张力侧生成，逐渐形成稳定的结构。骨增量手术能很好改善正畸治疗中牙槽骨骨量不足的情况，增加植入部位牙槽骨厚度，扩大正畸牙齿移动范围。

（3）𬌗学：在矫治结束时，为获得更加健康稳定的咬合，需要对个别牙进行控制和调磨。第一前磨牙较尖牙颊舌径大，且具有舌尖，应尽可能降低舌尖高度，可以适当使牙冠舌倾或调磨舌尖，以便不妨碍下颌侧方运动为宜。又因为上颌尖牙牙尖偏近中，而上颌第一前磨牙颊尖偏远中，为建立更稳定的尖牙保护𬌗可以适当使第一前磨牙近中倾斜，或进行改形修复治疗。至此，本病例患者的第一前磨牙颊尖可以代替尖牙形成良好的尖牙保护𬌗。

（杨　磊　李　芳）

第五章

隐形矫治 G6 拔除 4 颗第一前磨牙矫治双牙弓前突病例

临床导读

目前，随着对于隐形矫治器的生物力学研究的深入，临床使用隐形矫治器拔除第一前磨牙用于纠正成人双牙弓前突的病例已经成为临床常规。在内收上下颌前牙的过程中，容易造成磨牙前倾、前牙转矩丢失的问题。本例患者为典型的双牙弓前突病例，上下颌前牙唇倾，磨牙基本为中性关系。在内收上下颌前牙的同时，保持前牙的转矩角度，避免磨牙前倾是治疗过程中的最大挑战，属于隐形矫治中难度较大的病例。现将矫治过程、一些成功的经验以及不足分享给大家，希望能给大家提供有价值的临床参考。

一、病例简介

患者，男，24 岁，2017 年 10 月初诊（图 5-1）。
主诉：牙齿不齐、前突要求矫治。
现病史：牙齿不齐及牙齿前突，否认矫治史。
家族史：无特殊。
口腔习惯：无影响口腔健康的不良习惯。

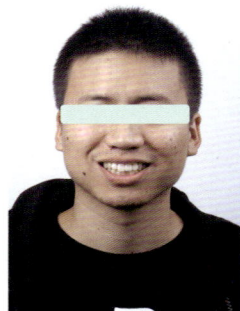
图 5-1　患者正面观

二、专科检查

恒牙列，牙列式：上颌 7-7/ 下颌 7-7；第一磨牙为中性关系，双侧尖牙为中性偏远中关系，上下中线不齐，下中线左偏约 1mm，上下颌牙列轻度拥挤，前牙 Ⅱ 度深覆𬌗、Ⅱ 度深覆盖（6mm）；上下颌牙弓稍狭窄，接近为卵圆形，个别牙有扭转和舌向异位。口腔卫生一般，舌侧可见色素沉着，全口牙槽骨轻度水平吸收，个别牙齿可见龋损样改变。软组织正面观颏部左偏，面下 1/3 高度正常，无开唇露齿，微笑时无露龈笑，上中线与面中线基本对齐；45 度和侧面观，上下唇稍前突，均在 E 线前，闭唇时软组织紧张，鼻唇角约 80°（图 5-2）。

功能检查：开口度、开口型均未见异常，未触及颞下颌关节弹响。

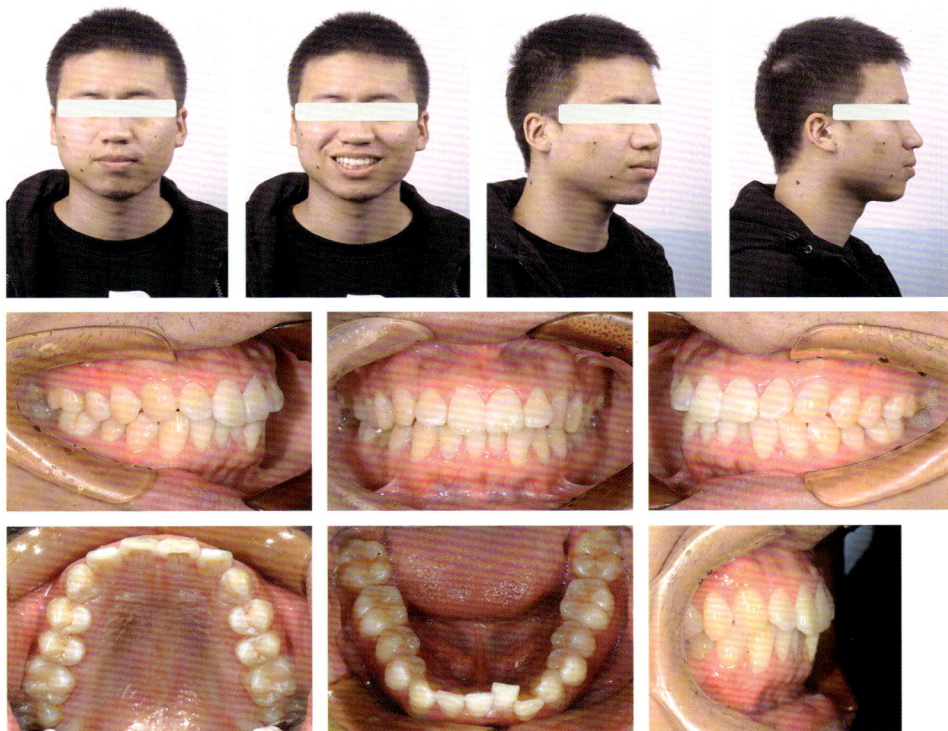

图 5-2　患者的面像和口内像

三、模型分析

①牙弓拥挤度分析：上牙弓拥挤 2mm，Ⅰ度拥挤；下牙弓拥挤 3.5mm，Ⅰ度拥挤。

②牙弓宽度分析：上颌尖牙间宽度 38.2mm，上颌第一磨牙间宽度 51.0mm；下颌尖牙间宽度 27.9mm，下颌第一磨牙间宽度 44.8mm。

③ Bolton 指数分析：前牙比 75.9%，偏低；全牙比 92.4%，正常。

④ Spee 曲线曲度：2.5mm（图 5-3）。

四、X 线检查与分析

全景片示：恒牙列，双侧关节形态与升支高度基本一致，双侧髁突位置靠后，牙槽骨水平吸收未达牙颈部 1/3，可见 18、28、38、48 阻生智齿（图 5-4）。

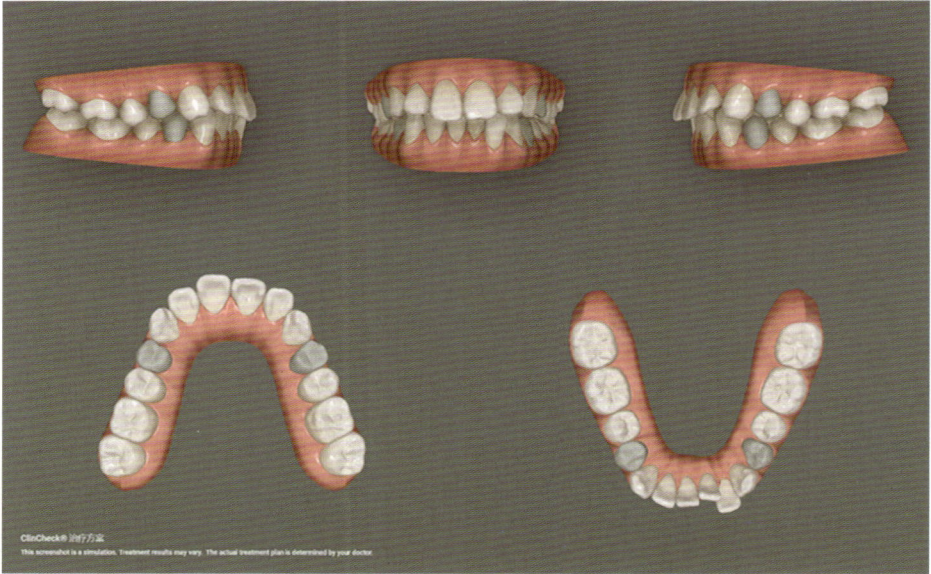

图 5-3　患者的牙齿模型照片

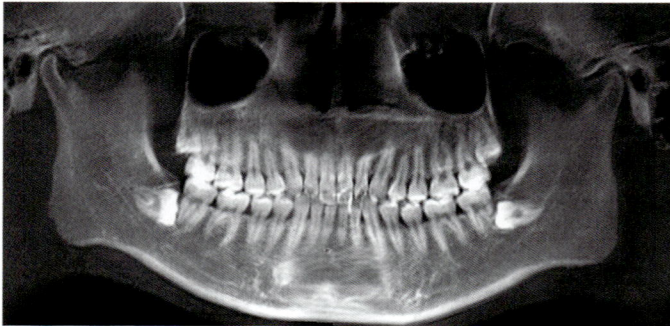

图 5-4　患者的口腔 X 线全景片（全口曲面断层片）

侧位片与头影测量分析见图 5-5 及表 5-1。

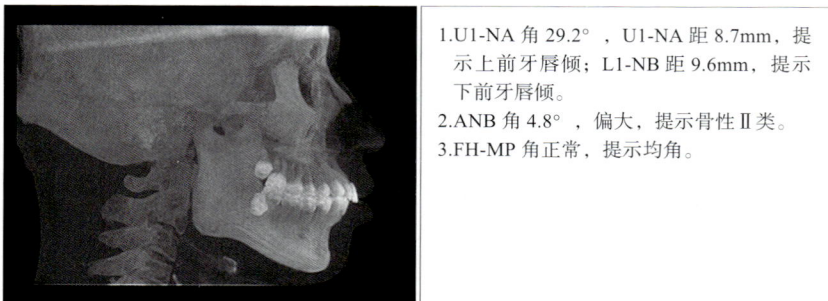

1. U1-NA 角 29.2°，U1-NA 距 8.7mm，提示上前牙唇倾；L1-NB 距 9.6mm，提示下前牙唇倾。
2. ANB 角 4.8°，偏大，提示骨性Ⅱ类。
3. FH-MP 角正常，提示均角。

图 5-5　患者的侧位片与头影测量结果

表 5-1　患者的头影测量结果

测量项目	治疗前	标准值	标准差
SNA（°）	81.0	82.8	4.0
SNB（°）	76.2	80.1	3.9
ANB（°）	4.8	2.7	2.0
U1-SN（°）	110.1	105.7	6.3
L1-MP（°）	96.1	92.6	7.0
FH-MP（°）	25.6	31.1	5.6
U1-L1（°）	116.3	124.2	8.2
U1-NA（°）	29.2	22.8	5.7
U1-NA（mm）	8.7	5.1	2.4
L1-NB（°）	29.8	30.5	5.8
L1-NB（mm）	9.6	6.7	2.1

　　治疗前患者的上下前牙 CT 截图示：上前牙唇倾，唇舌侧骨板连续可见；下前牙唇舌侧骨板较薄（图 5-6）。

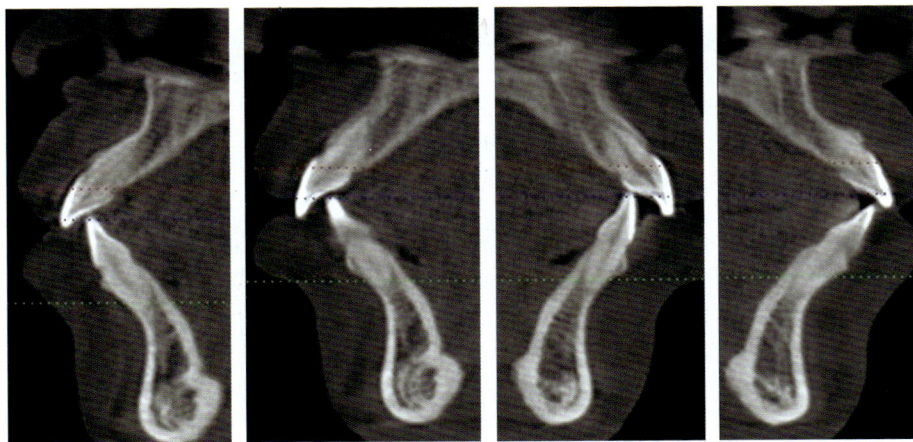

图 5-6　治疗前患者的上下前牙的 CT 截图

五、临床诊断

①骨性 Ⅱ 类。

②安氏 Ⅰ 类。

③均角。

④牙列 Ⅰ 度拥挤。

⑤上下前牙唇倾。

⑥Ⅱ度深覆𬌗、Ⅱ度深覆盖。

六、问题列表、治疗目标与矫治方法

患者牙齿错𬌗畸形的问题列表与治疗目标见表 5-2。

表 5-2 患者的问题列表、治疗目标与方法

问题列表		治疗目标与方法
软组织	侧貌突	纠正或改善（拔牙）
颌骨	骨性Ⅱ类	利用拔牙间隙内收上下前牙，颌间Ⅱ类牵引，改善关系
牙及牙列	牙弓拥挤、上前牙唇倾、个别牙扭转、错位	利用拔牙间隙排齐牙列
	前牙Ⅱ度深覆𬌗	压低上下前牙、伸长后牙
	Ⅱ度深覆盖	纠正上下前牙唇倾度，内收上下前牙
	上下中线不齐	利用拔牙间隙，调整上下颌中线
其他	龋齿、牙周炎	牙体、牙周医生会诊

七、治疗计划与动画方案

1. 治疗计划

①上下颌牙列拥挤不齐，牙槽骨性前突，骨性Ⅱ类，上下切牙唇倾，均角，侧貌突，拟拔牙全口矫治。

②拔除 14、24、34、44，上下颌强支抗，利用拔牙间隙解除拥挤排齐牙列，内收上下前牙，纠正上下前牙唇倾度，改善前突面型，提升软组织侧貌协调与美观；整平 Spee 曲线；维持磨牙中性关系，调整尖牙关系至中性。

③前牙正常覆𬌗覆盖关系，对齐上下中线。

④疗程 3 ～ 3.5 年。

患者选择隐形（隐适美）矫治。

2. 动画方案

采用隐适美成人系列 G6 设计，总治疗副数为 81 副，计划 10 ～ 14 天更换一副，预估总治疗时间 40 个月左右，复诊周期 8 ～ 10 周。方案设计：拔除 14、24、34、44，利用拔牙间隙解除上下颌牙列拥挤，内收上下颌前牙以改善侧貌凸面型，上下颌均为强支抗。为提高牙移动效率，采用 G6 Smart Force 系统，包括优化附件的使用、前牙根舌向转矩、后牙牙冠远中倾斜备抗。磨牙及前磨

牙未更改原始方案附件设计，采用 G6 尖牙优化控根附件及后牙成组优化支抗附件，后牙近中移动量小于 1mm，约等于 0mm，移动步骤方面采用 G6 前磨牙拔除 Smart Stage，即先远移尖牙，待尖牙移动达到拔牙间隙 1/3 时再同时内收前牙，分三次内收到位，内收同时设计 2 ～ 2 压低（图 5-7）。

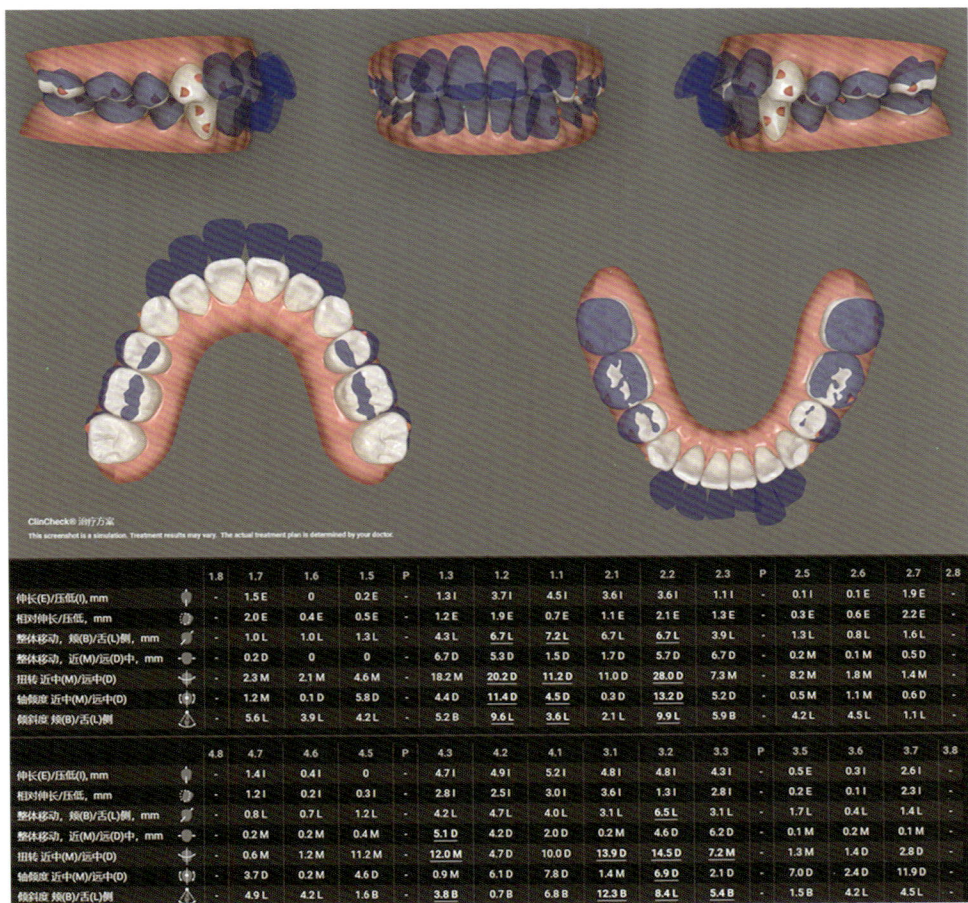

		1.8	1.7	1.6	1.5	P	1.3	1.2	1.1	2.1	2.2	2.3	P	2.5	2.6	2.7	2.8
伸长(E)/压低(I), mm		-	1.5E	0	0.2E	-	1.3I	3.7I	4.5I	3.6I	3.6I	1.1I	-	0.1I	0.1E	1.9E	-
相对伸长/压低, mm		-	2.0E	0.4E	0.5E	-	1.2E	1.9E	0.7E	1.1E	2.1E	1.3E	-	0.3E	0.6E	2.2E	-
整体移动, 颊(B)/舌(L)侧, mm		-	1.0L	1.0L	1.3L	-	4.3L	6.7L	7.2L	6.7L	6.7L	3.9L	-	1.3L	0.8L	1.6L	-
整体移动, 近(M)/远(D)中, mm		-				-	6.7D	5.3D	1.5D	1.7D	5.7D	6.7D	-	0.2M	0.1M	0.5D	-
扭转, 近中(M)/远中(D)		-	2.3M	2.1M	4.6M	-	18.2M	20.2D	11.2D	11.0D	28.0D	7.3M	-	8.2M	1.8M	1.4M	-
轴倾度 近中(M)/远中(D)		-	1.2M	0.1D	5.8D	-	4.4D	11.4D	4.5D	0.3D	13.2D	5.2D	-	0.5M	1.1M	0.6D	-
倾斜度 颊(B)/舌(L)侧		-	5.6L	3.9L	4.2L	-	5.2B	9.6L	3.6L	1.1L	9.9L	5.9B	-	4.2L	4.5L	1.1L	-

		4.8	4.7	4.6	4.5	P	4.3	4.2	4.1	3.1	3.2	3.3	P	3.5	3.6	3.7	3.8
伸长(E)/压低(I), mm		-	1.4I	0.4I	0	-	4.7I	4.9I	5.2I	4.8I	4.8I	4.3I	-	0.5E	0.3I	2.6I	-
相对伸长/压低, mm		-	1.2I	0.2I	0.3I	-	2.8I	2.5I	3.0I	3.6I	1.3I	2.8I	-	0.2E	0.1I	2.3I	-
整体移动, 颊(B)/舌(L)侧, mm		-	0.8L	0.7L	1.2L	-	4.2L	4.7L	4.0L	3.1L	6.5L	3.1L	-	1.7L	0.4L	1.4L	-
整体移动, 近(M)/远(D)中, mm		-	0.2M	0.2M	0.4M	-	5.1D	4.2D	2.0D	0.2M	6.2D		-	0.1M	0.4D	0.4D	-
扭转, 近中(M)/远中(D)		-	0.6M	1.2M	11.2M	-	12.0M	4.7D	10.0D	13.9D	14.5D	7.2M	-	1.3M	1.4D	2.8D	-
轴倾度 近中(M)/远中(D)		-	3.7D	0.2M	4.6D	-	0.9M	6.0D	7.8D	1.4M	6.9D	2.1D	-	7.0D	2.4D	11.9D	-
倾斜度 颊(B)/舌(L)侧		-	4.9L	4.2L	1.6B	-	3.8B	6.3L	12.3B	8.4L	5.4B		-	1.5B	4.2L	4.5L	-

图 5-7　隐适美动画设计重叠图和牙齿移动量表

八、矫治过程与结果

总的治疗概述：2017 年 12 月初戴矫治器，2020 年 4 月第一阶段 81 副矫治器全部戴完，每副戴 10 ～ 14 天不等，共矫治 28 个月，复诊 14 次。后经过 4 次精调，共 18 个月。46 个月完成正畸治疗。治疗过程如下：

1. 治疗 7 个月（第 21 副矫治器）

治疗 7 个月的口内像与动画移动像对比见图 5-8。

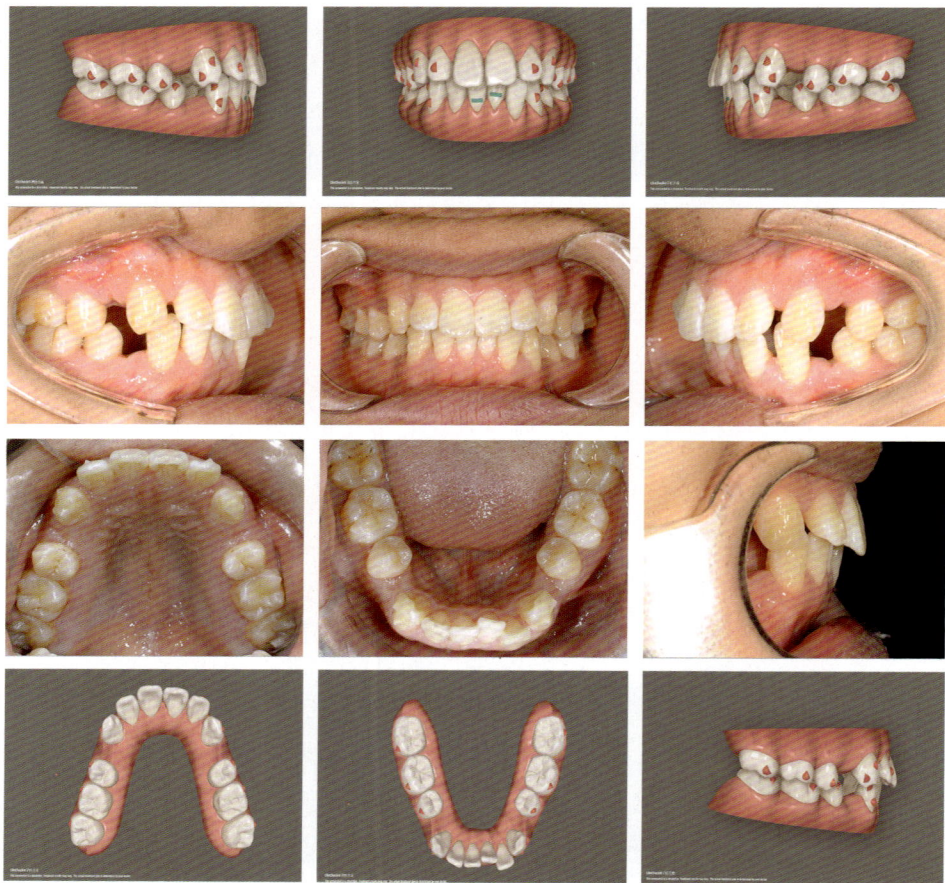

图 5-8　患者治疗 7 个月牙齿的动画移动与真实移动口内像

注：前期备抗与尖牙远移，牙齿到位率基本与动画一致，牙弓对称性较好。

2. 治疗 28 个月（第一阶段结束 81 副）

第一阶段 81 副戴完之后，拔牙间隙基本关闭，牙列基本排齐，基本达到预期；前牙覆𬌗依然为Ⅱ度深覆𬌗，与动画的正常覆𬌗有一定的差距；尖牙和磨牙关系均达到基本中性关系，后牙咬合不紧密，双侧后牙均出现近中倾斜的情况（图 5-9）。治疗前与治疗 28 个月的 CT 重叠对比与面下 1/3 软组织形态对比显示：唇部突度明显改善，上下唇基本在 E 线后；颏部形态更加明显（图 5-10、图 5-11）。在治疗前和治疗过程中都曾建议患者进行种植支抗钉辅助前牙内收，患者表示拒绝，满意现有治疗效果。但在此阶段后期阶段出现第二磨牙与矫治器欠贴合情况。在第 57 副戴完后，为辅助上前牙内收，在下颌双侧第一磨牙颊侧粘结牵引扣，在上颌双侧第二前磨牙矫治器打牵引钩，上下颌短Ⅱ类颌间牵引。

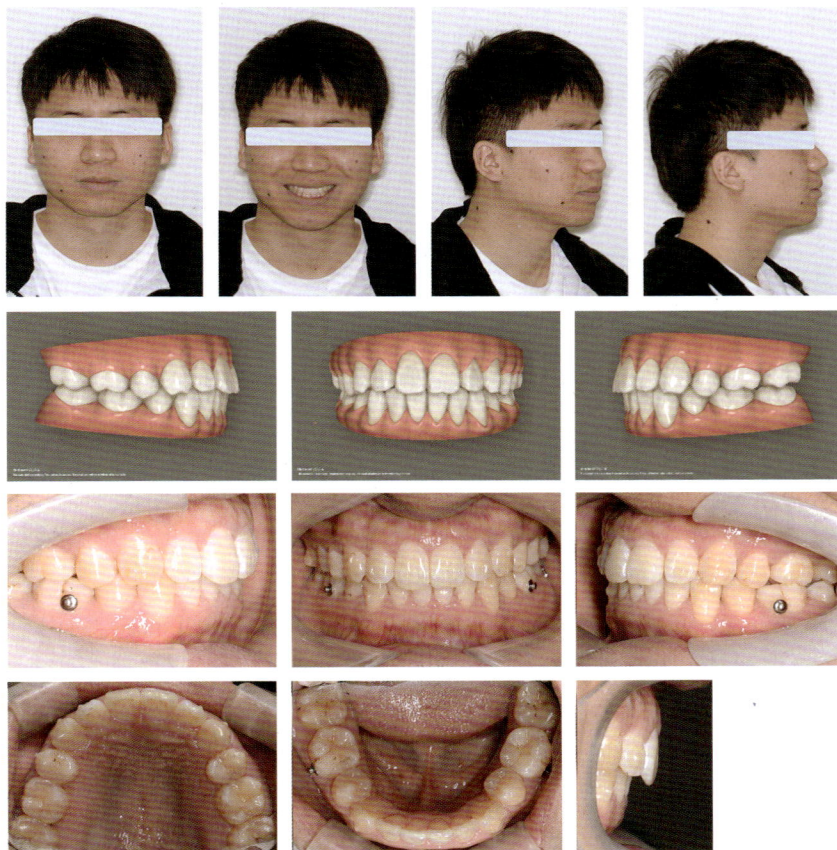

图 5-9　患者第一阶段治疗结束（81 副）的面像、牙齿的动画移动与真实移动口内像

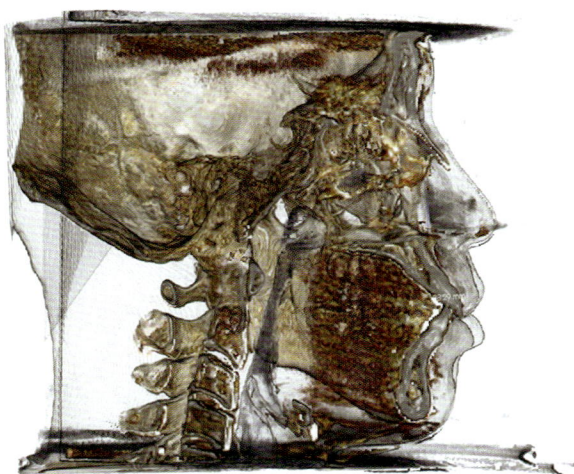

图 5-10　患者第一阶段治疗结束（81 副）的 CT 重叠对比

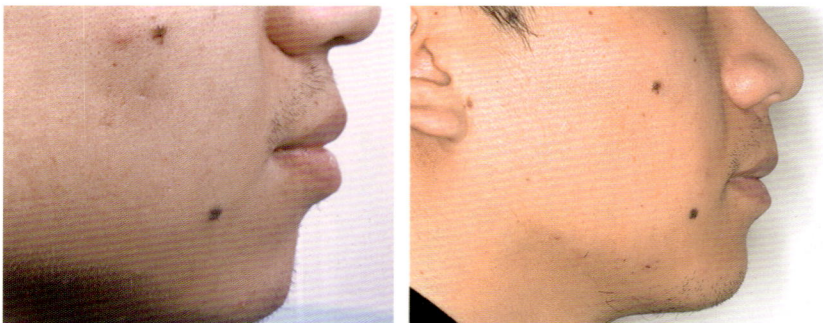

图 5-11 患者第一阶段治疗结束（81 副）面下 1/3 软组织形态对比
注：唇部突度明显改善，上下唇基本在 E 线后；颏部形态更加明显。

3. 第 1 次精调（共 13 副）治疗时间 6 个月

第 1 次精调后的终末位重叠图见图 5-12。本次精调的重点是纠正与第一阶段治疗设计不一致的牙齿移动，由于在内收前牙的过程中，未在支抗钉辅助下进行，造成一定程度的支抗丢失，下颌 36、46 出现近中倾斜的情况。另外在第一阶段矫治器最后一副，由于未对 36、46 颊侧牵引扣进行开窗，进一步造成了 36、46 近中压低的情况。在第 1 次精调中，36、46 颊侧设计双垂直矩形附件，纠正近中倾斜。压低上下颌前牙，进一步纠正深覆𬌗。第 1 次精调的牙齿移动量表见图 5-13、图 5-14。第 1 次精调结束后的面像、口内像见图 5-15、图 5-16。

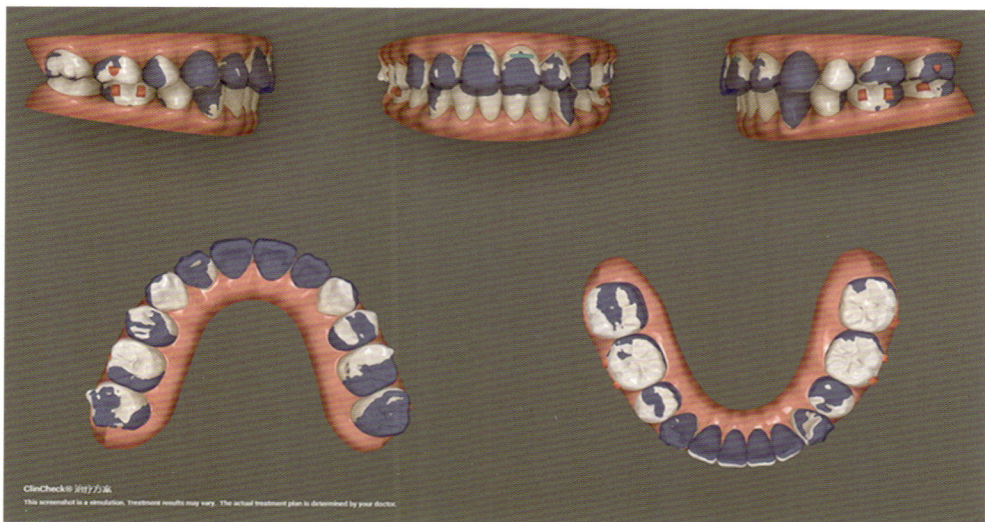

图 5-12 患者第 1 次精调的终末位重叠图

		1.8	1.7	1.6	1.5	1.4	1.3	1.2	1.1	2.1	2.2	2.3	2.4	2.5	2.6	2.7	2.8
伸长(E)/压低(I), mm		-	0	0.3E	0	-	0	0.9I	1.8I	1.8I	0.8I	0	-	0.1E	0.2I	0.2I	-
相对伸长/压低, mm		-	0.3I	0.3I	0.2E	-	0.2E	0.8I	1.9I	1.9I	0.8I	0.2E	-	0	0.3I	0.2I	-
整体移动, 颊(B)/舌(L)侧, mm		-	0.3B	0.1B	0.1L	-	0.4L	0	0.2B	0.5B	0.2B	0.5L	-	0.2B	0.1L	0.1L	-
整体移动, 近(M)/远(D)中, mm		-	0.4M	0.4M	0.4M	-	0.2M	0	0.1M	0.1D	0	-	0.1D	0.2M	0.2M	0.2M	-
扭转 近中(M)/远中(D)		-	3.1D	1.7D	0.8D	-	0.6D	7.0D	3.3D	0.8D	3.1M	5.8D	-	0.1M	1.6M	0.5D	-
轴倾度 近中(M)/远中(D)		-	1.9D	9.1D	2.5M	-	1.7M	0.4M	0.4D	1.2M	2.7M	0.1D	-	0.1M	9.2D	1.5D	-
倾斜度 颊(B)/舌(L)侧		-	3.6B	0.7B	2.6L	-	4.8L	1.7B	3.9B	3.8B	0.4B	0.7B	-	1.2B	0.9B	0.7B	-
		4.8	4.7	4.6	4.5	4.4	4.3	4.2	4.1	3.1	3.2	3.3	3.4	3.5	3.6	3.7	3.8
伸长(E)/压低(I), mm		-	0	0.4E	0.2E	-	0.6I	1.4I	1.5I	1.4I	1.2I	0.6I	-	0	0.6E	0.6E	-
相对伸长/压低, mm		-	0.2E	0.4E	0.2E	-	0.6I	1.8I	2.0I	1.9I	1.4I	0.5I	-	0	0.8E	0.8E	-
整体移动, 颊(B)/舌(L)侧, mm		-	0.7B	0.2B	0.6B	-	0.1B	1.3B	1.3B	1.3B	0.8B	0.3L	-	0.5B	0.2B	0	-
整体移动, 近(M)/远(D)中, mm		-	0.2M	0.3M	0.1M	-	0.2M	0.2M	0	0	0.4M	0.4M	-	0.5M	0.6M	0.4M	-
扭转 近中(M)/远中(D)		-	2.9M	0.8M	0.9M	-	6.1D	2.9M	3.5M	0.8D	5.4D	1.3D	-	1.8D	1.3D	2.4D	-
轴倾度 近中(M)/远中(D)		-	3.9D	4.8D	6.0D	-	0.1M	3.9M	1.3M	0.8M	3.2M	1.8M	-	0.5M	6.5D	5.6D	-
倾斜度 颊(B)/舌(L)侧		-	1.7L	0.8B	1.6B	-	0.9L	4.5B	5.8B	5.0B	3.5B	1.4L	-	2.6L	3.7L	3.7L	-

图 5-13 第 1 次精调牙齿移动量表（牙冠部分）

		1.8	1.7	1.6	1.5	1.4	1.3	1.2	1.1	2.1	2.2	2.3	2.4	2.5	2.6	2.7	2.8
伸长(E)/压低(I), mm		-	0	0.3E	0	-	0	0.9I	1.8I	1.8I	0.8I	0	-	0.1E	0.2I	0.2I	-
相对伸长/压低, mm		-	-	-	-	-	-	-	-	-	-	-	-	-	-	-	-
整体移动, 颊(B)/舌(L)侧, mm		-	0.7L	0.1L	0.7B	-	0.6L	0.5L	0.9L	0.6L	0.1B	0.7L	-	0.1L	0.3L	0.3L	-
整体移动, 近(M)/远(D)中, mm		-	1.0M	3.1M	0.4D	-	0.4D	0.5D	0	0.5D	0.9D	0	-	0.1M	2.9M	0.6M	-
扭转 近中(M)/远中(D)		-	3.1D	1.7M	0.8D	-	0.6D	7.0D	3.3D	0.8D	3.1M	5.8D	-	0.1M	1.6M	0.5D	-
轴倾度 近中(M)/远中(D)		-	1.9M	9.1M	2.5D	-	1.7D	2.4D	0.4D	1.2D	2.7D	0.1M	-	0.1M	9.2M	1.5M	-
倾斜度 颊(B)/舌(L)侧		-	3.6L	0.7L	2.6B	-					0.4L	0.7L	-	1.2L	0.9L	0.7L	-
		4.8	4.7	4.6	4.5	4.4	4.3	4.2	4.1	3.1	3.2	3.3	3.4	3.5	3.6	3.7	3.8
伸长(E)/压低(I), mm		-	0	0.4E	0.2E	-	0.6I	1.4I	1.5I	1.4I	1.2I	0.6I	-	0	0.6E	0.6E	-
相对伸长/压低, mm		-	-	-	-	-	-	-	-	-	-	-	-	-	-	-	-
整体移动, 颊(B)/舌(L)侧, mm		-	1.2B	0	0.1B	-	0.4B	-	0.3L	0.1L	0.3L	0.2B	-	1.3B	1.3B	1.1B	-
整体移动, 近(M)/远(D)中, mm		-	1.3M	1.8M	2.0M	-	0.2M	0.9D	0.4D	0.2D	0.5D	0.3D	-	0.3M	2.5M	2.0M	-
扭转 近中(M)/远中(D)		-	2.9M	0.8M	0.9M	-	6.1D	2.9M	3.5M	0.8D	5.4D	1.3D	-	1.8D	1.3D	2.4D	-
轴倾度 近中(M)/远中(D)		-	3.9M	4.8M	6.0M	-	0.1D	3.9D	1.3D	0.8D	3.2D	1.8D	-	0.5D	6.5D	5.6D	-
倾斜度 颊(B)/舌(L)侧		-	1.7B	0.8L	1.6L	-	0.9B	4.5L	5.8L	5.0L	3.5L	1.4B	-	2.6B	3.7B	3.7B	-

图 5-14 第 1 次精调牙齿移动量表（牙根部分）

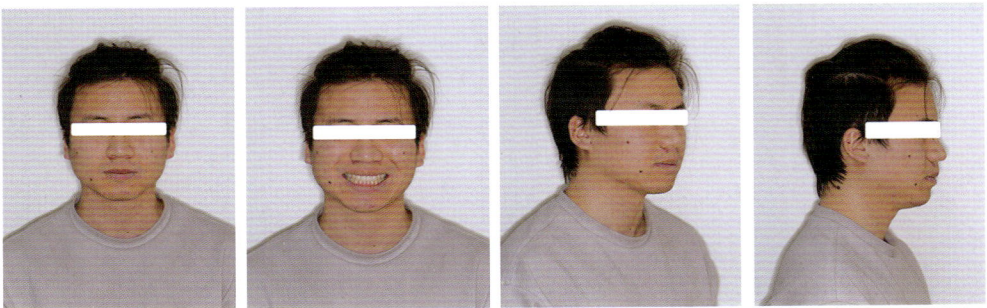

图 5-15 患者第 1 次精调结束（13 副）的面像

注：精调结束（戴完 13 副主动矫治）后，面型明显改变，矫治后改变的口周软硬组织，微笑更自然。

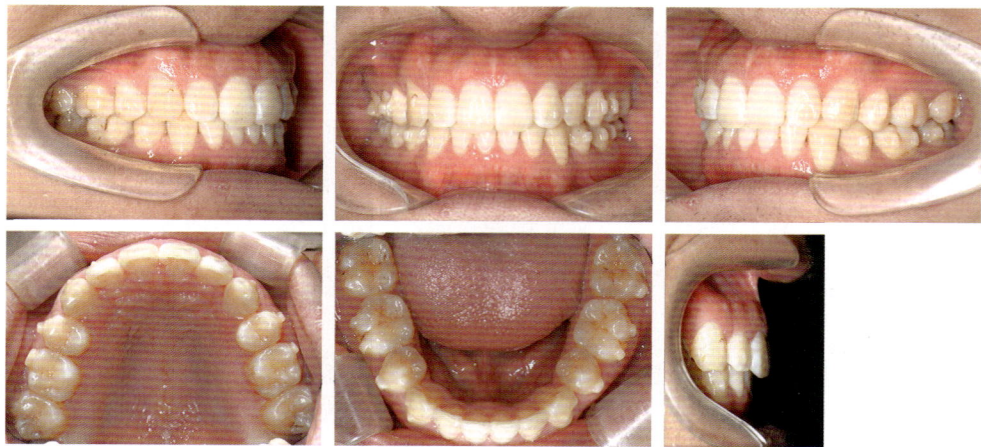

图 5-16　患者第 1 次精调结束（13 副）的口内像

注：第 1 次精调结束时上下颌双侧第一磨牙的近中倾斜得到纠正，中线基本对齐，尖牙磨牙基本达到中性关系，基本达到本次精调的矫治目标。

4. 第 2 ～ 4 次精调（分别为 13 副、13 副、5 副，共 11 个月）

①第 2 次精调：第 1 次精调结束后，前牙覆𬌗依然较深，后牙咬合不够紧密。上颌磨牙和下颌前磨牙的附件更换为体积较大的矩形附件，设计伸长后牙。为进一步打开咬合，上下颌前牙增加 Power Ridge，压低上下前牙的同时，增加冠唇向根舌向转矩。

②第 3 次精调：在前一阶段矫治器配戴完后，后牙咬合改善，前牙深覆𬌗稍有改善。但是上下颌牙列中出现少量散隙，在此阶段未更改附件，继续压低上下前牙，关闭牙列散隙。

③第 4 次精调：继续关闭剩余散在间隙，压低上下前牙。

5. 正畸结束

正畸结束后的面像口内像、CT 影像截图和上下前牙 CT 截图见图 5-17 ～图 5-19。

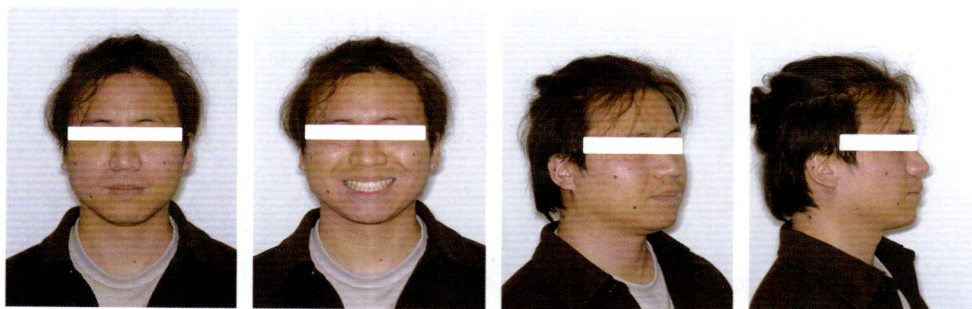

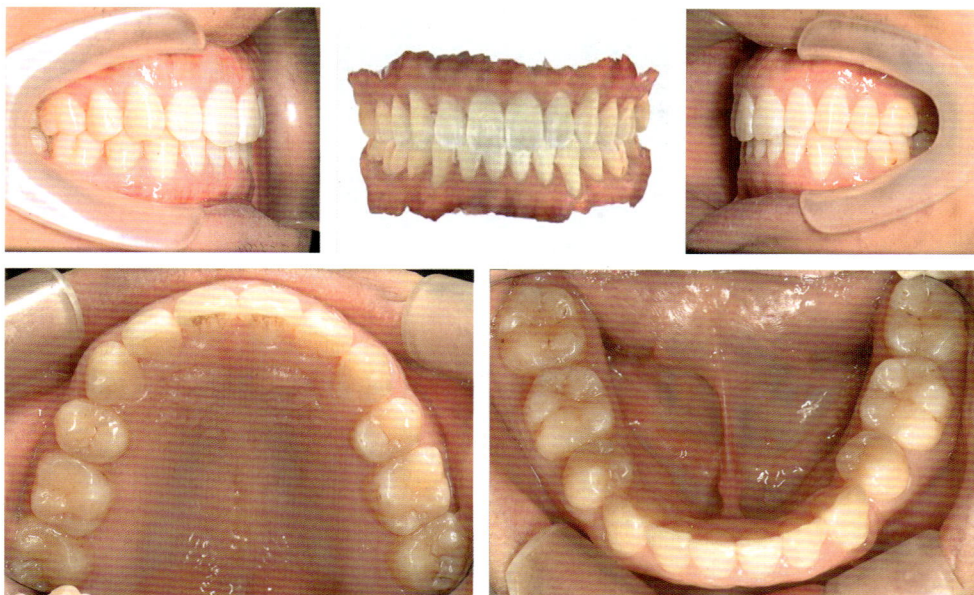

图 5-17　治疗后患者面像及口内像

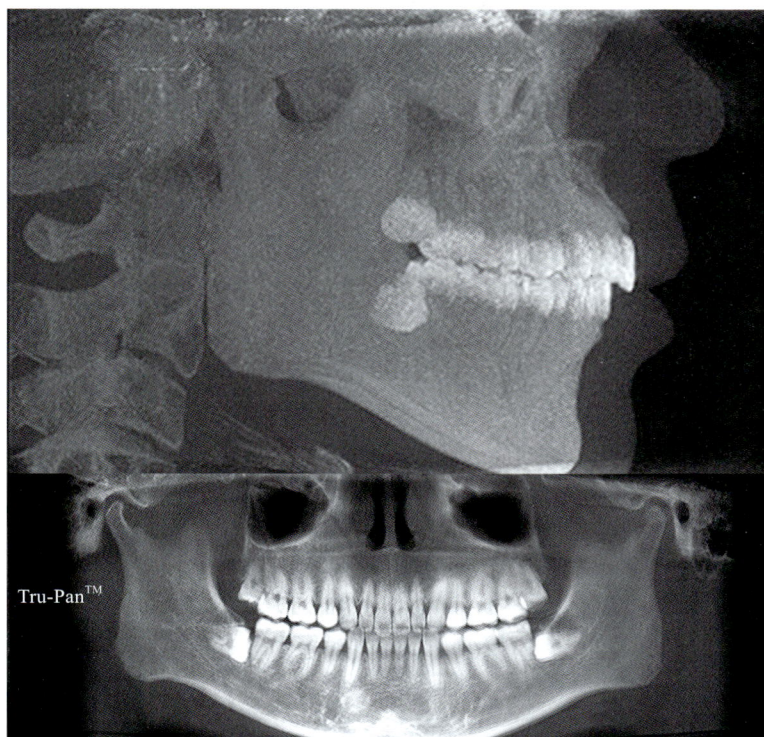

Tru-Pan™

图 5-18　治疗后患者 CT 影像截图

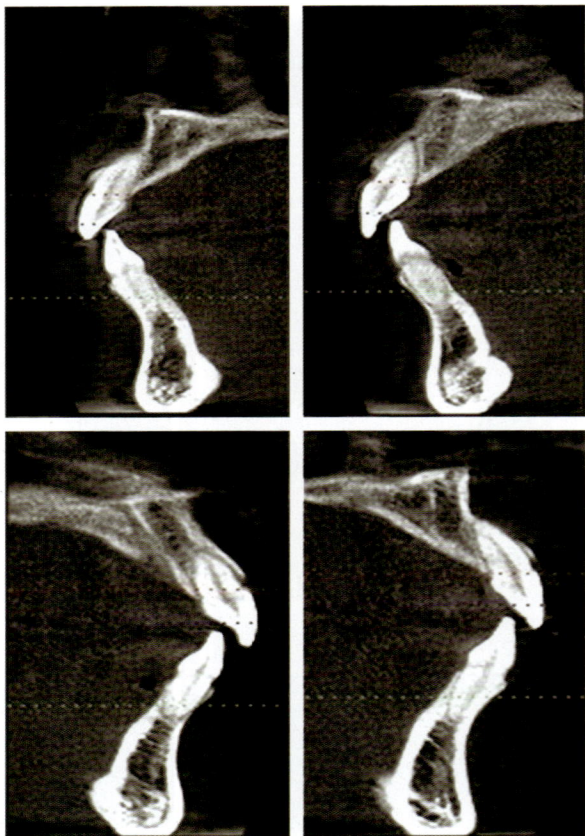

图 5-19　治疗后患者上下前牙 CT 截图

注：唇舌侧骨板连续可见，上下前牙牙根长度没有明显的吸收。上下颌前牙唇倾度基本正常。

九、专家分析

本病例患者磨牙中性关系，上下颌拥挤量小，上下颌前牙唇倾，对侧貌要求高，强烈要求改善前牙突度，并要求选择隐适美进行矫正。正面观和侧面观唇部软组织紧张，在矫治设计上，利用拔牙间隙大量内收前牙的同时减少上下颌前牙和上下唇的突度。本病例患者拒绝进行种植支抗钉手术，对于支抗控制更加有难度。

矫治目标设定为保持安氏Ⅰ类中性磨牙关系，最大支抗的前牙内收，矫治后磨牙为重咬合接触，前牙为浅覆𬌗浅覆盖。附件设计采用 G6 附件，不设计磨牙近中移动。G6 附件多为第二前磨牙、第一磨牙、第二磨牙上的小型优化附件，工作斜面朝向近中上方，当矫治器戴入后，该作用面会产生类似于后倾弯备抗的作用，对抗磨牙倾斜近中移动的力量。在尖牙，G6 是一对特殊的作用方向相反的小型优化内收附件，能在尖牙远中移动时起到正轴作用，保持尖牙直立移动。G6 附件可利用差动力原理，其作用力轻、反作用力小，可在后牙施加比前牙更大的力矩来最大化支抗。G6 附件同时可以施加对抗关闭拔牙间隙导致的支抗磨牙前倾伸长、覆𬌗加深（图 5-20）。

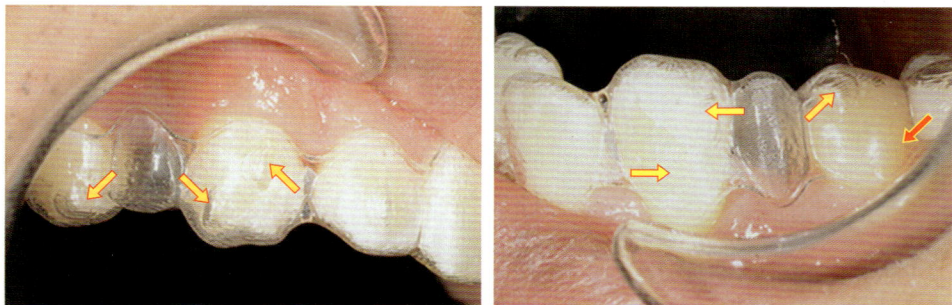

图 5-20　G6 优化附件生物力学特性示意图

注：优化附件空泡的施力面主动预形变，紧密接触优化附件的受力面，附件空泡在施力面的对侧主动设计较大空间，用以避让附件的移动。

矫治步骤设计蛙跳式前牙内收，先移动尖牙、内收前牙，再移动尖牙、内收前牙的步骤，本病例设计分三次内收前牙。在内收前牙的过程中，由于过山车效应的存在，前牙覆𬌗会进一步加深，因此在矫治器的设计过程中考虑牙列整平，前牙内收的同时进行压低设计，后牙升高。

在病例中，前牙内收的过程中，上下前牙唇倾度控制较为理想，未出现明显的过山车效应，无明显舌倾，但在后期精调过程中前牙深覆𬌗改善不明显，因此在精调过程中为进一步压低上下前牙，打开咬合，上下前牙加冠唇向根舌向转矩。但是对于治疗前上颌前牙比较直立的病例，需要提前要求预设转矩以避免前牙发生舌倾，根据矫治前牙的角度预设 10°～20° 的前牙正转矩。在精调时，需要再次评估上下前牙的唇倾度，如前牙转矩不足，内收后出现前牙舌倾，需要在精调时进一步加大前牙根舌向转矩纠正前牙角度。

另外，在前面提到的，隐形矫治拔牙病例中容易出现的磨牙前倾的情况，在本病例中也有出现。特别是在未进行种植支抗钉辅助下，内牙大量内收的反作用力导致磨牙前倾。治疗过程中进行了调整，粘结牵引扣进行颌间辅助牵引，延长每一副的佩戴时间，较为完整地佩戴完第一阶段矫治器。如果倾斜较为严重，出现无法佩戴的情况，需要及时重新进行方案修改，在竖直磨牙后，进行后续牙齿移动。

（杨　磊　靳云轶　李　芳）

第六章

隐形矫治经典 A7 拔除 4 颗第一前磨牙矫治成人骨性 II 类病例

临床导读

　　拔除 4 颗第一前磨牙是正畸学中治疗牙列拥挤及前突的经典治疗方案。在隐形矫正技术的发展早期，因无法完成拔除 4 颗第一前磨牙病例而屡屡受限于"简单病例"的治疗。针对拔牙病例中需要大范围移动牙齿，容易丢失支抗、转矩、轴倾角等特点，咬合不容易打开等难点，时代天使经典 A7 隐形矫治体系从力学特征附件选择、备抗、过矫治等进行了全面系统的考量与设计。然而，由于技术材料等局限性，任何一项新的矫治技术都离不开临床实践的检验，也需要在临床应用中不断改进与提升。本病例采用时代天使经典 A7 隐形矫治体系治疗拔除 4 颗第一前磨牙的拥挤前突病例，期间无唇侧固定矫正器的辅助治疗，现将矫治过程、结果、经验与心得体会一并总结，希望能给读者提供有价值的临床参考。

一、病例简介

　　患者，女，24 岁，2019 年 11 月初诊（图 6-1）。
　　主诉：牙齿不齐、前突要求矫治。
　　现病史：要求纠正牙齿不齐，改善上唇突及下颌后缩，否认矫治史。
　　家族史：无特殊。
　　口腔习惯：无影响口腔健康的不良习惯。

二、专科检查

　　恒牙列，牙列式：上颌 8-8/ 下颌 8-8；右侧磨牙

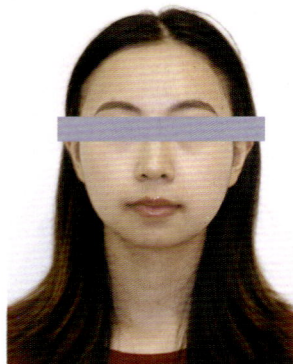

图 6-1　患者正面观

为轻远中关系，尖牙为轻度远中关系，左侧磨牙为中性关系，尖牙为中性关系，

上下中线基本对齐，上牙列重度拥挤，下牙列中度拥挤，前牙覆𬌗正常、12、22 与对颌牙反𬌗；上下牙弓均为卵圆形，个别牙有扭转和舌向异位。口腔卫生不良，下前牙牙结石Ⅰ度，17、27、36、37、46、47𬌗面窝沟龋。软组织正面观左右不完全对称，颏部基本居中，面下 1/3 长度基本正常，无开唇露齿，微笑时无露龈笑，上中线与面中线基本一致；45 度和侧面观，上唇轻中前突，下颌颏点相对后缩，即软组织侧貌有前突（图 6-2）。

　　功能检查：开口度、开口型均未见异常，未触及颞下颌关节弹响。

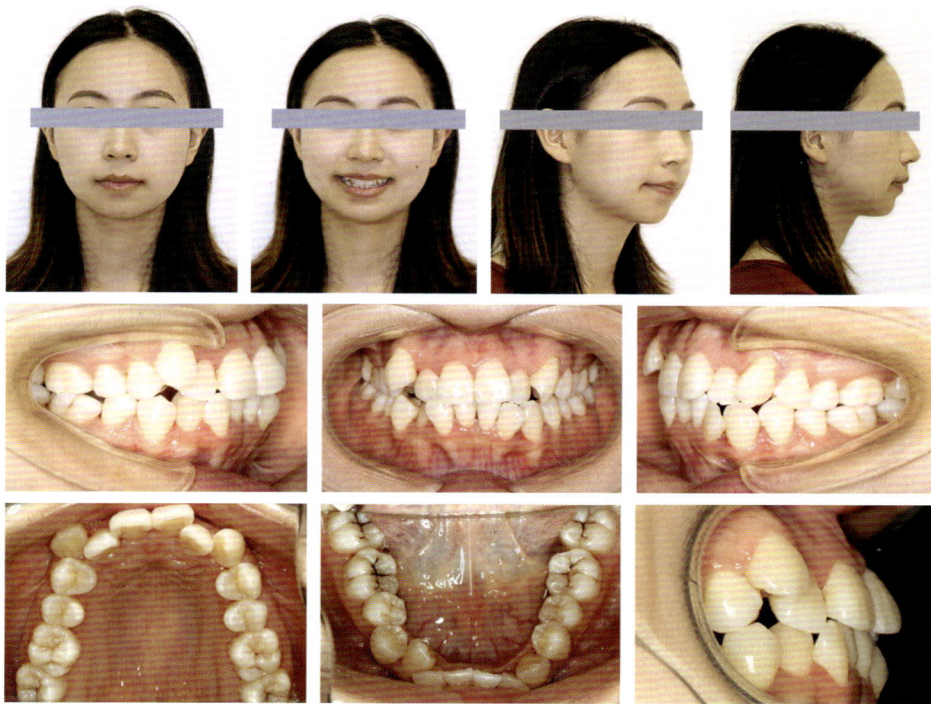

图 6-2　患者的面部与口内牙齿照片

三、模型分析

　　①牙弓拥挤度分析：上牙弓拥挤 9.4mm，Ⅲ度拥挤；下牙弓拥挤 7.2mm，Ⅱ度拥挤。

　　② Bolton 指数分析：前牙比 79%，上颌偏大 0.14mm；全牙比 91%，上颌偏大 0.26mm。

　　③ Spee 曲线曲度：1.5mm，正常（图 6-3）。

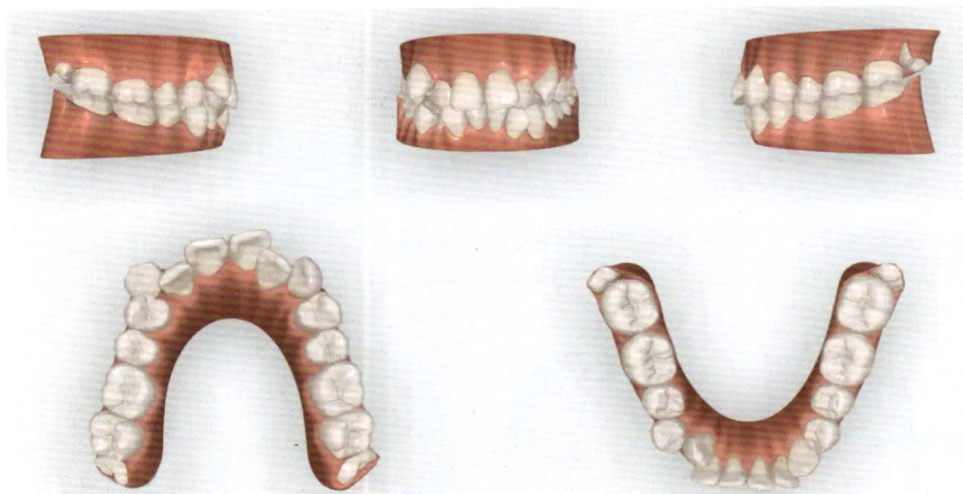

图 6-3　患者的牙齿模型照片

四、X 线检查与分析

全景片示：恒牙列，38、48 阻生，双侧关节形态与升支高度不一致，牙槽骨水平沿可，未见明显其他异常（图 6-4）。

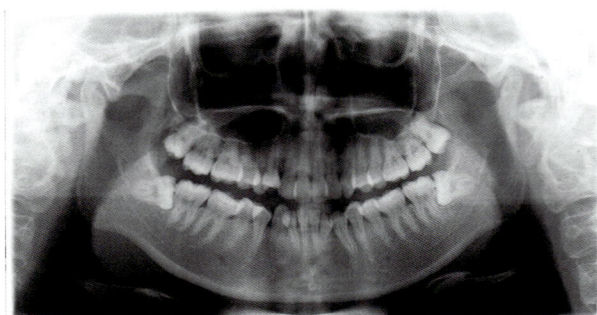

图 6-4　患者的口腔 X 线全景片（全口曲面断层片）

侧位片与头影测量分析见图 6-5。

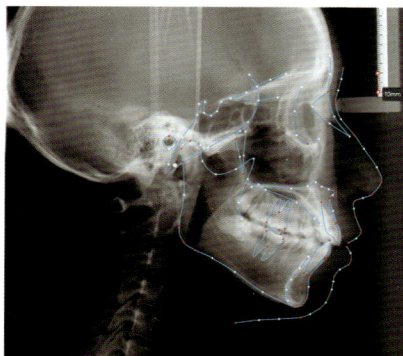

1. ANB 角 6.16°，偏大，提示骨性Ⅱ类（下颌后缩）。
2. FMA 角 27.29°，正常，提示均角；MP-SN 角 38.58°，稍偏大，提示下颌体陡。
3. U1-NA 角 20.05°，U1-NA 距 4.27mm，均正常，提示上前牙直立、突度正常。
4. L1-NB 角 31.3°，正常；L1-NB 距 8.17mm，偏大，提示下前牙前突。

Measurement	Value	Norm	Std
SNA	83.02	83.0	4.0
SNB	76.86	80.0	3.0
ANB	6.16	3.0	2.0
Mp-SN	38.58	33.0	4.0
SN-OP	19.19	19.0	4.0
U1-L1	122.49	124.0	8.0
U1-NA（mm）	4.27	4.0	2.0
U1-NA	20.05	21.0	6.0
L1-NB（mm）	8.17	6.0	2.0
L1-NB	31.3	28.0	6

图 6-5　患者的侧位片与头影测量结果

五、临床诊断

①安氏Ⅰ类错𬌗。

②骨性Ⅱ类。

③双颌前突。

④牙列中重度拥挤。

⑤上前牙直立，下前牙前突。

⑥均角，下颌体陡。

六、问题列表、治疗目标与矫治方法

患者牙齿错𬌗的问题列表与治疗目标见表 6-1。

表 6-1　患者的问题列表、治疗目标与方法

部位	问题列表	治疗目标与方法
软组织	侧貌微凸	纠正或改善（拔牙）
颌骨	骨性Ⅱ类、下颌后缩，下颌平面角均角，下颌体陡	改善（直向控制，上前牙控根内收，前牙压低，后牙不可伸长） 维持或改善（拔牙）

续表

部位	问题列表	治疗目标与方法
牙及牙列	牙弓拥挤、个别牙扭转、错位 前牙个别牙反殆	基本纠正（矫治器本身排齐） 纠正或改善（矫治器本身压低和内收前牙、Ⅱ 类牵引等）
其他	38、48 阻生 龋坏	口腔外科医生会诊 牙体牙髓科医生会诊

七、治疗计划与动画方案

1. 治疗计划

①牙列拥挤不齐，牙槽骨性前突，下颌骨相对后缩，骨性Ⅱ类，上切牙直立，下颌体陡，均角，拟拔牙全口矫治。

②拔 14、24、34、44，中强度支抗，利用拔牙间隙解除拥挤排齐牙列，内收上下前牙，改善前突面型，提升软组织侧貌协调与美观。

③因上前牙直立，牙槽骨性前突，骨型Ⅱ类：a. 传统唇侧＋种植钉支抗辅助上前牙整体内收，下前牙少量倾斜内收，进行垂直向控制；b. 数字化隐形矫治器可个性化设计上下前牙转矩，后牙支抗，以及利用分步压低等特性进行垂直向控制。

④第一磨牙中性关系，前牙达正常覆殆覆盖关系，对齐上下中线，侧貌改善。

⑤疗程 2.5 ～ 3 年。

患者选择隐形（时代天使）矫治。

2. 动画方案

采用时代天使经典 A7 设计，总治疗副数为 62 副，计划 10 天换一副，之后预计精细调整需要生产新的牙套，预估总治疗时间 30 个月左右。经典 A7 设计特点：第一磨牙双垂直矩形附件；双侧后牙远中倾斜备抗设计；尖牙冠近中倾斜的过矫治设计；根据上下切牙需要内收的量及骨型特征，上切牙的增加 14° ～ 30° 根舌向冠唇向转矩过矫治设计，利于上切牙控根内收，下切牙增加 0.2° ～ 6.7° 根舌向冠唇向转矩，利于下切牙的倾斜内收同时，不过度舌倾。后牙备抗之前，需要拔除智齿，否则上下磨牙及前磨牙有可能表达不出来备抗，同时如果不拔除智齿备抗过程中，前牙有可能进一步唇倾，从而在内收过程中，消耗更多后牙支抗；上颌拥挤度较大，所以为了更好地控制支抗，提前在尖牙设计牵引钩，下颌中等拥挤，同时需要内收，也提前在尖牙设计牵引钩；附件设计：在尖牙、双尖牙、第二磨牙安放矩形附件，4 颗第一磨牙安放双矩形附件，切牙在内收过程中增加唇侧转矩嵴，利于控制转矩，下后牙因为近中移动量比较大，为了能做好后牙近中移动的控制，则进行分步移动（图 6-6、图 6-7）。

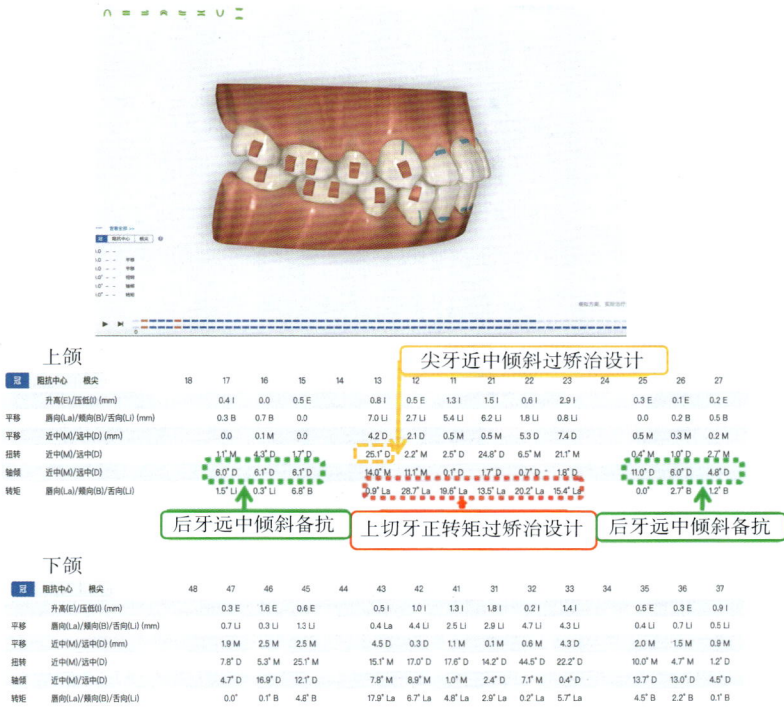

图 6-6　患者的经典 A7 动画与牙齿移动参数

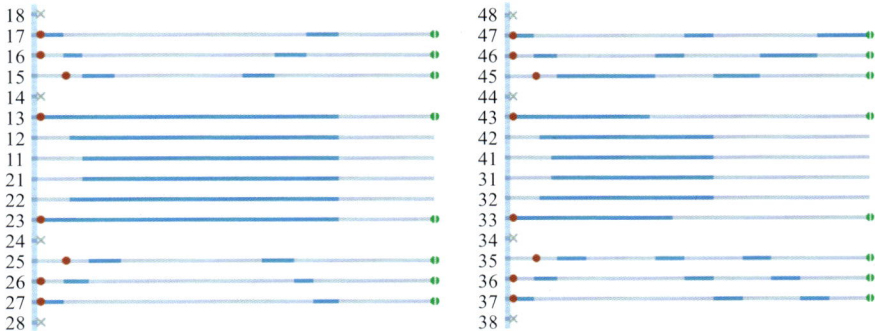

图 6-7　患者的经典 A7 动画牙齿移动分步信息

八、矫治过程与结果

总的治疗概述：2019 年 12 月初戴矫治器，2021 年 3 月第 1 次重启，2021 年 12 月第 2 次重启，2022 年 10 月结束治疗。疗程共 34 个月，每一副佩戴时间 10 ～ 14 天。治疗过程如下：

1. 治疗 16 个月（第 40 副矫治器）

面型：侧貌突度改善，垂直向控制良好，上前牙还有轻度拥挤以及上唇微凸，所以上前牙设计进一步内收关闭间隙；以上颌第一磨牙终末位作为参考，结束为中性磨牙尖牙关系。先对磨牙做远中竖直的调整，再分步近中移动，关闭下颌间隙。关闭下颌间隙期间下前牙作为支抗牙，需要进一步增加根舌向转矩。 粉面照显示口内间隙分配基本与动画一致；左侧上下尖牙预备的冠近中轴倾度及磨牙远中备抗基本与动画一致，右侧上尖牙预备表达不足，牵引钩改为牵引扣，右下磨牙远中备抗不足，口内近中倾斜 3 上前牙转矩基本与动画一致，下前牙转矩表达不足（图 6-8）。因为 41 副开始，右下磨牙开始近中移动，有可能加重右下磨牙近中倾斜，决定重启，设计新的牙套。

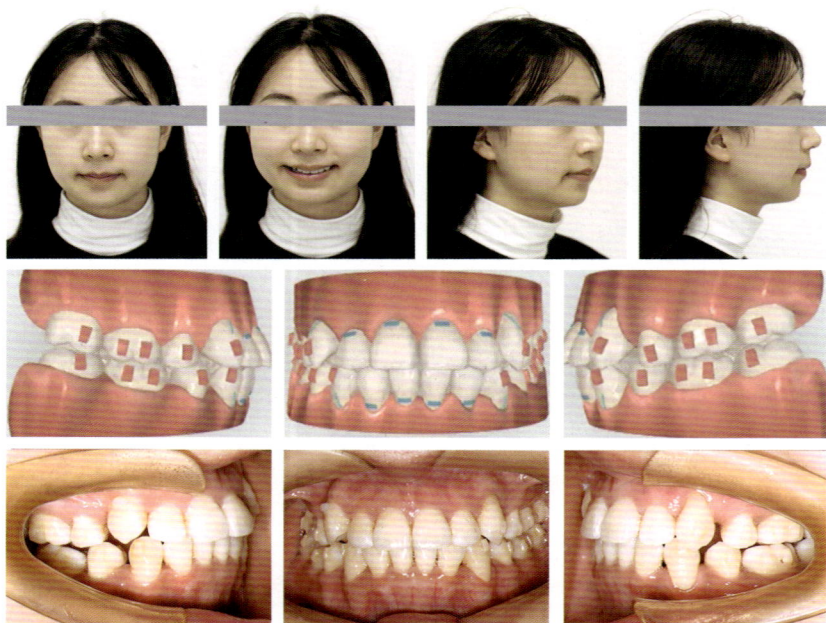

图 6-8　患者治疗 14 个月佩戴第 40 副牙套、牙齿的动画移动与真实移动口内像

2. 第 1 次重启方案（共 25 副主动矫治）

将 13 牵引钩改为矩形附件配合舌侧扣，利于对 13 牙的控制，46 将双矩形附件改为靠近近中的舌侧扣，用以辅助上颌磨牙的远中备抗，短 II 类牵引提供的伸长力，利于 46 的直立及伸长（图 6-9）。第 1 次重启的牙移动量表见图 6-10、图 6-11。第 1 次重启牙套佩戴结束时口内像显示：13、23、33、43 远中留有小于 1mm 间隙（图 6-12）。

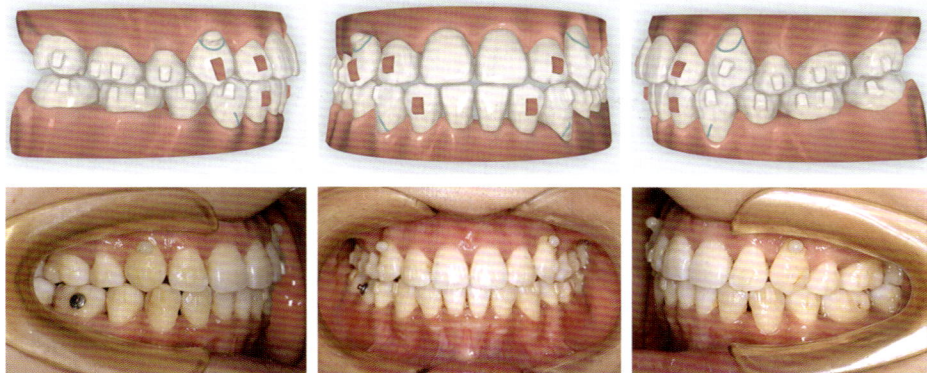

图 6-9 第 1 次重启动画牙齿终末位与实际口内情况

13	12	11	21	22	23
0.9 E	0.2 I	2.4 I	2.6 I	0.9 I	1.1 I
0.2 Li	0.4 Li	1.7 Li	1.7 Li	0.3 Li	0.3 Li
3.4 D	2.4 D	0.9 D	0.8 D	2.7 D	3.1 D
18.4° M	2.3° M	0.6° M	0.8° D	6.7° M	10.1° M
13.6° M	14.4° M	3.2° M	2.8° M	14.0° M	10.5° M
3.0° La	5.3° La	0.1° La	1.4° Li	4.2° La	5.4° La

图 6-10 第 1 次重启尖牙增加冠近中倾斜预备

冠	阻抗中心	根尖	48	47	46	45
		升高(E)/压低(I)(mm)		0.1 I	1.3 E	0.9 E
平移	唇向(La)/颊向(B)/舌向(Li)(mm)			0.1 Li	0.1 B	0.1 B
平移	近中(M)/远中(D)(mm)			1.0 M	1.9 M	1.2 M
扭转	近中(M)/远中(D)			1.0° D	1.8° D	3.3° M
轴倾	近中(M)/远中(D)			2.7° D	15.4° D	7.6° D
转矩	唇向(La)/颊向(B)/舌向(Li)			0.6° Li	1.1° B	4.7° B

图 6-11 第 1 次重启右侧磨牙及双尖牙增加冠远中备抗

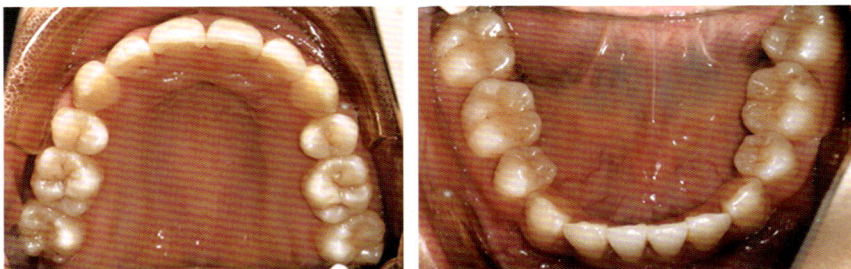

图 6-12 第 1 次重启牙套佩戴结束时口内像

3. 第 2 次重启关闭剩余间隙（共 10 副主动矫治 +3 副前牙过矫治）

治疗结束牙齿终末位与实际口内、面像情况显示：基本达到矫治目标（图 6-13、图 6-14）。治疗前后头影测量重叠图及头影测量结果对比分别显示：上下前牙的内收治疗效果明显，上前牙 U1-NA（mm）由 4.27mm 减小为 −1.12mm，下前牙 L1-NB（mm）由 8.17mm 减小为 4.07mm，同时下前牙角度 L1-NB（°）由 31.3° 减小到 21.95°，说明下前牙部分倾斜内收，上前牙角度 U1-NA（°）从 20.05° 减少到 6.44°，因为患者的 Ⅱ 类骨型，上前牙的内收出现了舌倾代偿的情况。ANB 角度从 6.16° 减少到 5.35°，其中 SNA 术前为 83.02°，正畸术后为 83°，基本没有改变，SNB 术前 76.86°，术后 77.65°，因为患者为成人，没有生长发育潜力，SNB 以及 ANB 的变化是因为对下颌平面角的控制，从而出现了下颌平面的逆时针旋转，带来了 Ⅱ 类面型的改善。FMA 值从术前的 27.29° 减小为 26.62°，MP-SN 从 38.58° 减小为 36.98°，实现了良好的垂直向控制（图 6-15、表 6-2）。该病例在实际操作当中，没有辅助种植钉支抗的使用，仅通过时代天使的分步设计对需要垂直向控制的牙段进行精确移动，体现了时代天使矫正器在垂直向控制方面的优势。

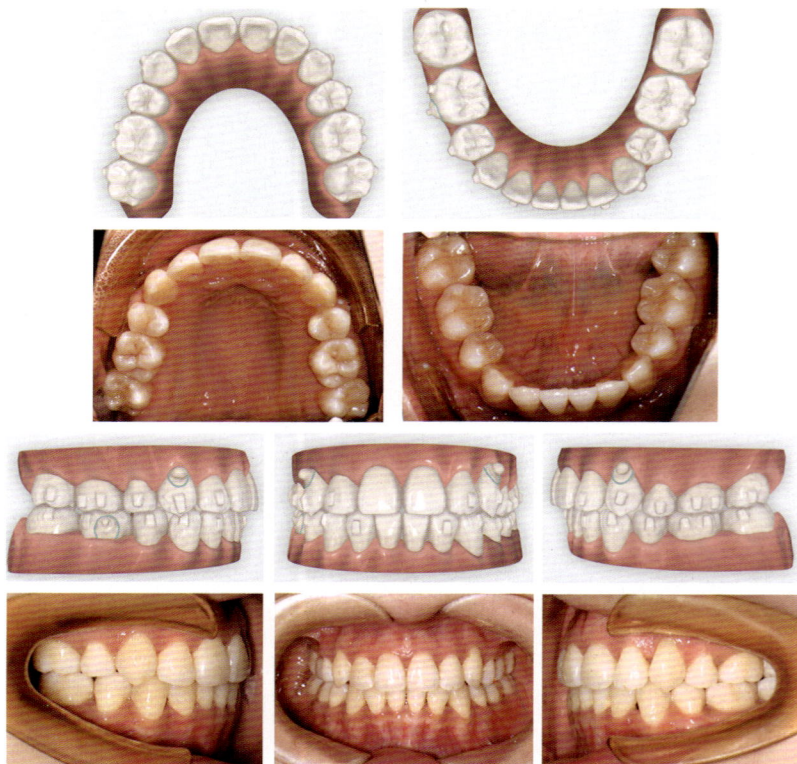

图 6-13　第 2 次重启动画牙齿终末位与实际口内情况

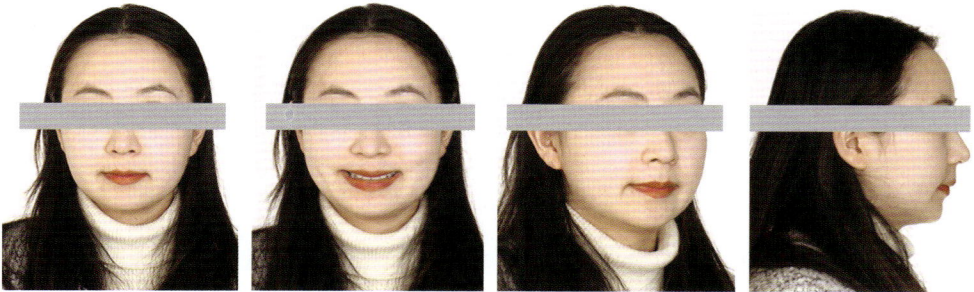

图 6-14　患者治疗后面像

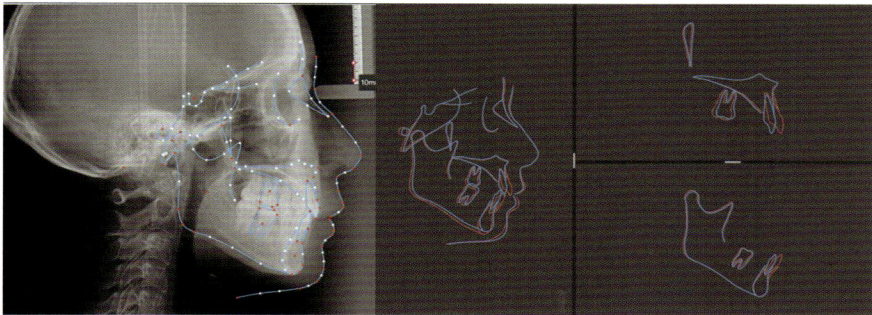

图 6-15　治疗术前及术后头影测量重叠图

表 6-2　术前术后头影测量结果对比

Measurement	Pre-Tx	Post-Tx	Norm	Std
SNA	83.02	83.0	83.0	4.0
SNB	76.86	77.65	80.0	3.0
ANB	6.16	5.35	3.0	2.0
FMA	27.29	26.62	31.3	5
Mp-SN	38.58	36.98	33.0	4.0
SN-OP	19.19	21.73	19.0	4.0
U1-L1	122.49	145.66	124.0	8.0
U1-NA（mm）	4.27	−1.12	4.0	2.0
U1-NA	20.05	6.44	21.0	6.0
L1-NB（mm）	8.17	4.07	6.0	2.0
L1-NB	31.3	21.95	28.0	6

九、专家分析

隐形矫治器经历了多年发展，从最开始只能简单排齐或者关闭较小的间隙，到现在矫正技术日趋成熟，可以完成难度较高的拔牙病例。

过去，成人骨性Ⅱ类病例的面型纠正，通常需要结合正颌手术。随着正畸技术的发展，通过拔牙矫正，竖直下前牙，控根内收上前牙，同时通过垂直向控制，获取下颌平面角的逆时针旋转，通常能够取得较好的软组织侧貌改善效果，被广大患者所选择。想要获得比较好的代偿效果，需要对前牙后牙进行精确的控制，尤其是垂直向控制以及牙齿的控根移动，这种控制在固定矫正中需要结合种植钉支抗等较多的辅助装置，而该病例通过时代天使A7方案的个性化应用，取得了非常好的效果。现将相应经验总结如下：

（1）时代天使A7方案是专门针对正畸治疗中拔除前磨牙的解决方案，其设计主要包括四个核心设计理念：a.后牙支抗控制－控制后牙牙轴，防止关闭间隙过程中发生冠近中倾斜；b.前牙转矩控制－控制前牙转矩，防止前牙内收过程中发生冠舌向倾斜；c.尖牙远中平动－控制尖牙牙轴，防止尖牙远移过程中发生冠远中倾斜；d.垂直向控制－对整个牙弓进行垂直向控制，防止关闭间隙过程中发生"过山车效应"。这四个核心理念贯穿在目标位设计，附件设计，分步设计及垂直向控制当中（图6-16）。目标位设计增加了尖牙根远中牙轴补偿设计，有利于尖牙牙轴控制，上磨牙增加冠远中备抗，有利于上颌支抗控制，下磨牙增加冠远中牙轴倾斜，有利于下磨牙近中移动过程中牙轴的控制。附件方面，使用经典A7附件、尖牙、前磨牙、第二磨牙使用矩形附件，第一磨牙使用双矩形附件，增加牙套包裹，利于整体控制。

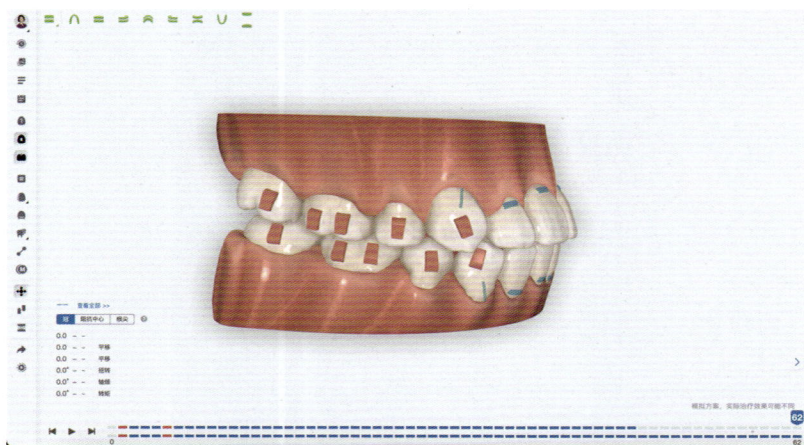

图6-16 患者使用A7设计的目标位

（2）垂直向控制方面，在目标位的设计上，纵𬌗曲线设计了反曲线补偿设计，有利于牙弓垂直向控制（图 6-17）。

优化前　　　　　　　　　　　　　优化后

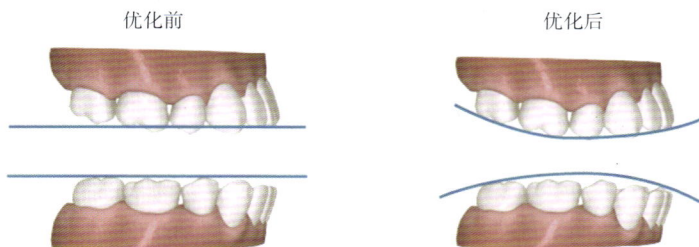

图 6-17　目标位进行纵𬌗曲线反曲线补偿设计

（3）实际治疗过程中，佩戴时间及牙套的贴合度非常重要。该病例第一期佩戴 16 个月，四十副牙套，平均一副牙套不足两周，这使得牙槽骨改建时间不足，所以可以看到虽然在上颌尖牙、下颌尖牙、下颌磨牙、下颌前磨牙都有设计牙轴的过矫正，但是实际治疗过程中，上下颌尖牙都出现了冠远中倾斜的趋势，右侧下颌磨牙及前磨牙更是出现了近中倾斜（图 6-18）。

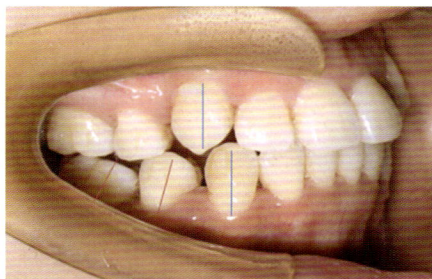

图 6-18　患者佩戴 40 副牙套上下颌尖牙牙轴冠远中倾斜，右下后牙冠近中倾斜口内照

由于 41 步开始，下颌前磨牙的移动趋势是整体近中移动，在牙套不贴合的情况下会进一步加剧下前磨牙及磨牙近中倾斜的情况，导致"过山车"效应的加重，所以这个阶段，决定重启治疗。

（4）新的治疗首先关注的依然是尖牙、磨牙的终末位，牙轴角度的设计以及纵𬌗曲线的过矫正。尤其是右下前磨牙的冠远中轴倾增加到 7.6°，右下第一磨牙的冠远中轴倾增加到 15.4°，同时，进一步加大前牙转矩的过矫正。第一版方案中，因为上颌牙列拥挤度较大，上前牙内收需求相对小，所以上前牙的根舌向转矩的过矫正比较温和。重启阶段，上前牙需要进一步控根内收，下颌整平 Spee 曲线过程中，下前牙的压低能否实现主要也取决于正常的根骨关系，需要通过增加下前牙的根舌向转矩，将下前牙牙根放在牙槽骨中，为下前牙压低获取空间。本人经验，要控制好"过山车"效应，做好垂直向控制，更需要关注的是前牙转矩，尖牙及后牙的冠轴倾角这几个矢状向的指标。

（5）精细调整过程中，小间隙的关闭常常是一个难点，笔者的经验是详细记录小间隙的位置及大小，终末位做全牙列收紧的过矫正，要求患者佩戴足够的时间，以利于间隙的关闭。

（6）精细调整过程中，后牙段的颊尖开颌是另一个难点，可以尝试增加后牙根颊向转矩，增加后牙颊尖伸长的过矫正或者局部牙套开窗进行垂直牵引等方式，能在保护好𬌗平面的基础上，很好地解决后牙开𬌗或者咬合不紧密的问题。

随着隐形正畸技术的发展，尤其是计算机科学、材料学的发展，AI人工智能在隐形正畸中的应用，正畸治疗已经变得越来越精准以及智能。作为提供正畸治疗服务的主体，医生应该用更多的时间去学习应用这项技术，更多地总结经验教训，以期为患者提供更好的治疗服务及效果。

（王　珍　张晓波）

第七章

隐形矫治不对称拔牙二次矫正成人病例

临床导读

　　磨牙近中移动以及拔牙病例的治疗，一直都是隐形矫正技术中的难点。后牙的锁𬌗则是正畸临床工作常见的错𬌗畸形，通常需要使用较多的交互牵引辅助完成治疗。为了解决拔牙间隙关闭过程中出现的过山车效应，隐适美设计了G6优化最大支抗成组附件，用以主动施加力量减少磨牙前倾，辅助尖牙牙根远中移动，减少尖牙远中倾斜。后牙近中移动方面，建议使用矩形附件，增加牙套包裹性等等。隐适美因为本身的𬌗垫效应等特质，让部分锁𬌗病例的治疗有了新的选择。本病例是二次矫正病例，四个象限采用的是不同的治疗策略，既有拔除第一双尖牙设计G6的象限，也有磨牙大量前移的象限，展示了隐形矫治器在各种牙齿移动方面的特点。现将治疗过程、结果以及治疗体会整理总结，希望为读者的临床工作提供参考。

一、病例简介

患者，女，23岁，2021年4月初诊（图17-1）。

主诉：牙齿不齐、前突要求矫治。

现病史：十年前上颌单侧拔牙矫正，现要求纠正牙齿不齐，改善双唇前突，关闭后牙缺牙间隙。

家族史：无特殊。

口腔习惯：无影响口腔健康的不良习惯。

二、专科检查

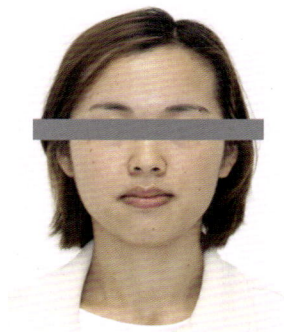

图7-1　患者正面观

恒牙列，牙列式：上颌右侧8-1/上颌左侧1-3，5-8；下颌右侧7-1，下颌左侧1-5，7-8；右侧第一磨牙为轻远中关系，尖牙为轻度远中，左侧36缺失，尖牙为中性关系，上下中线对齐，上下中线参考面中线整体左偏 2mm，上牙列轻度拥挤，下牙列轻度拥挤，前牙Ⅰ度深覆𬌗、Ⅱ度深覆盖；上牙弓左右不对称，下牙弓左右不对称，上下牙弓均为尖圆形，个别牙有扭转和舌向异位，37、38 近中倾斜，27、37 正锁𬌗。口腔卫生一般，未见明显的牙体和牙周异常。软组织正面观左右基本对称，面下 1/3 微偏长，无开唇露齿，微笑时无露龈笑，上中线相对面中线偏左 2mm；45 度和侧面观，下唇外翻，下唇前突明显，颏肌肉紧张，即软组织侧貌有前突（图 7-2）。

功能检查：开口度正常、开口型向右偏，右侧颞下颌关节闭口弹响。

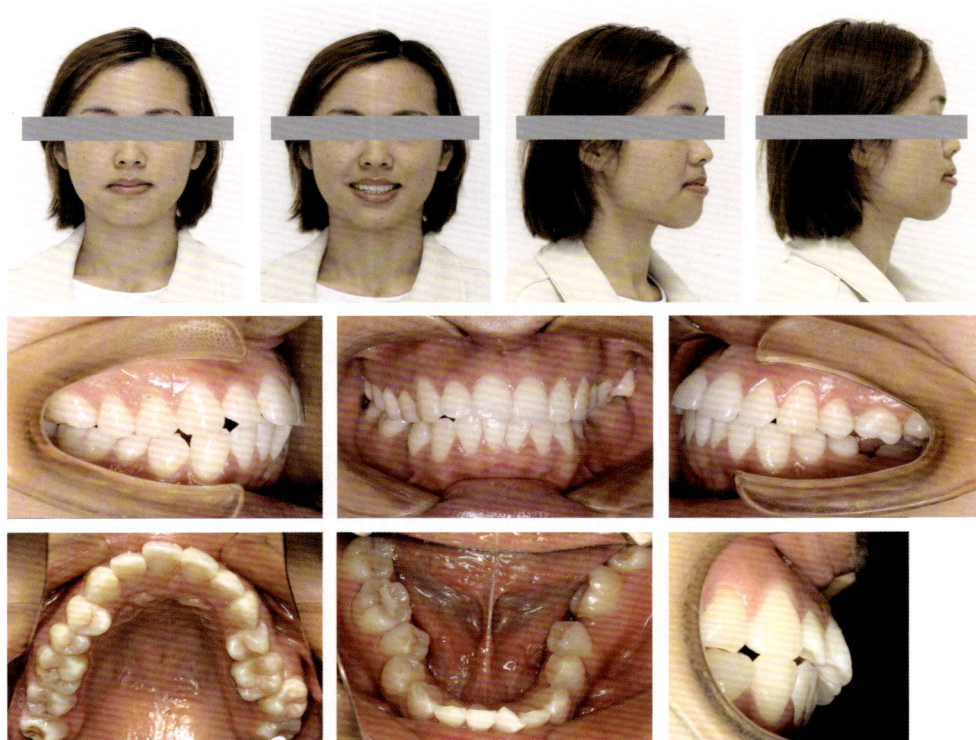

图 7-2　患者的面部与口内牙齿照片

三、模型分析

①牙弓拥挤度分析：上牙弓无拥挤；下牙弓间隙 9.7mm，Ⅱ度拥挤。

② Bolton 指数分析：前牙比 79.5%，下前牙稍大于上前牙；全牙比 86.6%，下牙列少于上牙列，原因为 36 的缺失。

③ Spee 曲线曲度：3.5mm（图 7-3）。

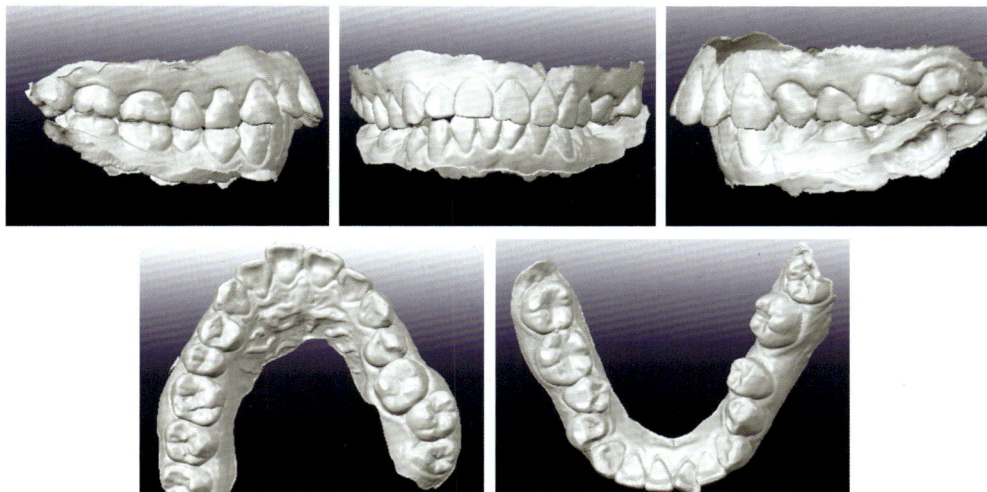

图 7-3　患者的牙齿模型照片

四、X 线检查与分析

全景片示：恒牙列，24、36 缺失，18、28、38 存，18 伸长，37、38 近中倾斜，双侧关节形态与升支高度不完全一致，牙槽骨水平沿可，未见明显其他异常（图 7-4）。

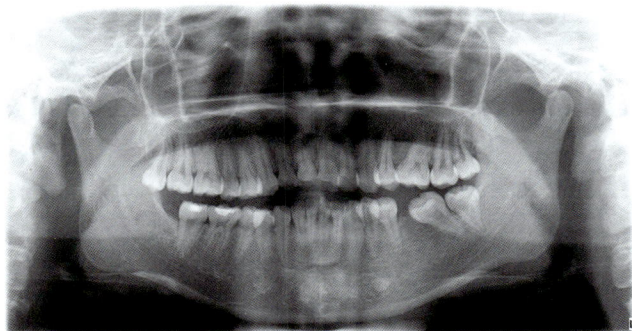

图 7-4　患者的全景片（全口曲面断层片）

侧位片与头影测量分析见图 7-5。

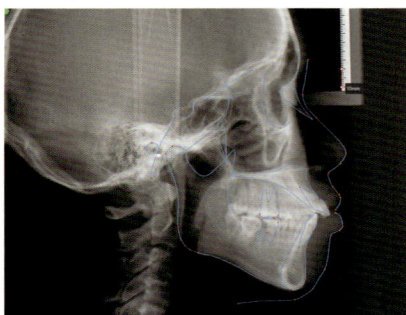

1. SNA 角 81.68°，SNB 角 78.32°，上下颌骨发育正常；ANB 角 3.36°，正常，提示骨性 I 类。
2. FMA 角 28.8°，正常，提示均角；MP-SN 角 37.64°，稍偏大，提示下颌体陡。
3. U1-NA 角 36.93°，U1-NA 距 8.81mm，均偏大，提示上前牙唇倾、前突。
4. L1-NB 角 29.38°，L1-NB 距 6.79mm，均在正常范围内，提示下前牙突度正常。

Measurement	Value	Norm	Std
SNA	81.68	83.0	4.0
SNB	78.32	80.0	3.0
ANB	3.36	3.0	2.0
Mp-SN	37.64	33.0	4.0
SN-OP	10.31	19.0	4.0
U1-L1	110.33	124.0	8.0
U1-NA（mm）	8.81	4.0	2.0
U1-NA	36.93	21.0	6.0
L1-NB（mm）	6.79	6.0	2.0
L1-NB	29.38	28.0	6

图 7-5 患者的侧位片与头影测量结果

五、临床诊断

①安氏 Ⅱ 类错𬌗。
②骨性 Ⅰ 类。
③牙列轻中度拥挤。
④上前牙唇倾前突。
⑤ Ⅰ 度深覆𬌗、Ⅱ 度深覆盖。
⑥偏高角。
⑦上下中线偏左。
⑧左侧后牙锁𬌗。

六、问题列表、治疗目标与矫治方法

患者牙齿错𬌗的问题列表与治疗目标见表 7-1。

表 7-1　患者的问题列表、治疗目标与方法

部位	问题列表	治疗目标与方法
软组织	侧貌凸	纠正或改善（拔牙）
颌骨	骨性Ⅰ类，均角	维持（控制上前牙下舌倾，控制上下后牙伸长）
牙及牙列	牙弓拥挤、个别牙扭转、错位 前牙Ⅰ度深覆𬌗、Ⅱ度深覆盖，下颌 Spee 曲线陡峭 上下中线相对面中线偏左 27、37 锁𬌗 36 缺失	基本纠正（矫治器本身排齐） 纠正或改善（矫治器本身压低和内收前牙，维持后牙高度） 争取对齐（单侧拔牙内收，纠正中线） 拔除 28，腭向移动 27（矫治器本身进行后牙段排齐），颊向移动 37（矫治器本身后牙段排齐） 远中移动 35，近中移动 37、38，关闭 36 间隙
其他	18 伸长	口腔外科医生会诊，建议拔除

七、治疗计划与动画方案

1. 治疗计划

①牙列拥挤不齐，牙槽骨性前突，骨性Ⅰ类，下颌平面角均偏高角，上下切牙唇倾，27、37 正锁𬌗，拟拔牙全口矫治。

②拔 14、28、44，中强度支抗，利用拔牙间隙解除拥挤排齐牙列，内收上下前牙，纠正中线偏斜，近中移动 37、38，建立后牙尖窝相对咬合关系，改善前突面型，提升软组织侧貌协调与美观。

③因上前牙内收量较大，右侧需要强支抗设计：右上使用 G6 附件。

④因左下后牙冠近中倾斜及大量近中移动，需要设计矩形附件保证包裹性，水平矩形附件能增加 F/M 比值，牙套先将牙冠远中竖直，再整体近中移动，更好实现后牙的控根近中移动。

⑤因下前牙压低内收量较大，牙槽骨骨板较薄，需要控制根舌向转矩，设计 Power Ridge 完成这一控制。

⑥双侧尖牙争取中性关系，后牙尖窝相对咬合关系，前牙达正常覆𬌗覆盖关系，尽量对齐面中线及上下中线。

⑦疗程 2.5 ～ 3 年。

患者选择隐形（隐适美）矫治。

2. 动画方案

上颌右侧使用 G6 附件，左侧使用优化附件进行控制，下颌右侧后牙使用

矩形附件，尖牙使用优化控根附件，下颌左侧第一磨牙使用水平矩形附件，没有使用最大的矩形附件是为了避免咬合干扰，37 没有设计附件，计划一开始 37 不设计近中移动，需要 37 近中移动的时候，准备重启重新设计分步及附件（图 7-6）。总治疗副数为 49 副，计划 2 周换一副，到 37 副上颌完成主动移动后，开始重启，最后通过后牙分步近中移动完成治疗，增加 31 副牙套，计划 10 天换一副，预估总治疗时间 36 个月左右。

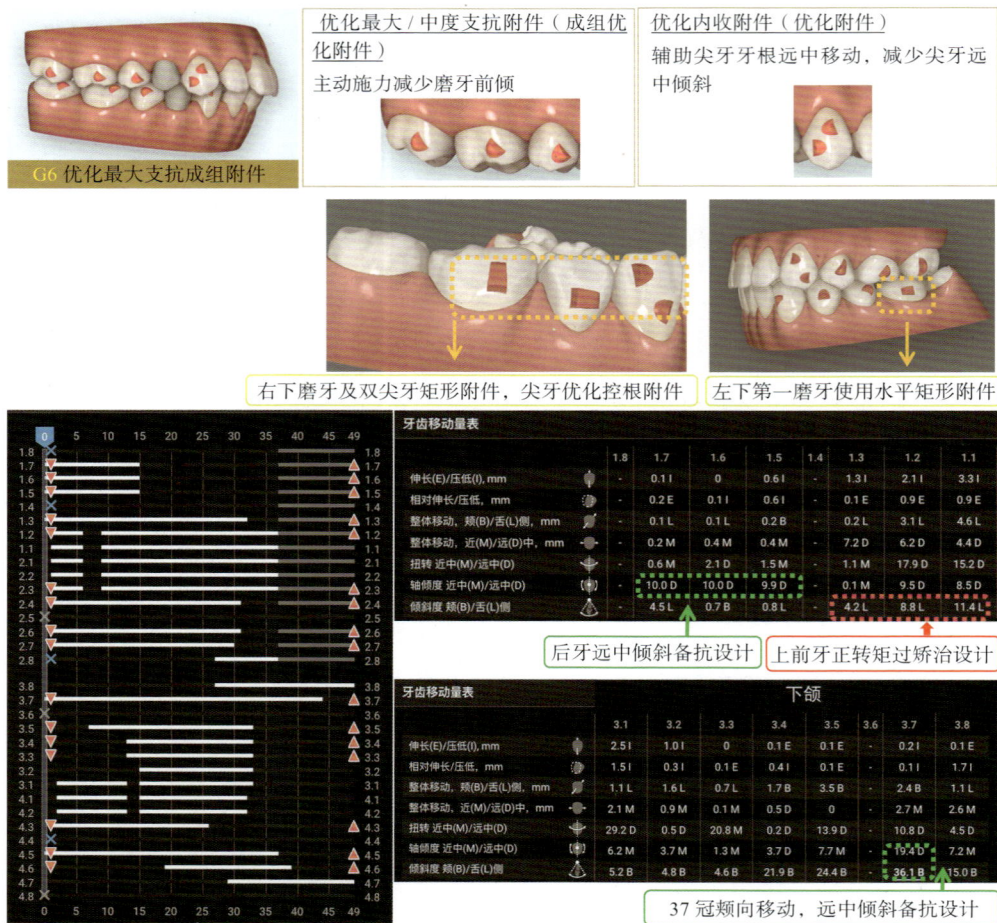

优化最大/中度支抗附件（成组优化附件）

主动施力减少磨牙前倾

优化内收附件（优化附件）

辅助尖牙牙根远中移动，减少尖牙远中倾斜

G6 优化最大支抗成组附件

右下磨牙及双尖牙矩形附件，尖牙优化控根附件

左下第一磨牙使用水平矩形附件

牙齿移动量表

		1.8	1.7	1.6	1.5	1.4	1.3	1.2	1.1
伸长(E)/压低(I), mm		-	0.1 I	-	0.6 I	-	1.3 I	2.1 I	3.3 I
相对伸长/压低, mm		-	0.2 E	0.1 I	0.6 I	-	0.1 E	0.9 E	0.9 E
整体移动, 颊(B)/舌(L)侧, mm		-	0.1 L	0.1 L	0.2 B	-	0.2 L	3.1 L	4.6 L
整体移动, 近(M)/远(D)中, mm		-	-	-	-	-	7.2 D	6.2 D	5.2 D
扭转 近中(M)/远中(D)		-	0.6 M	2.1 D	1.5 M	-	1.1 M	17.9 D	15.2 D
轴倾度 近中(M)/远中(D)		-	10.0 D	10.0 D	9.9 D	-	0.1 M	9.5 D	8.5 D
倾斜度 颊(B)/舌(L)侧		-	4.5 L	0.7 B	0.8 L	-	4.2 L	8.8 L	11.4 L

后牙远中倾斜备抗设计

上前牙正转矩过矫治设计

牙齿移动量表 — 下颌

		3.1	3.2	3.3	3.4	3.5	3.6	3.7	3.8
伸长(E)/压低(I), mm		2.5 I	1.0 I	-	0.1 E	0.1 E	-	0.2 I	0.1 E
相对伸长/压低, mm		1.5 I	0.3 I	-	0.1 E	0.1 E	-	0.1 E	0.1 E
整体移动, 颊(B)/舌(L)侧, mm		1.1 L	1.6 L	0.7 L	1.7 B	3.5 B	-	2.4 B	1.1 L
整体移动, 近(M)/远(D)中, mm		2.1 M	0.9 M	0.1 M	0.5 D	-	-	2.7 M	2.6 M
扭转 近中(M)/远中(D)		29.2 D	0.5 D	20.8 M	0.2 D	13.9 D	-	10.8 D	4.5 D
轴倾度 近中(M)/远中(D)		6.2 M	3.7 M	1.3 M	3.7 M	7.7 M	-	19.4 D	7.2 M
倾斜度 颊(B)/舌(L)侧		5.2 B	4.8 B	4.6 B	21.9 B	24.4 B	-	36.1 B	15.0 B

37 冠颊向移动，远中倾斜备抗设计

图 7-6　患者的附件、分步与牙齿移动参数

八、矫治过程与结果

　　总的治疗概述：总治疗副数为 49 副，计划 10 ～ 14 天换一副，到 37 副上颌完成主动移动，下颌磨牙通过后牙分步近中移动完成治疗。之后重启，增加

31 副牙套，计划 7 ～ 10 天换一副，因患者治疗期间新冠疫情的原因，第一次重启无法粘接附件，37、38 在没有设计新附件的情况下，冠远中竖直，7 天一换，当患者可以复诊粘接附件时，又在 38 上设计水平矩形附件后，近中移动 37、38，总治疗时间 36 个月左右。整个治疗复诊了 8 次。治疗过程如下：

1. 治疗 9 个月（第 26 副矫治器）

患者治疗 9 个月咬𬌗面间隙关闭情况与动画基本一致，侧方照片可见右侧磨牙倾斜度基本一致，右侧后牙开𬌗，右侧尖牙牙齿冠相对牙齿移动动画冠远中倾斜，下前牙压低表达不足。27、37 锁𬌗解除，37 相对动画近中倾斜（图 7-7）。

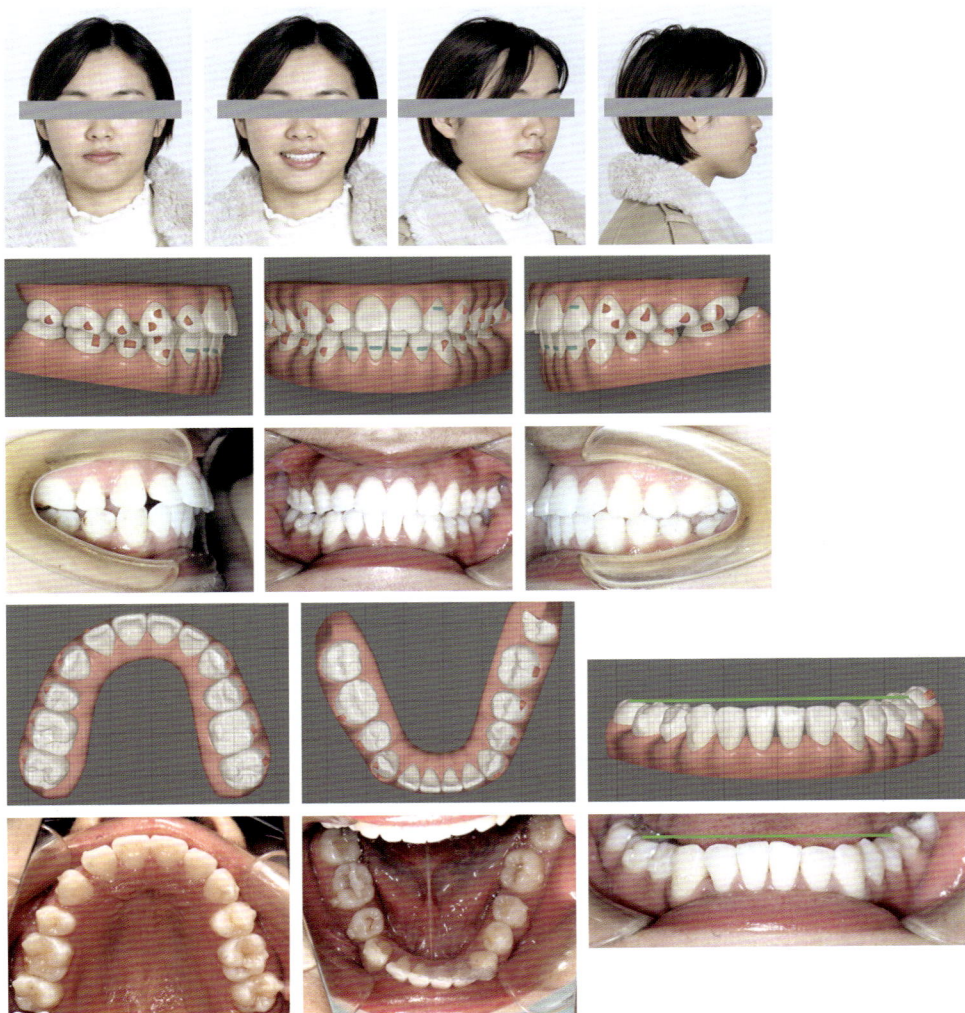

图 7-7 患者治疗 9 个月的面像、牙齿的动画移动与真实移动口内像

2. 治疗 18 个月（第一阶段 49 副全部戴完）

患者治疗 18 个月的咬殆面间隙关闭情况与动画基本一致，侧方照片可见右侧磨牙倾斜度基本一致，下前牙压低表达良好。右侧磨牙开殆减轻，基本和牙齿移动动画一致，27、37 锁殆解除，37、38 相对动画近中倾斜（图 7-8）。

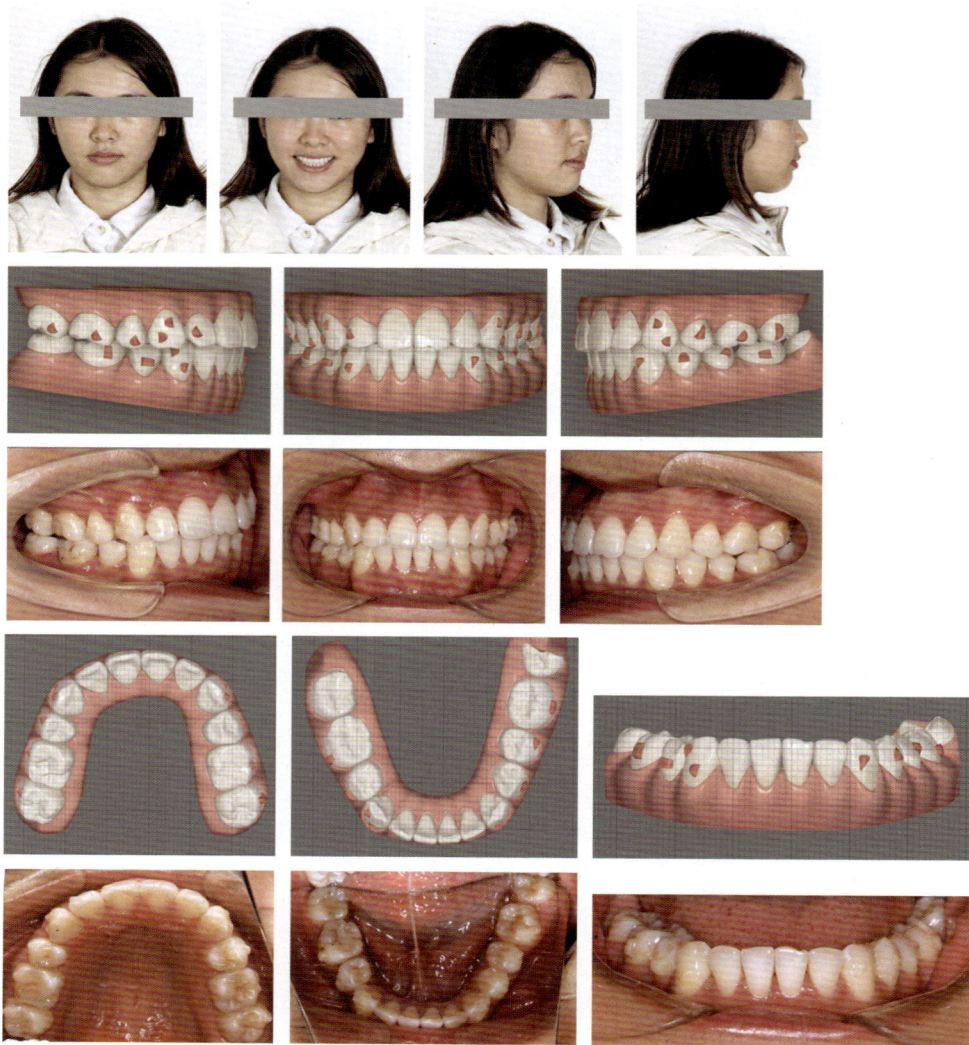

图 7-8　患者第一阶段治疗结束（49 副）的面像、牙齿的动画移动与真实移动口内像

患者第 1 次重启的动画移动及分步显示：左侧下颌 38、37 先远中移动，可以看到第 5 步牙齿动画中，37 近远中都出现了间隙，37、38 相比重启前冠远中竖直，到 15 步，37、38 冠远已经开始整体近中移动，直到最后第 31 步（图 7-9）。

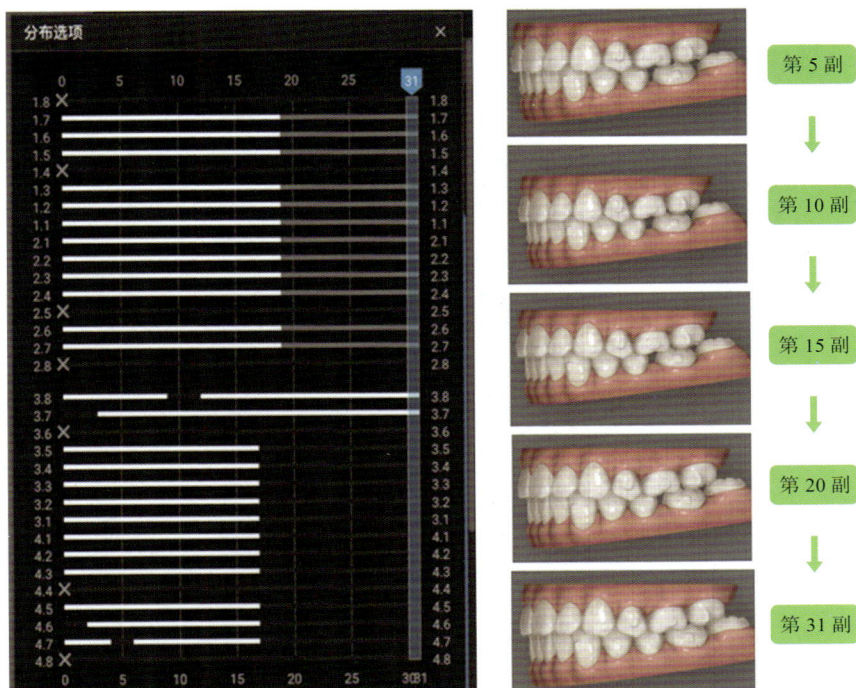

图 7-9　患者治疗第 1 次重启牙齿的动画移动及分步

3. 第 1 次重启结果（31 步）

患者第 1 次重启治疗结束的面像及口内像见图 7-10。

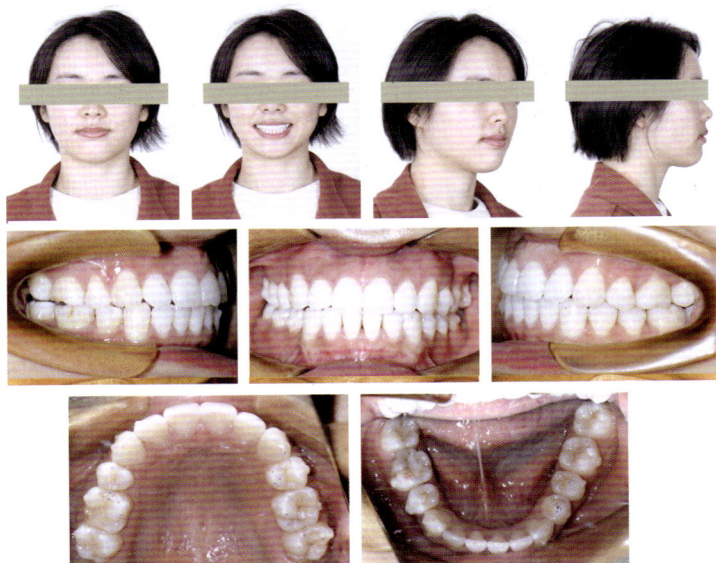

图 7-10　患者治疗第 1 次重启（31 副戴完）的面像及口内照

4.治疗 36 个月（第二阶段 31 副全部戴完＋精细调整 10 副）

患者治疗结束的面像及口内像见图 7-11。

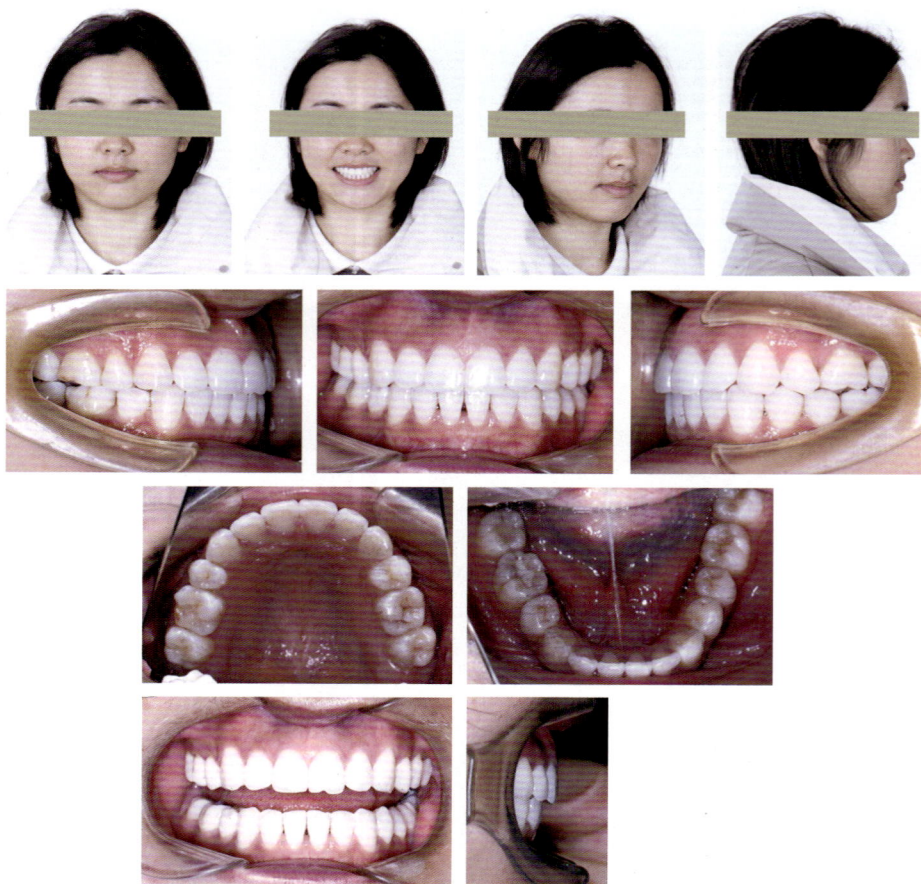

图 7-11　患者治疗结束口内口外照

5.术后 4 个月复查

患者结束治疗后 4 个月复查的面像、口内像见图 7-12。患者治疗结束的侧位片、头影测量的结果对比与重叠图显示：SNA 由 81.68° 减小到 79.41°，SNB 由 78.32° 减小到 76.28°，是由于上下前牙内收带来的改变，上前牙位置 U1-NA 由 8.81mm 减少至 3.07mm，U1-NA 由 36.93° 减少到 20.36°，上前牙内收明显，说明上颌后牙支抗控制良好（图 7-13、图 7-14 和表 7-2）。

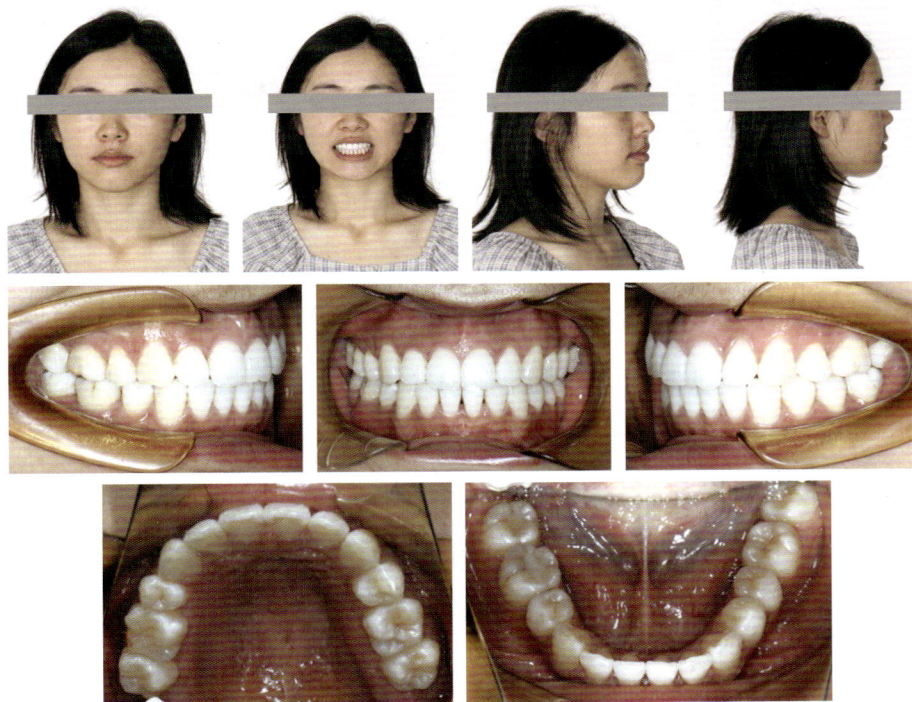

图 7-12　患者治疗结束后 4 个月复查口内口外照片

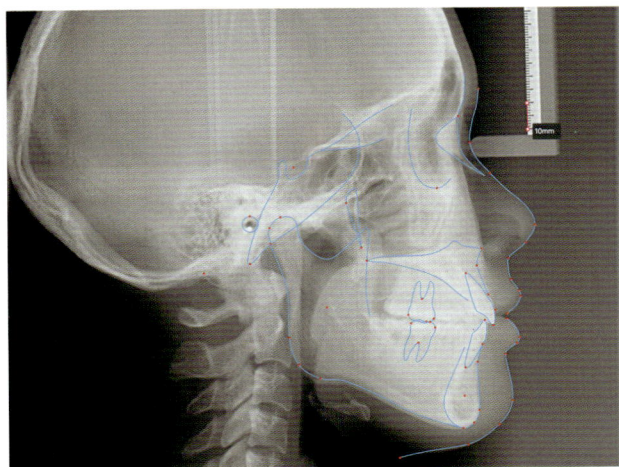

图 7-13　患者治疗后头颅侧位 X 线片

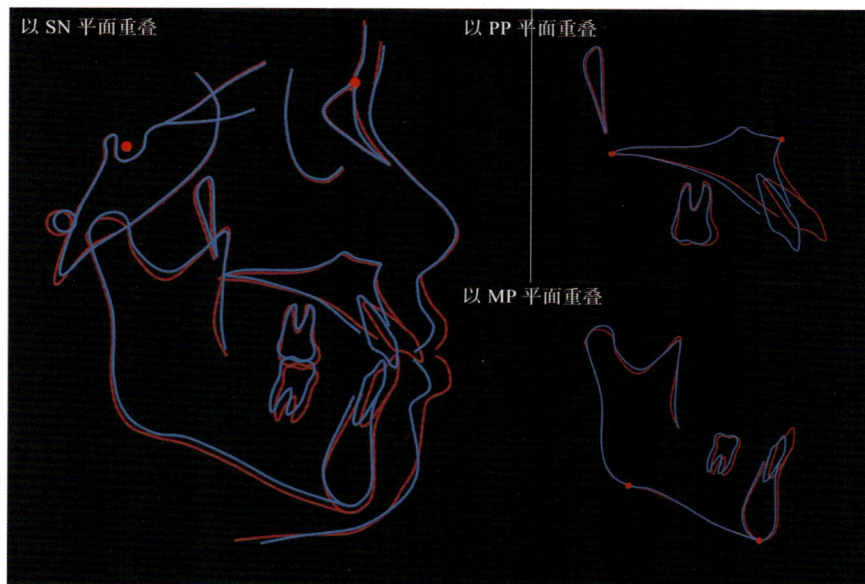

图 7-14　治疗前后重叠图，红色为术前，蓝色为术后

表 7-2　治疗前中后头侧位值对比

Measurement	Pre-Tx	Post-Tx	Norm	Std
SNA	81.68	79.41	83.0	4.0
SNB	78.32	76.28	80.0	3.0
ANB	3.36	3.13	3.0	2.0
Mp-SN	37.64	37.53	33.0	4.0
SN-OP	10.31	18.47	19.0	4.0
U1-L1	110.33	130.78	124.0	8.0
U1-NA（mm）	8.81	3.07	4.0	2.0
U1-NA	36.93	20.36	21.0	6.0
L1-NB（mm）	6.79	4.32	6.0	2.0
L1-NB	29.38	25.73	28.0	6
FMA	28.8	28.56	31.3	5

九、专家分析

　　随着社会对隐形矫正的认可，越来越多成年人希望通过隐形矫正进行二次矫正，临床应用过程中，拔牙病例及磨牙前移一直是治疗难点。该病例每个象

限都有不同的思考与设计路径，其中包括上下牙列拔除第一前磨牙的设计考虑，第一、第二磨牙大量近移的设计以及后牙锁𬌗的治疗。本人通过这个病例有以下心得与经验可供大家借鉴：

（1）隐适美 G6 附件拔除第一前磨牙方案，充分考虑了后牙支抗、前牙转矩、尖牙轴倾角，笔者在上颌的设计当中，通常直接使用，特别是支抗的控制，效果很好。在下颌拔除双尖牙的病例中考虑到后牙的包裹性及 Spee 曲线的整平，通常会在磨牙及双尖牙上选择尺寸更大的矩形附件，尖牙上选择优化控根附件，效果良好。

（2）后牙锁𬌗的解除，方式方法灵活多样，需要把握两点，一是垂直空间，二是支抗钉选择及定向力的使用。在传统固定矫正当中，通常通过垫高后牙或者邻牙来获取垂直空间，但是这样操纵的弊端是容易带来后牙的伸长，从而导致垂直向控制失败。当然，在种植钉支抗技术广泛应用的今天，也可以通过种植钉的使用来减少后牙锁𬌗在解除过程中产生的伸长现象的发生。本病例没有使用交互牵引，也没有使用垫高及种植钉辅助，将后牙锁𬌗问题顺利解决，我认为主要原因如下：a.隐适美作为膜片矫治器，天然就有𬌗垫垫高的作用；b.隐适美对牙套唇颊侧全面包裹，可以定向提供下颌磨牙颊向移动的力量；c.隐适美的 Smart Stage 分步，对主动压低后牙有很好的作用。

（3）磨牙近中移动完成良好。因为生物力学上，隐形牙套因为被认为 M/F 比值较小，容易带来更多的旋转移动，所以磨牙近中移动很难达到平行移动。该病例中，通过增加更多的磨牙冠远中竖直，增加 M/F 比值，类似于在固定托槽的弓丝上弯制后倾弯，同时通过磨牙分步近中移动增加包裹性，从而实现了第一版方案就有较好的效果。第二版方案进行精细调整时候，主动增加左下第一磨牙及第二磨牙的冠远中移动，再整体近中移动，虽然增加了动画步骤，但是由于磨牙冠远中竖直需要的时间较短，所以在磨牙远中竖直的步骤中，使用的是 7 天一副牙套，之后近中移动，需要更多的牙槽骨改建，增加到 10 天一副牙套，37、38 近中移动的时间一共 9 个月左右，基本同固定矫正时间接近。

（4）隐形矫正中的分步设计非常重要。首先上下牙列完成治疗的步数不能相差太多，避免治疗过程中出现医源性深覆𬌗深覆盖；其次，分步是很好的支抗设计，通过牙周膜韧带宽度的差别，增加支抗牙数目等方式，可以达到很好的支抗设计，尤其在拔牙病例中，以及个别牙压低的过程中，实现率很高，一定程度上减少了种植钉支抗的使用必要性。再次，良好的分步设计，可以像本病例一样，实现每个象限不同的牙移动主题，增加牙齿移动的可预测性。

（5）过矫正设计在隐形矫正中需要被重点考虑。是否设计过矫正，设计多少过矫正等等，在每一种移动中不完全相同。目前的研究表明，隐适美在磨牙远中移动的实现率较高，压低的实现率及根舌向转矩实现率相对较低。需要根据不同的病例做出选择。比如在拔除第一前磨牙的右上牙列，前牙根舌向转矩需要增加，后牙冠远中轴倾角也有增加，以增强后牙支抗。左下磨牙近中移动效果不完美，从而增加的精细调整步骤中，都是在先左下37、38冠远中倾斜，再近中移动，如果一开始增加更多的冠远中倾斜，治疗效率相应会有所提高。

（6）隐形矫治器因为后牙膜片压低效应，拔牙病例过矫正设计等原因，有时会有轻微的后牙开𬌗，本病例也出现了这样的情况。如果开𬌗情况严重，建议检查前牙有无咬合干扰，同时可采取前牙压低后牙伸长的方式建立紧密咬合。本病例由于患者临床无不适，选择了结束正畸治疗，后牙自然伸长建𬌗的方式。可看到保持复查阶段，也就是主动正畸结束三个月后，后牙咬合进一步紧密。

以隐适美为代表的隐形矫正技术发展到今天，已经能完成大部分的牙齿移动，完成各类复杂的正畸病例。希望随着材料的进步，3D打印技术的发展，能够更科学精准地实现正畸医生的设计，为患者提供更为舒适高效的正畸治疗体验。

（王　珍　罗莹莹）

第八章
牙周病患者正畸治疗病例

临床导读

　　牙周病是一类影响牙齿支持结构的疾病，始于牙龈炎，如果不加以治疗，会导致牙龈退缩、牙槽骨丧失以及牙齿松动，严重情况下甚至导致牙齿脱落。牙周病最常见的原因是牙菌斑的积累，牙菌斑分泌酸性物质及酶类，这些物质会损害牙龈和牙齿支持结构。近年来的研究还表明牙周病与吸烟、不良口腔卫生、心脏病、糖尿病以及其他全身性疾病有关联。此外，咬合问题和错𬌗畸形也是患牙周病主要风险。

　　错𬌗畸形是指上下颌骨的位置或形状异常，导致牙齿排列不整齐或咬合不正常的情况。错𬌗畸形可能导致牙齿之间的间隙过小或过大，使得牙菌斑和食物残渣更难被彻底清除，增加了牙周病的风险。此外，当牙齿排列不整齐时，咀嚼时的压力可能会集中在某些特定区域，而不是均匀分布在所有牙齿上。这种不均匀的压力可以导致牙周组织的损伤，从而引发或加重牙周病。对于已经有牙周病的患者，错颌畸形可能会使牙周病的治疗变得更加复杂，虽然患者经过反复牙周治疗，但牙周健康始终得不到改善。

一、病例简介

患者，男，28岁，2021年5月初诊（图8-1）。

主诉：牙齿不齐，要求正畸治疗。

现病史：患者自觉牙周病得不到控制，要求正畸治疗。

家族史：无特殊。

口腔习惯：无影响口腔健康的不良习惯。

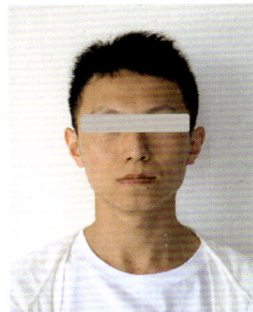

图8-1　患者正面观

二、专科检查

恒牙列，牙列式：上颌 8-8/ 下颌 8-8；第一磨牙为近中关系，上下中线不齐，上中线与面中线左偏约 1.5mm，上下牙列重度拥挤，12、22 反𬌗，23 低位唇侧移位；上下牙弓均为卵圆形。口腔卫生较差，CI-S=2；DI-S=2。软组织正面观左右部对称，右侧稍大，面下 1/3 微偏长，开唇露齿，微笑时无露龈笑，45 度和侧面观，双唇前突，即软组织侧貌前突（图 8-2）。

功能检查：开口度、开口型均未见异常，未触及颞下颌关节弹响。

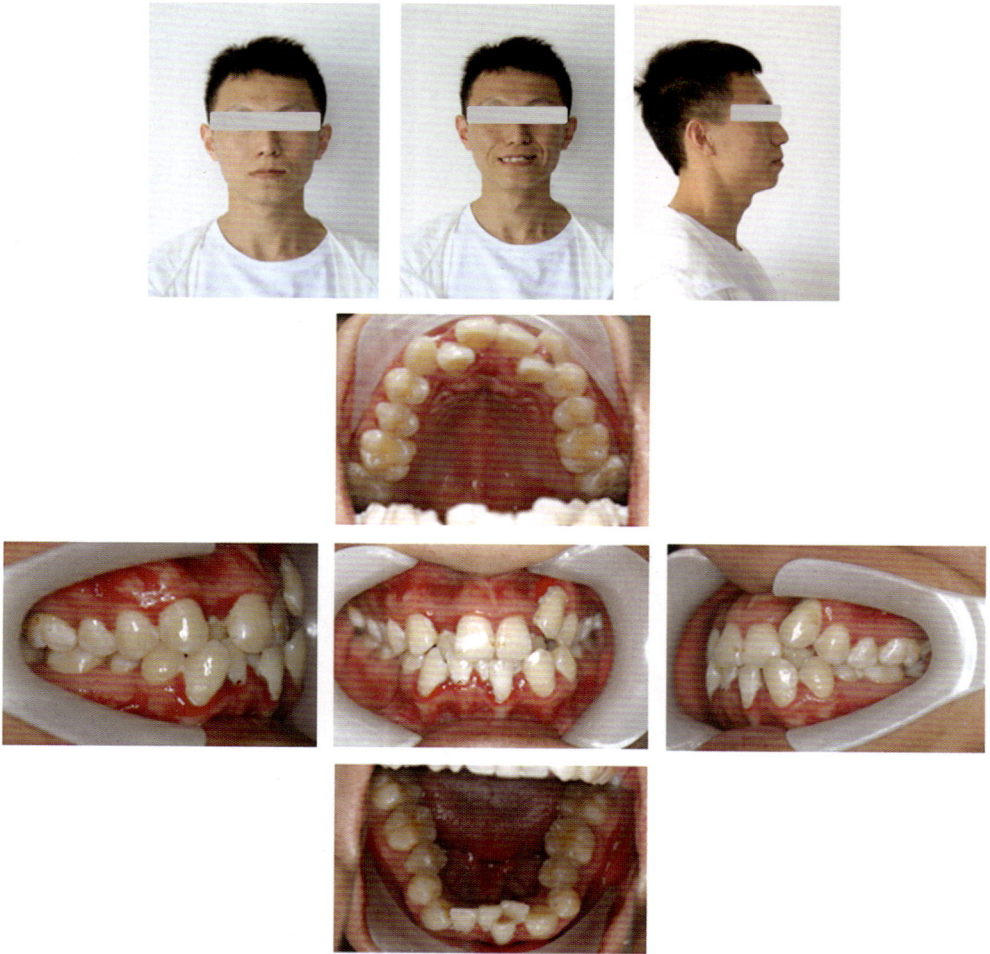

图 8-2　患者的面部与口内牙齿照片

三、模型分析

①咬合关系（尖牙磨牙）：安氏Ⅲ类。

②牙弓拥挤度分析：上牙弓拥挤 12mm，下牙弓拥挤 10mm，上下牙弓Ⅲ度拥挤度。

③中线：左移 1mm。

④Bolton 指数分析：前牙比 76.6%，正常；全牙比 89.7%，正常。

⑤Spee 曲线曲度：平缓（图 8-3）。

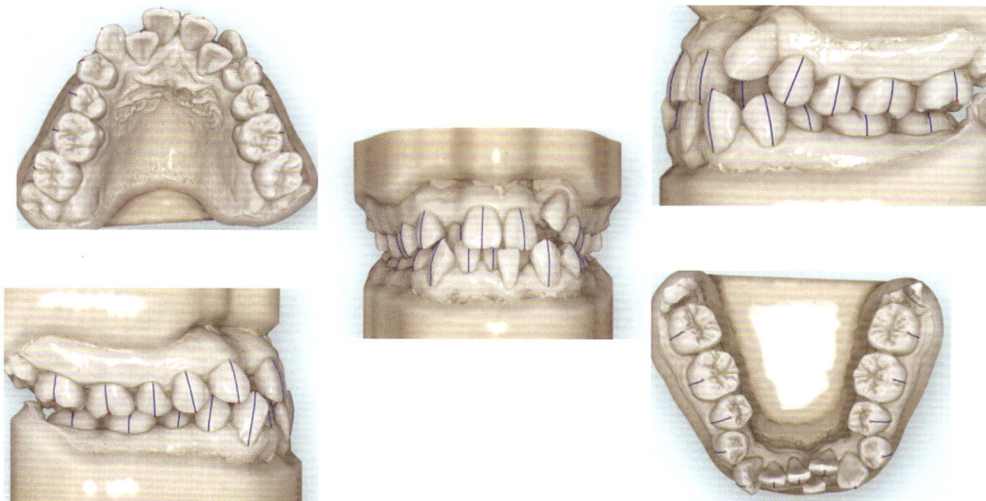

图 8-3 患者的牙齿模型照片

四、X 线检查与分析

全景片示：恒牙列，18、28、38、48 阻生，双侧髁突不对称，牙槽骨水平轻度吸收，未见明显其他异常（图 8-4）。

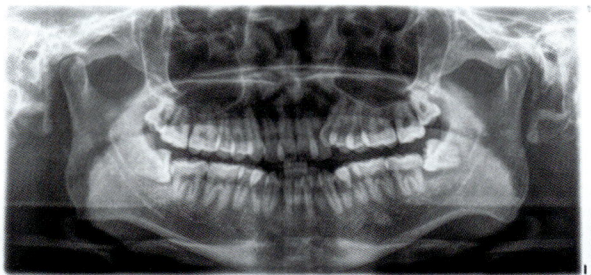

图 8-4 患者的口腔 X 线全景片（全口曲面断层片）

侧位片与头影测量分析见图 8-5。

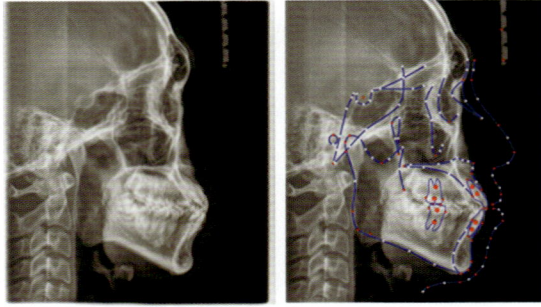

Variable	Pre-Tx	Normal
SNA	84.6	82° ±3.5°
SNB	82.7	79° ±3°
ANB	1.9	3° ±2°
Wits	−3.7	−4.5±3mm
UI-SN	113.6	102° ±5°
LI-MP	93.7	95° ±7°
FMA	31.2	42.0±4

图 8-5　患者的侧位片与头影测量结果

五、临床诊断

①安氏Ⅲ类错𬌗。

②骨性Ⅰ类。

③上下牙列Ⅲ度拥挤。

④覆盖（mm）：-3mm、覆𬌗：-Ⅰ度。

⑤其他口内情况：慢性牙周炎。

六、问题列表、治疗目标与矫治方法

患者牙齿错𬌗的问题列表与治疗目标见表 8-1。

表 8-1　患者的问题列表、治疗目标与方法

	诊断	达成方式	矫治目标
矢状向	安氏Ⅲ类 骨性Ⅰ类	拔除 14、24、34、44	安氏Ⅰ类 骨性Ⅰ类
垂直向	面下 1/3 偏高	牙套压低	控制磨牙高度
横向	上牙弓狭窄	牙套扩弓	上下匹配
中线	左偏 1.5mm	牙套调整	对齐

七、治疗计划与动画方案

1. 治疗计划

①牙列重度拥挤，安氏Ⅲ类，骨性Ⅰ类，前牙反𬌗，上切牙唇倾，下切牙舌倾，偏高角，拟拔牙全口矫治。

②拔 14、24、34、44，上颌中强支抗，下颌强支抗，利用拔牙间隙解除反𬌗，排齐上下牙列，内收上下前牙，改善微突面型，提升软组织侧貌协调与美观。

③因下前牙舌倾，数字化隐形矫治器可个性化设计下前牙正转矩。

④第一磨牙争取中性关系，前牙达正常覆𬌗覆盖关系，尽量对齐上下中线。

⑤疗程 2 ～ 2.5 年。

患者选择隐形矫治。

2. 动画方案

计划 2 周换一副，预估总治疗时间 30 个月左右。患者牙周不好，尽量设计优化附件；所有后牙远中倾斜备抗设计；尖牙近中倾斜的过矫治设计；下切牙的 10° 左右的正转矩过矫治设计等。患者的具体设计动画与牙齿移动参数显示：患者为安氏Ⅲ类病例，拥挤度比较大，所以正畸设计拔除了 14、24、34、44；由于牙周不好，我们设计了大量小号优化附件，不仅有利于卫生的维护，而且减小了隐形牙套取戴时对前牙的创伤（图 8-6）。

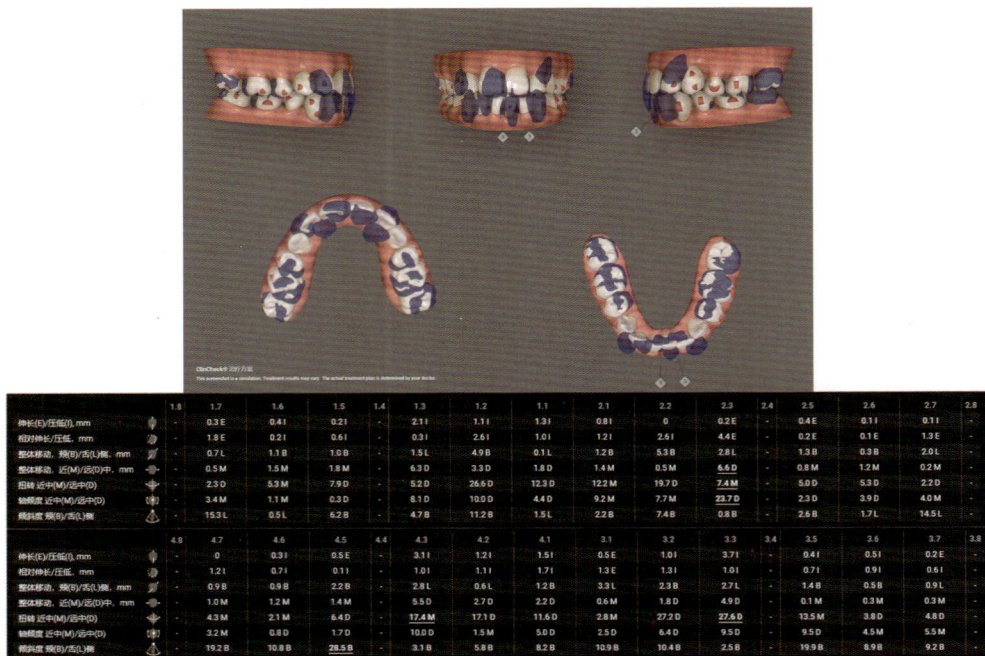

图 8-6　患者动画设计与牙齿移动参数

	1.8	1.7	1.6	1.5	1.4	1.3	1.2	1.1	2.1	2.2	2.3	2.4	2.5	2.6	2.7	2.8
伸长(E)/压低(I), mm	-	0.3E	0.4I	0.2I	-	2.1I	1.1I	1.3I	0.8I	0	0.2E	-	0.4E	0.1I	0.1I	-
相对伸长/压低	-	1.8E	0.6I	-	0.3I	2.6I	0.1I	1.2I	2.6I	4.4E	-	0.2E	0.1E	1.3E	-	
整体移动, 颊(B)/舌(L)向, mm	-	0.7L	1.1B	1.0B	-	1.5L	4.9B	0.1L	1.2B	5.3B	2.8L	-	1.3B	0.3B	2.0L	-
整体移动, 近中(M)/远中(D)中, mm	-	0.5M	1.5M	1.8M	-	6.3D	3.3D	1.8D	1.4M	0.5M	6.6D	-	0.8M	1.2M	0.4M	-
扭转度 近中(M)/远中(D)	-	2.3D	5.3M	7.9D	-	5.2D	26.6D	12.3D	12.2M	19.7D	7.4M	-	5.0D	5.3D	2.2D	-
轴倾度 近中(M)/远中(D)	-	3.4M	1.1M	0.3D	-	8.1D	10.0D	4.4D	9.2M	7.7M	23.7D	-	2.3D	3.9D	4.0M	-
倾斜度 颊(B)/舌(L)向	-	15.3L	0.5L	6.2B	-	11.2B	1.5L	2.2B	7.4B	0.8B	2.6B	-	1.7L	14.5L		

	4.8	4.7	4.6	4.5	4.4	4.3	4.2	4.1	3.1	3.2	3.3	3.4	3.5	3.6	3.7	3.8
伸长(E)/压低(I), mm	-	0	0.3I	0.5E	-	3.1I	1.2I	1.5I	0.5E	1.0I	3.7I	-	0.4I	0.5I	0.2E	-
相对伸长/压低	-	1.2I	0.7I	0.1I	-	1.0I	1.1I	1.7I	1.3E	1.3I	1.0I	-	0.1I	0.9I	0.6I	-
整体移动, 颊(B)/舌(L)向, mm	-	0.9B	0.9B	2.2B	-	2.8L	0.6L	1.2B	3.3L	2.3B	2.7L	-	1.4B	0.5B	0.9L	-
整体移动, 近中(M)/远中(D)中, mm	-	1.0M	1.4M	1.4M	-	5.5D	2.7D	0.6M	1.8D	4.9D	-	0.1M	0.3M	1.4M		
扭转度 近中(M)/远中(D)	-	4.3M	2.1M	6.4D	-	17.4M	17.1D	11.6D	2.8M	27.2D	27.6D	-	13.5M	3.8D	4.8D	-
轴倾度 近中(M)/远中(D)	-	3.2M	1.7D	-	-	5.0D	5.0D	2.5D	6.4D	-	9.5D	4.5M	5.5M			
倾斜度 颊(B)/舌(L)向	-	19.2B	10.8B	28.5B	-	3.1B	5.8B	8.2B	10.9B	10.4B	2.5B	-	19.9B	8.9B	9.2B	-

八、矫治过程与结果

总的治疗概述：2021 年 5 月开始牙周治疗，待牙周情况稳定后，2021 年 9 月开始初戴矫治器，2022 年 9 月第一阶段 47 副矫治器全部戴完，每副戴 10 天，共矫治 12 个月。

1. 治疗 9 个月（第 31 副矫治器）

由于牙齿的排齐和咬合创伤的解除，前牙区的口腔卫生得到改善，牙周病明显得到控制。动画设计中前牙根舌向转矩和磨牙远中备抗在患者牙齿上得到很好的表达，尖牙远移和各个牙齿不同方位的位移基本与动画设计一致（图 8-7）。

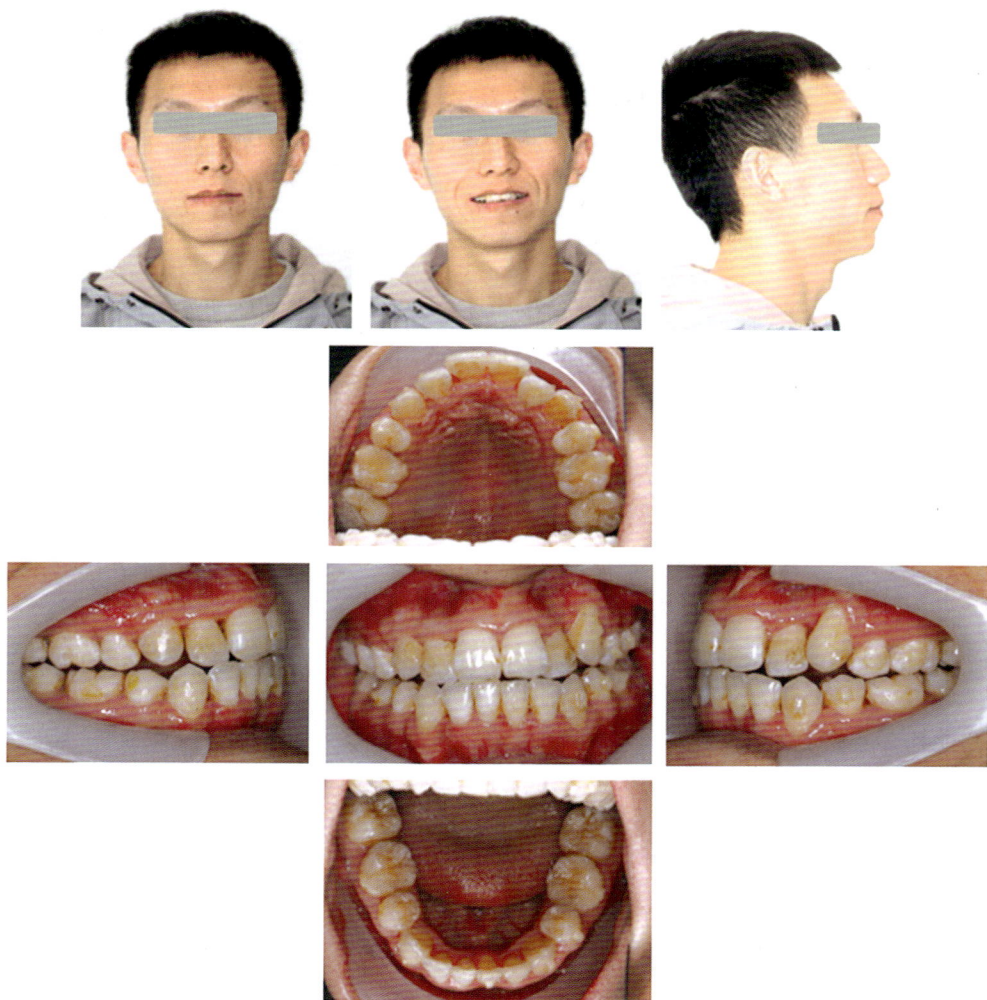

图 8-7　患者治疗 9 个月的面像、口内像

2. 治疗 12 个月（第一阶段 47 副全部戴完）

第一阶段 47 副戴完后，拔牙间隙关闭，牙列排齐，前牙反𬌗解除，两侧尖牙、磨牙关系基本达到标准 I 类关系（图 8-8）。不足之处有前牙覆𬌗覆盖未完全达到动画设计要求，后磨牙垂直向存在小许间隙，这与隐形矫治器是𬌗垫式矫正器有关，矫正器对磨牙有压低作用。第一阶段矫治结束的进展评估见图 8-9。

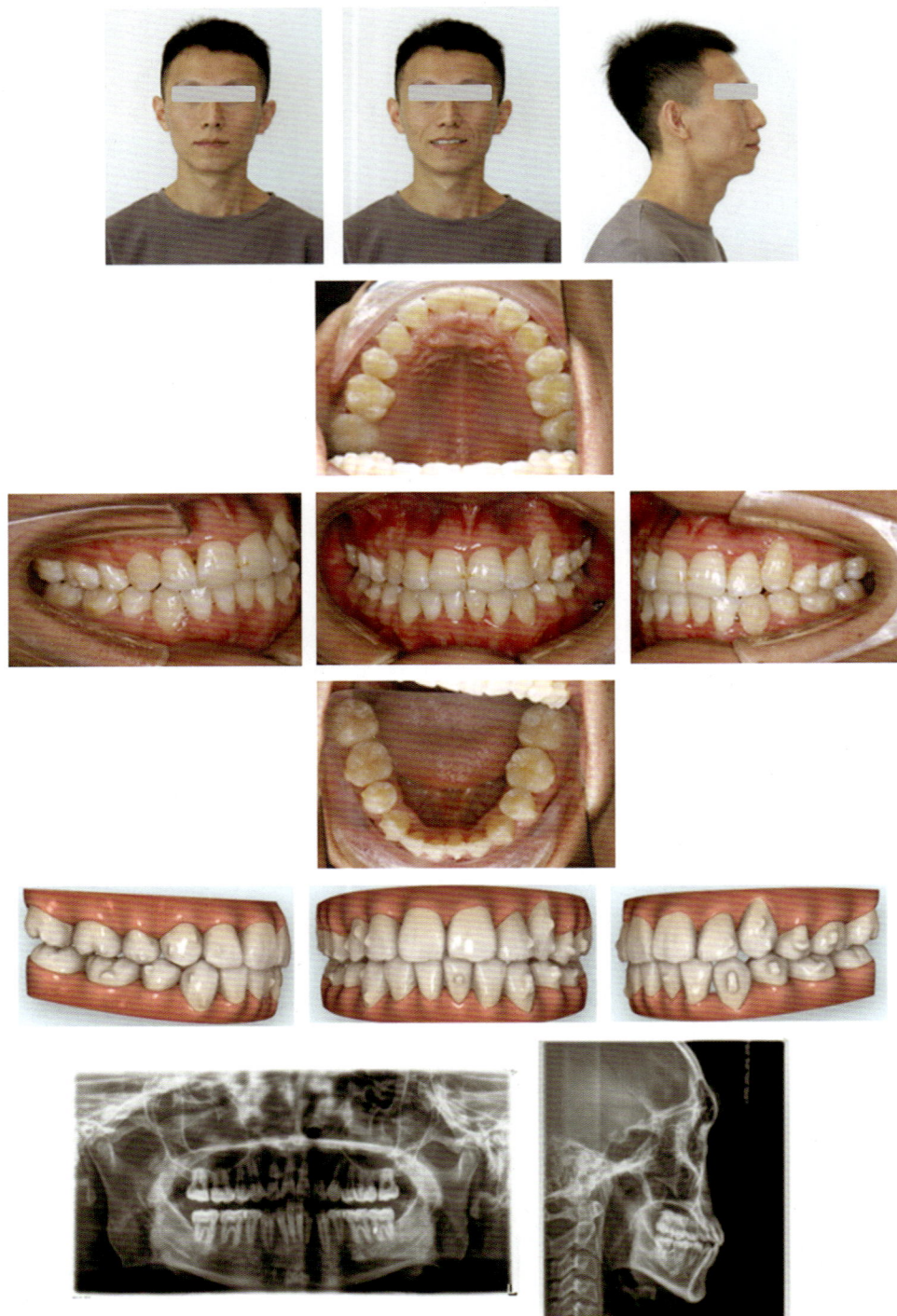

图 8-8　第一阶段治疗结束（47 副）的面像、目标位与真实移动口内像及 X 线片

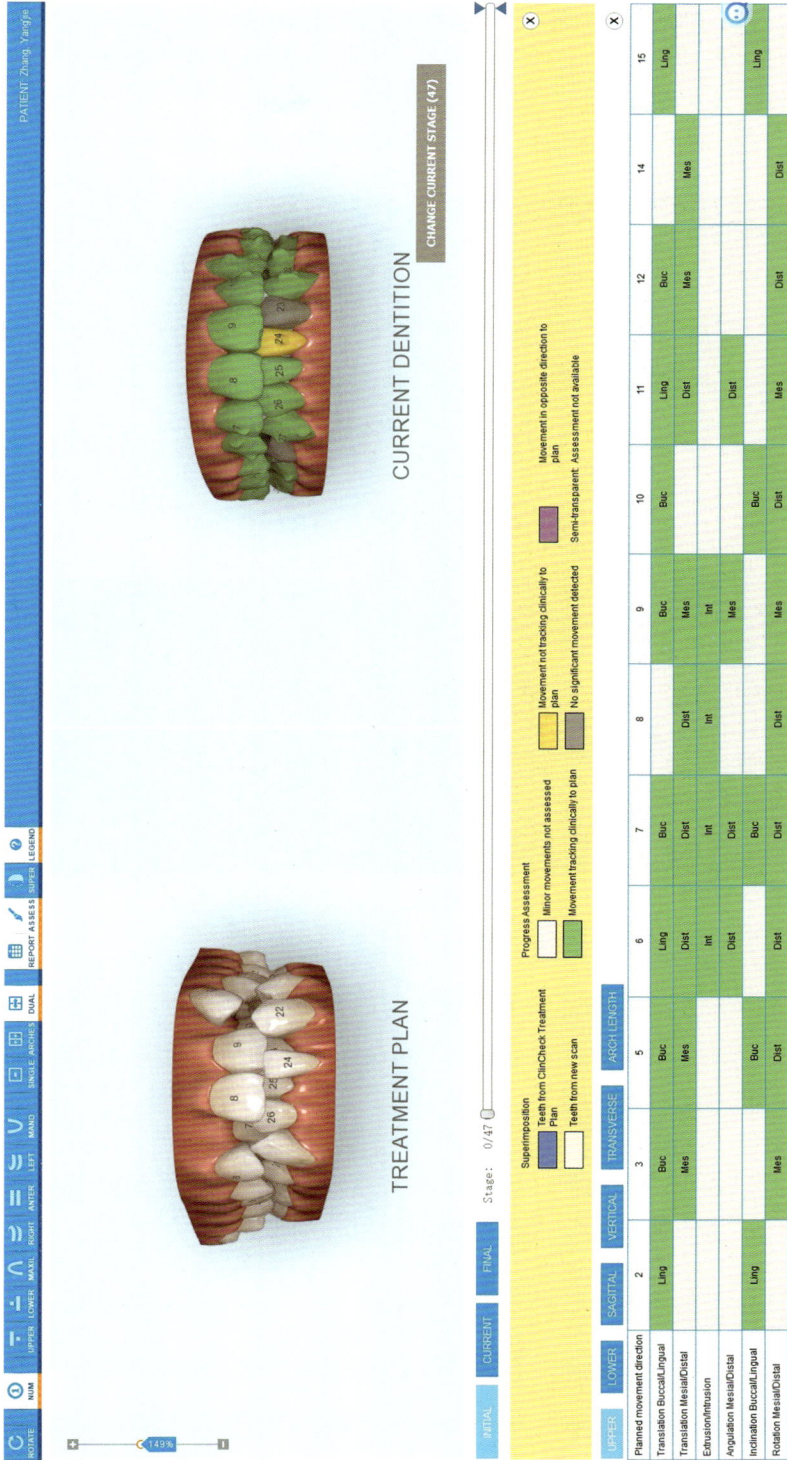

图8-9　iTero进展评估

注：iTero进展评估显示：绝大部分牙齿的移动符合设计要求；只有31舌侧的移动量未达到预期，32未监测到明显压低，45未监测到明显压低，37被动压低。

3. 重启精调（共设计 17 副矫治器）

重点是纠正前牙的重咬合与磨牙的轻咬合，进一步排齐和改善覆盖，对齐中线，该阶段放慢了牙齿移动速度，为改善前牙美观，减少"黑三角"，设计了上、下颌不对称片切，同时双侧增加了轻力的Ⅲ类牵引（图 8-10）。

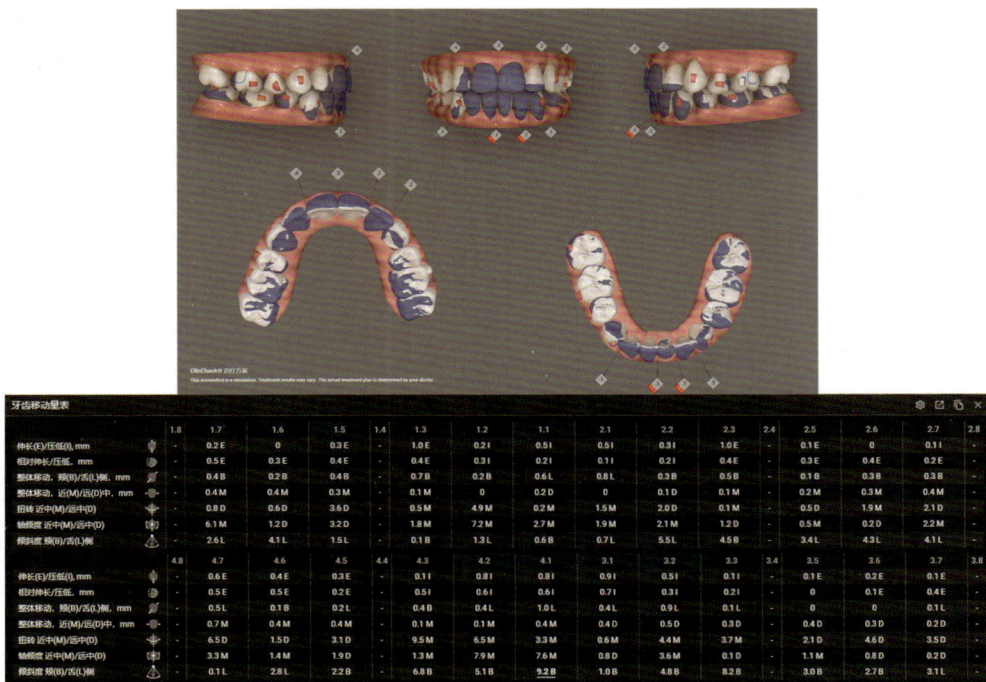

图 8-10　患者重启精调动画设计

4. 重启精调 17 副全部戴完

磨牙咬合接触更好，上下中线对齐，覆盖进一步改善，患者更加适应矫治后改变的口周软硬组织，微笑更自然，达到了精调的目标（图 8-11）。治疗前后头影测量的结果与重叠图对比见图 8-12。

5. 治疗结束后 6 个月复查

患者治疗结束后 6 个月的面像、口内像及 X 线片显示：患者的牙周病得到较好的控制，达到了正畸辅助治疗牙周病的目标（图 8-13）。

6. 治疗进程

患者的治疗进程见表 8-2。

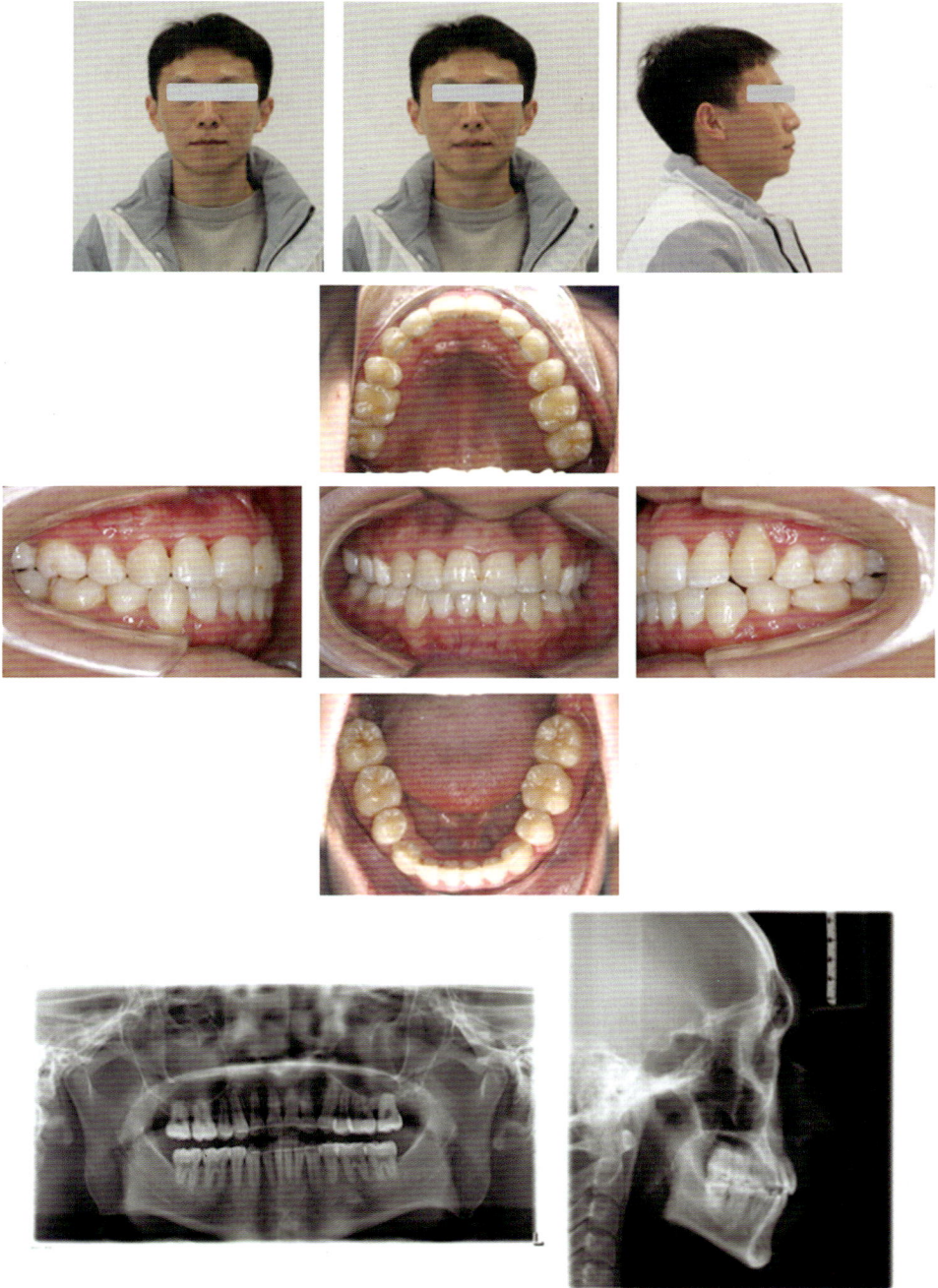

图 8-11　患者重启精调结束（17 副）的面像、口内像及 X 线片

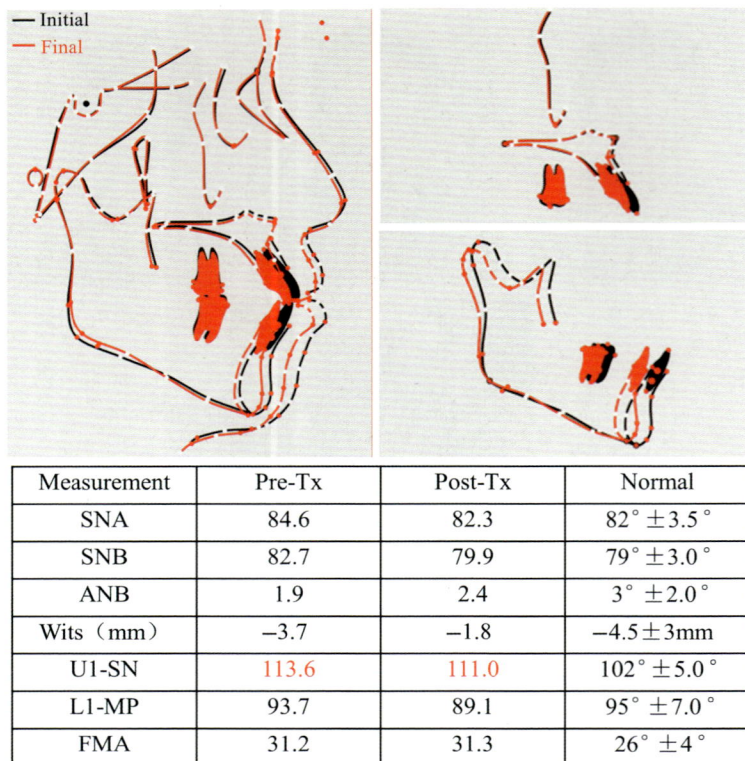

Measurement	Pre-Tx	Post-Tx	Normal
SNA	84.6	82.3	82°±3.5°
SNB	82.7	79.9	79°±3.0°
ANB	1.9	2.4	3°±2.0°
Wits（mm）	−3.7	−1.8	−4.5±3mm
U1-SN	113.6	111.0	102°±5.0°
L1-MP	93.7	89.1	95°±7.0°
FMA	31.2	31.3	26°±4°

图 8-12　患者治疗前后头影测量重叠图与测量结果对比

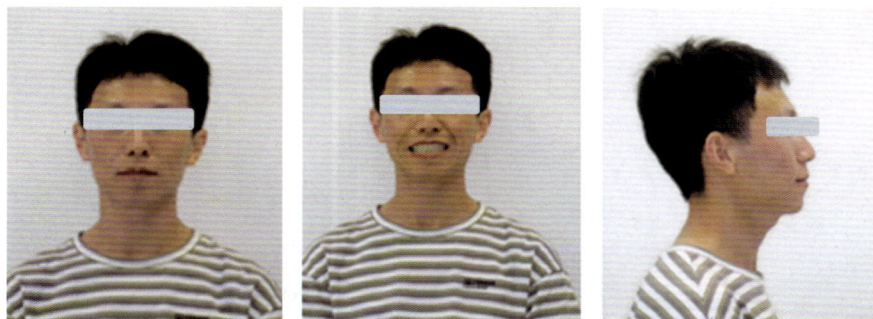

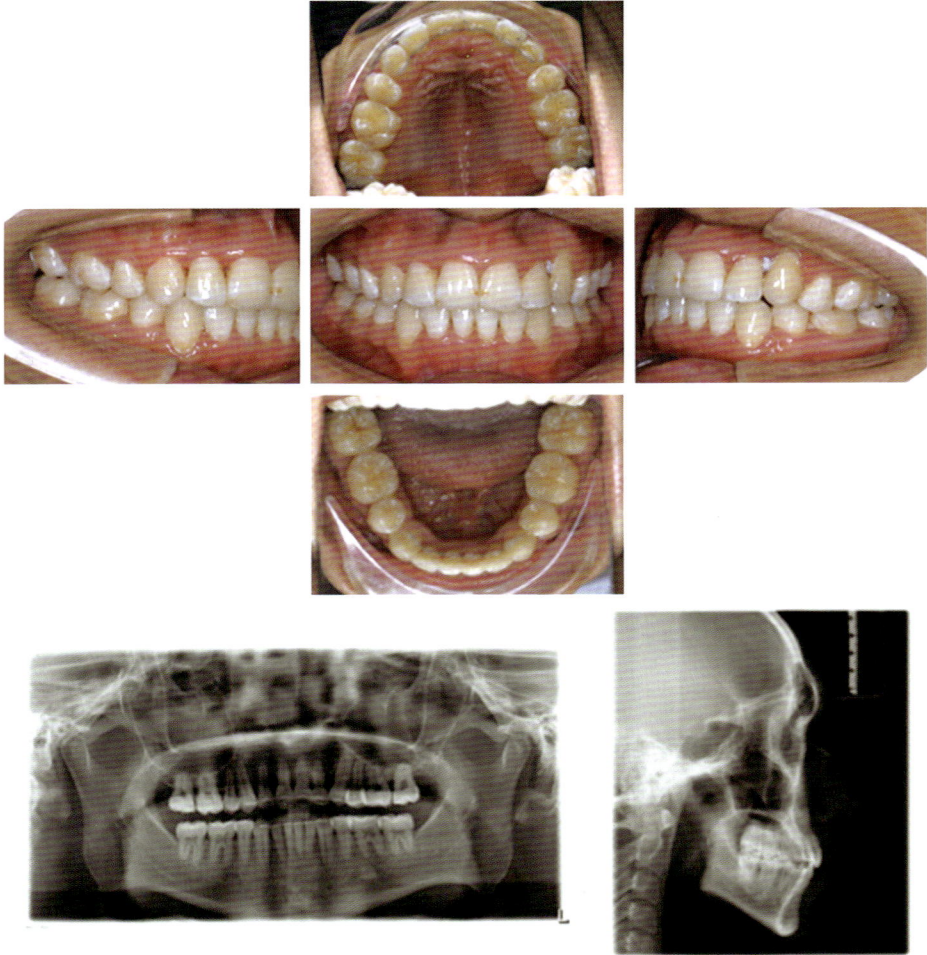

图 8-13　患者治疗结束后 6 个月的面像、真实移动口内像及 X 线片

表 8-2　患者的治疗进程

牙套更换频率	10 天
复诊频率	60 天
重启 / 精调次数	1 次
保持时长	6 个月

九、专家分析

正畸牙周联合治疗指的是将正畸学与牙周病学相结合的一种治疗方法。它的目的是通过正畸手段来改善牙齿的排列和咬合关系，同时确保牙周组织的健

康不会受到损害。具体来说，是通过正畸治疗来矫正错𬌗畸形，可以帮助改善口腔卫生和咬合创伤状况，从而降低牙周病的风险。正畸牙周联合治疗中需要坚持牙周病治疗优先原则、牙周定期复查原则，以及个性化的治疗计划原则。在牙周病患者中，选择适当的正畸器械也很重要。例如，传统的固定托槽可能会更难清洁，因此有时会考虑使用可拆卸的矫治器或无托槽隐形矫治器。本病例采用隐适美隐形矫治器，经过第一阶段的主体治疗和 1 次精细调整，达到了非常好的治疗效果。

（1）牙周健康评估：在开始隐形矫正前，进行全面的牙周健康评估，确保牙周疾病已经被控制住。检查牙龈炎症程度、牙槽骨的状况、牙齿松动度等因素。

（2）根据患者的牙周状况制订个性化的矫正计划，考虑到牙齿移动的速度和方向，以避免对牙周组织造成过度压力。根据每一颗牙齿不同情况的设计不同的移动计划，比如牙周袋深、牙槽骨吸收多的牙齿设计少的移动距离、短的移动步距以及少量多次的移动分步。

（3）隐形矫正器的设计应当避免压迫或刺激牙龈，使用的材料应当具有良好的生物相容性。例如牙周病较重、牙槽骨吸收较多、临床牙冠较长的患者牙套设计离开牙龈 2mm。

（4）如果需要使用附件来增强矫正效果，应确保它们不会对牙周组织造成额外负担。附件的位置应精确计算，避免在牙周病易发区域施加额外压力。根据具体情况尽量设计优化附件，或者利用牙周病长临床牙冠的特点不使用附件。

（5）隐形矫正器的可拆卸性使得患者可以更容易地清洁牙齿和矫正器本身。应指导患者正确的清洁方法，包括使用牙线、间隙刷、牙套清洁器及清洁片等工具。

（6）在矫正过程中，定期进行牙周检查和维护治疗，以确保没有新的牙周问题出现。根据牙周状态变化及时重启生产新的牙套来调整矫正方案。

（7）即使矫正完成后，也需要持续关注患者的牙周状况，并提供必要的后续护理，做到长期跟踪。

综上所述，牙周病患者的隐形矫正设计需要综合考虑多学科因素，确保在改善牙齿排列的同时，不损害牙周健康。因此，这类患者的治疗方案通常需要更为细致和个体化的规划。

（邱小文　刘　娟）

第九章

拔牙矫正后"骨开窗"失败病例的二次矫正 GS 解决方案

临床导读

正雅 GS 是一种颌位重建技术，适用于一定范围的隐形矫正需求，不仅可以矫正牙列问题，还可以扩展到下颌骨位置的矫正。该技术针对颌位因素导致的下颌后退、反𬌗、偏𬌗等轻度颌面畸形问题提供了有效的解决方案。

正雅 GS 系列在矫正牙齿方面具有多项优点。首先，它可以通过颌位重建技术来调整下颌骨的位置，从而实现更完善的矫正结果。其次，该技术是一种隐形矫正方式，不仅结果自然，而且在美学上更具优势，矫正期间不会影响患者的外观。另外，正雅 GS 系列针对轻度颌面畸形问题的矫正结果较为明显，可以有效改善患者的面部轮廓和功能。

本病例是一例二次矫正的患者，患者在外院拔除 4 颗第一前磨牙进行了 2 年的固定矫治。在结束固定矫治前患者知道自己出现了前牙内倾，部分前牙有"骨开窗"的情况，双侧颞下颌关节出现紊乱，以及自觉下颌较矫正前有后退等问题。患者因学习原因要离开所在城市，故主动要求结束矫治，临时保持 8 个月后来我院继续矫治。我们采用正雅 GS 的 S8 系列给患者进行二次矫治，现将矫治结果、经验总结与心得体会呈现给大家，希望能给大家提供有价值的临床参考。

一、病例简介

患者，女，22 岁，2021 年 3 月初诊（图 9-1）。

主诉：前门牙深咬合，要求二次正畸治疗。

现病史：八个月前在外院主动结束固定矫治，现觉门牙内扣，颞下颌关节不适，求二次矫治。

家族史：无特殊。

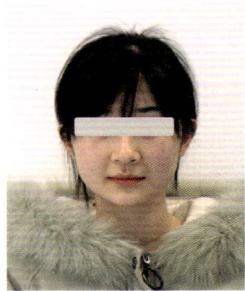

图 9-1 患者正面观

口腔习惯：无影响口腔健康的不良习惯。

二、专科检查

恒牙列，牙列式：上颌 8-8/下颌 8-8，26 根管治疗术后，27 残根，28 慢性根尖周炎；第一磨牙为远中关系，上下中线齐，上下前牙内倾性深覆𬌗，前牙区根型明显，CT 检查 11、21 明显"骨开窗"；上下牙弓均为卵圆形。口腔卫生一般。软组织正面观左右部不对称，右侧稍大，面 1/3 微偏短，微笑时轻微露龈笑，45 度和侧面观，软组织侧貌微凹（图 9-2）。

功能检查：开口度、开口型均未见异常，触及颞下颌关节弹响。

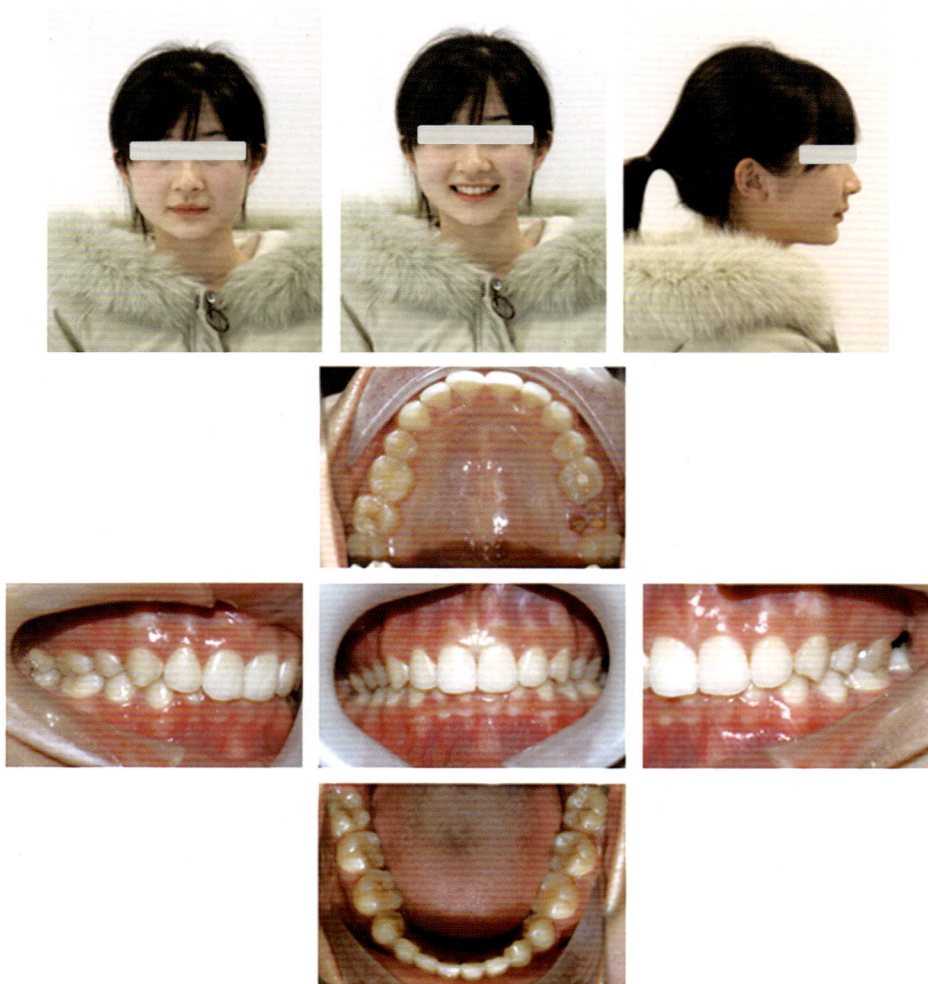

图 9-2 患者的面部与口内牙齿照片

三、模型分析

①咬合关系（尖牙磨牙）：安氏Ⅱ类。

②覆𬌗：Ⅱ度深覆𬌗。

③中线：基本对称。

④ Bolton 指数分析：前牙比 76.58%，正常；全牙比 90.02%，正常。

⑤ Spee 曲线曲度：稍陡（图 9-3）。

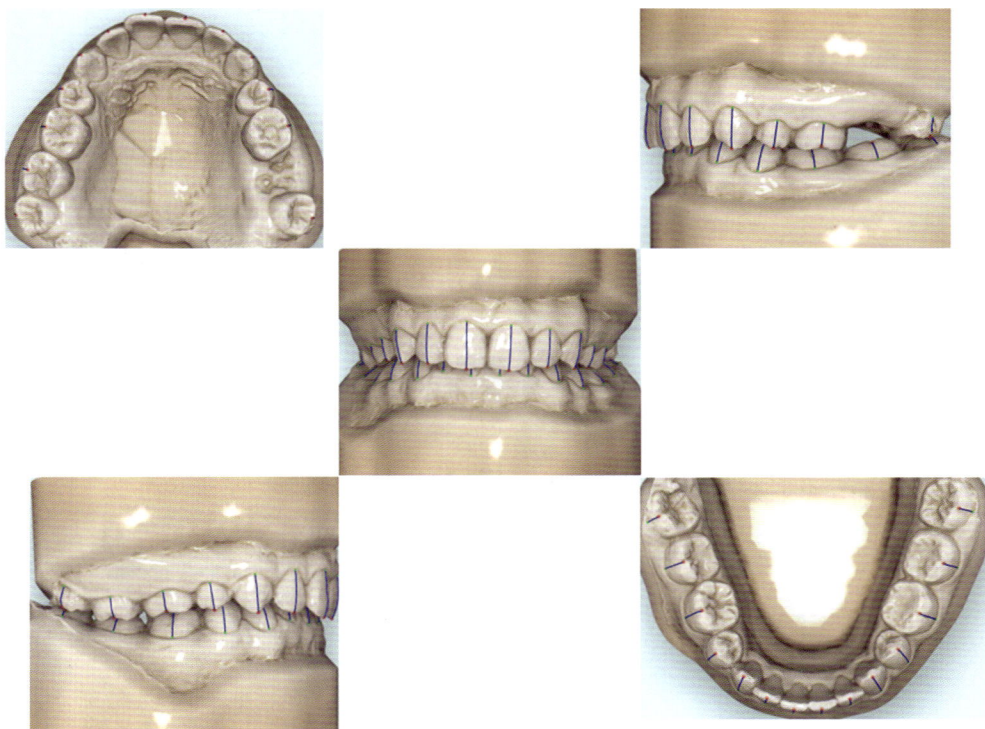

图 9-3　患者的牙齿模型照片

四、X 线检查与分析

全景片示：恒牙列，26 根管治疗术后，27 残根，28 近中邻面龋、根尖阴影，18、28、38、48 萌出，双侧髁突不对称，未见明显其他异常（图 9-4）。患者 11、21CT 截图见图 9-5。

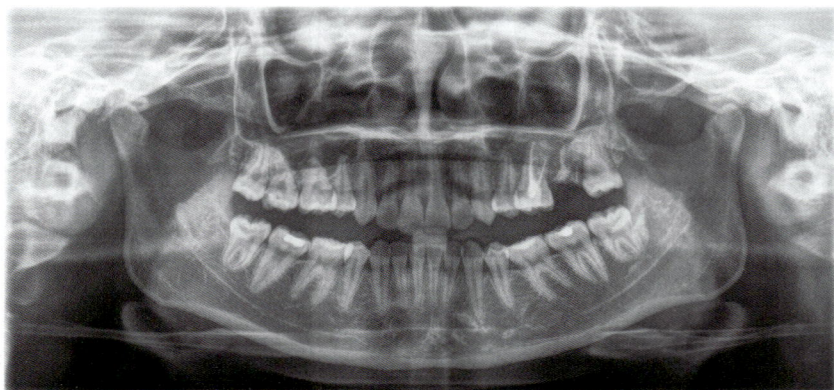

图 9-4 患者的口腔 X 线全景片（全口曲面断层片）

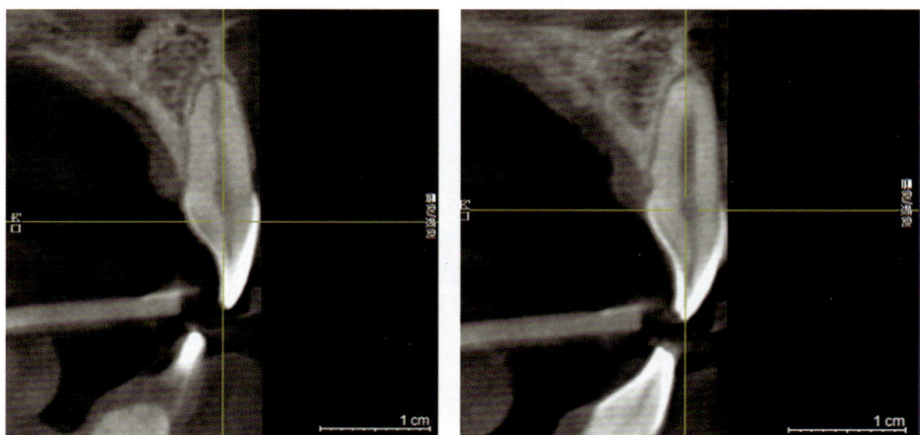

图 9-5 患者的前牙根尖 X 线片（11CT 和 21CT）

侧位片与头影测量分析见图 9-6。

五、临床诊断

①安氏 Ⅱ 类错𬌗。

②骨性 Ⅱ 类。

③中线：基本对齐。

④覆盖：正常；覆𬌗：Ⅲ 度。

⑤其他口内情况：27 残根，28 慢性根尖周炎。

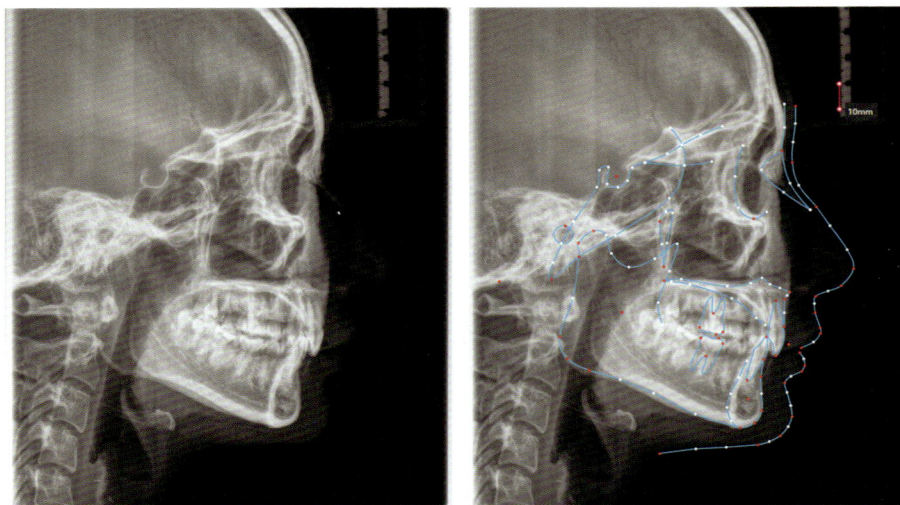

测量项目	标准值	标准差	测量值	测量结果描述
SNA	82.8	4.0	82.18	上颌骨相对前颅底平面的位置正常
SNB	80.1	3.9	75.98	下颌骨相对前颅底平面后缩
ANB	2.7	2.0	6.20	骨性Ⅱ类趋势
FH-NPo(面角)	85.4	3.7	83.56	颏位正常
NA-APo(颌凸角)	6.0	4.4	12.26	上颌相对面部前突
FH-MP(下颌平面角)	31.1	5.6	23.81	水平生长型，下颌体平
SGn-FH(Y轴角)	66.3	7.1	63.80	颏部发育正常
MP-SN	32.5	5.2	30.52	下颌体陡度正常
Po-NB(mm)	1.0	1.5	1.57	颏部突度正常
U1-NA(mm)	5.1	2.4	-3.71	上中切牙突度小
U1-NA	22.8	5.7	1.04	上中切牙舌倾
L1-NB(mm)	6.7	2.1	0.70	下中切牙突度小
L1-NB	30.3	5.8	17.88	下中切牙舌倾
U1-L1(上下中切牙角)	125.4	7.9	156.96	上下中切牙的相对突度小
U1-SN	105.7	6.3	81.14	上中切牙相对前颅底平面舌倾
IMPA(下中切牙-下颌平面角)	92.6	7.0	91.38	下前牙相对下颌平面唇倾度正常

图 9-6 患者的侧位片与头影测量结果

六、问题列表、治疗目标与矫治方法

患者牙齿错𬌗的问题列表与治疗目标见表 9-1。

表 9-1 患者的问题列表、治疗目标与方法

	诊断	达成方式	矫治目标
矢状向	安氏Ⅱ类 骨性Ⅱ类	拔除 18、27、28、38、48	安氏Ⅰ类 骨性Ⅰ类
垂直向	面下 1/3 偏短	垂直牵引	升高磨牙高度
横向	窄	牙套扩弓	上下匹配
中线	齐	维持	维持

七、治疗计划与动画方案

1. 治疗计划

①患者选择 GS 隐形矫治。

②拔除 18、27、38、48，用 GS 的 S8 矫正器，上颌推磨牙往后，适当扩弓，排齐上牙列，调整上、下前牙转矩，再压低上、下前牙，改善"露龈笑"，导下颌往前，提升软组织侧貌协调与美观。

③因上下前牙都有舌倾情况，数字化隐形矫治器可个性化设计前牙根舌向转矩，把"骨开窗"的前牙牙根重新压入牙槽骨内。

④争取做到磨牙中性关系，前牙达正常覆𬌗覆盖，维持上下中线对齐。

⑤分为第一、第二两个阶段，疗程 2 ～ 2.5 年。

2. 动画方案

患者为安氏Ⅱ类Ⅱ分类病例，已经拔除 4 颗第一前磨牙，上前牙内倾，下颌发育较好，下颌颌位性后退，故设计正雅 GS 矫正器的 S8 导下颌往前，调整颞下颌关节的盘突窝关系，诱导咬合进入正确位置，从而实现理想的安氏Ⅰ类磨牙关系，改善侧貌，第一阶段共 31 副矫治器（图 9-7）。

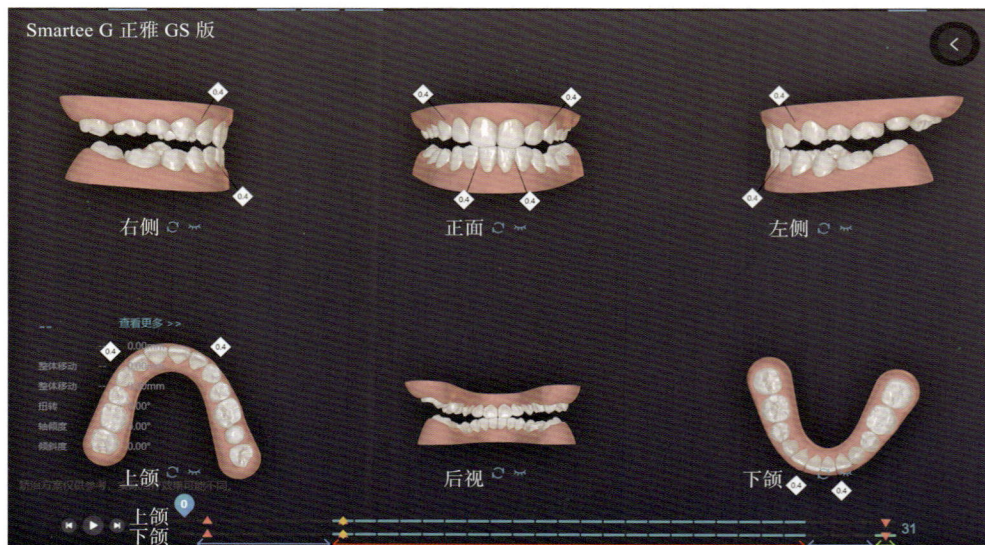

图 9-7　患者第一阶段动画设计

八、矫治过程与结果

总的治疗概述：第一阶段为下颌前导的阶段，S8 矫治器𬌗面有前导𬌗垫。

第一阶段经过 31 副前导矫治器，下颌被前导至合适的位置，这个位置是稳定且可重复的，颞下颌关节盘突窝关系得到调整。再经过第二阶段的精调，继续调整前牙转矩并压低，磨牙的伸长与对接，上下牙列排齐，完成咬合重建。治疗过程如下：

1. 第一阶段第 23 副矫治器

正畸治疗过程中，由 S8 导下颌向前，下颌新位置稳定且可重复。磨牙区出现标志性的开𬌗，前牙浅覆𬌗浅覆盖，且上、下前牙内倾都得到改善，牙套正转矩得到很好的表达（图 9-8）。

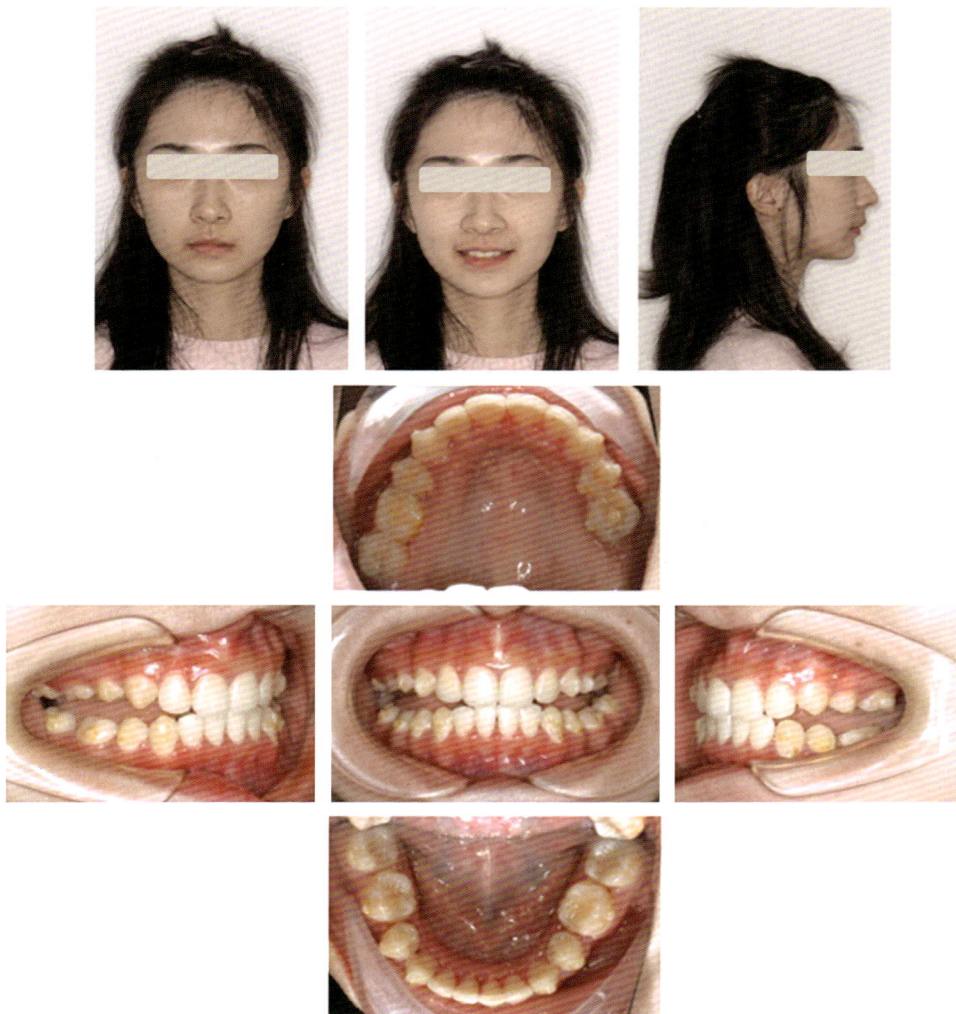

图 9-8　第一阶段第 23 副矫治器的面像与真实移动口内像

2. 第一阶段第 31 副矫治器

患者第一阶段治疗结束时的面像、口内像、X 线片及头影测量结果见图 9-9、图 9-10。

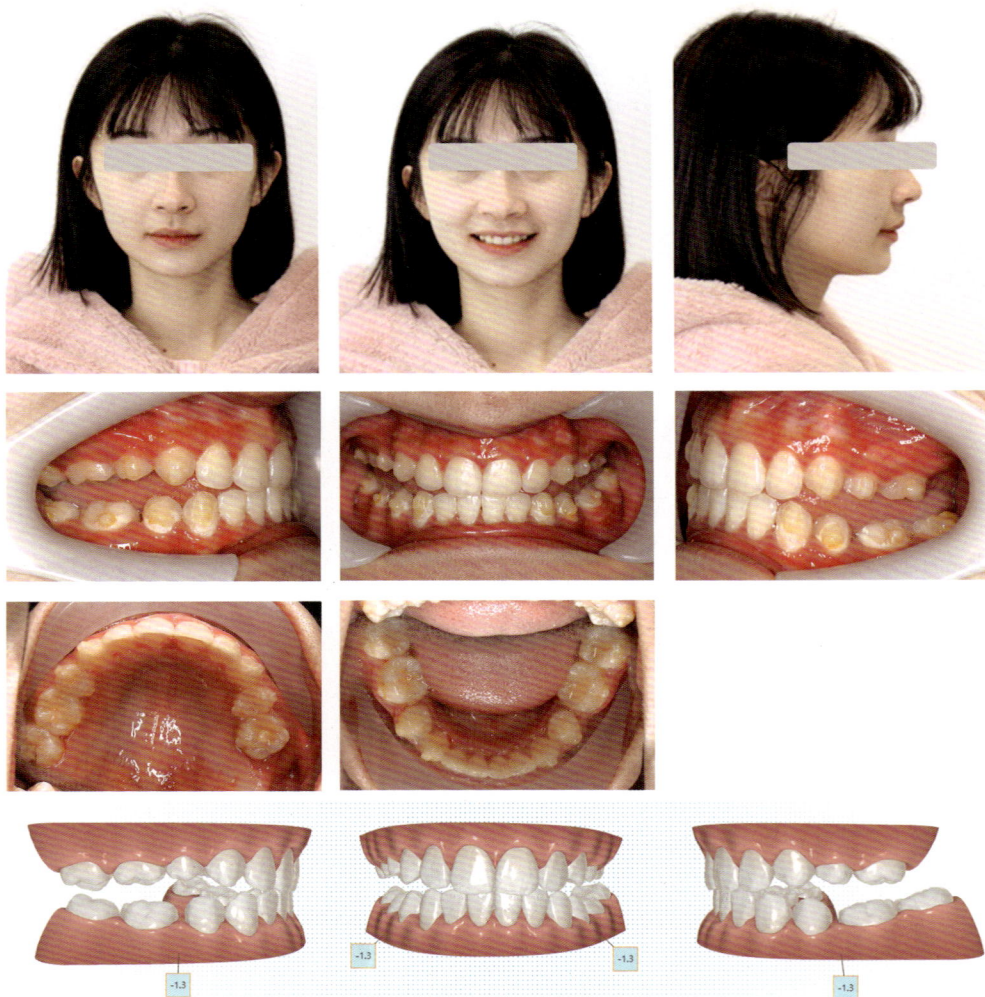

图 9-9　第一阶段治疗结束（共 31 副矫正器）的面像、目标位与真实移动口内像

注：第一阶段 31 副戴完之后，下颌前导达设计预期，下颌位置稳定且可重复。

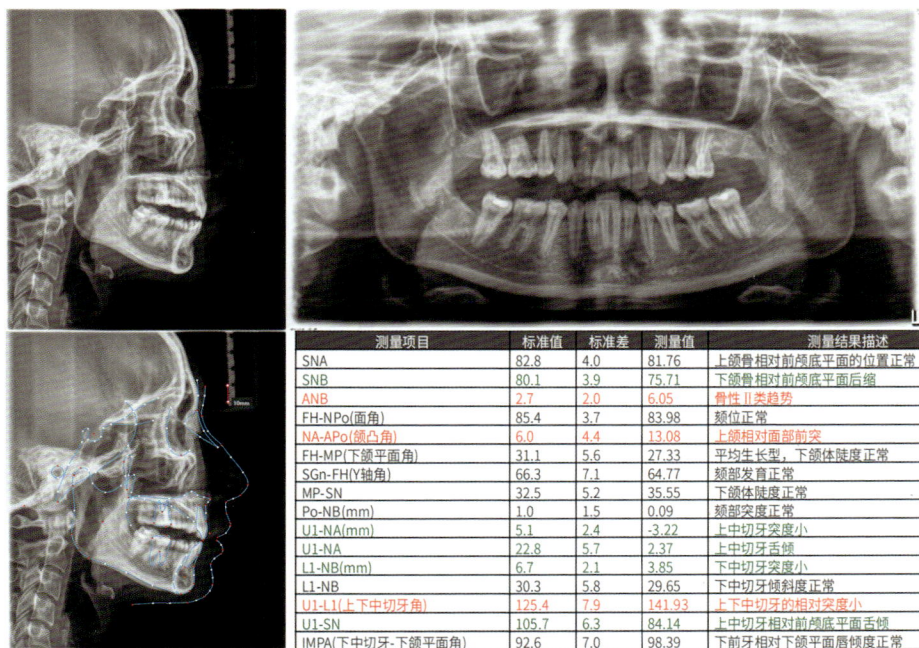

测量项目	标准值	标准差	测量值	测量结果描述
SNA	82.8	4.0	81.76	上颌骨相对前颅底平面的位置正常
SNB	80.1	3.9	75.71	下颌骨相对前颅底平面后缩
ANB	2.7	2.0	6.05	骨性Ⅱ类趋势
FH-NPo(面角)	85.4	3.7	83.98	颏位正常
NA-APo(颌凸角)	6.0	4.4	13.08	上颌相对面部前突
FH-MP(下颌平面角)	31.1	5.6	27.33	平均生长型，下颌体陡度正常
SGn-FH(Y轴角)	66.3	7.1	64.77	颏部发育正常
MP-SN	32.5	5.2	35.55	下颌体陡度正常
Po-NB(mm)	1.0	1.5	0.09	颏部突度正常
U1-NA(mm)	5.1	2.4	-3.22	上中切牙突度小
U1-NA	22.8	5.7	2.37	上中切牙舌倾
L1-NB(mm)	6.7	2.1	3.85	下中切牙突度小
L1-NB	30.3	5.8	29.65	下中切牙倾斜度正常
U1-L1(上下中切牙角)	125.4	7.9	141.93	上下中切牙的相对突度小
U1-SN	105.7	6.3	84.14	上中切牙相对前颅底平面舌倾
IMPA(下切牙-下颌平面角)	92.6	7.0	98.39	下前牙相对下颌平面唇倾度正常

图 9-10　第一阶段治疗结束 X 片及头影测量的结果

3. 第二阶段共设计 18 副矫治器

第二阶段治疗重点是对接咬合，包括继续调整前牙的角度，加适当的根舌向转矩，把"骨开窗"的牙根重新牙齿牙槽骨内，然后压低前牙，升高磨牙，使磨牙关系达到安氏Ⅰ类（图 9-11）。

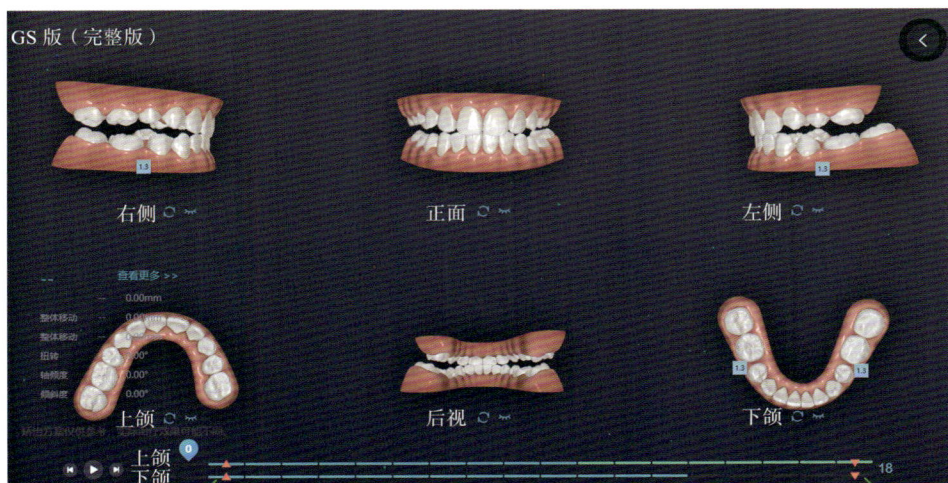

图 9-11　患者第二阶段动画设计

患者第二阶段佩戴第 6 副、第 13 副的面像口内像见图 9-12、图 9-13。

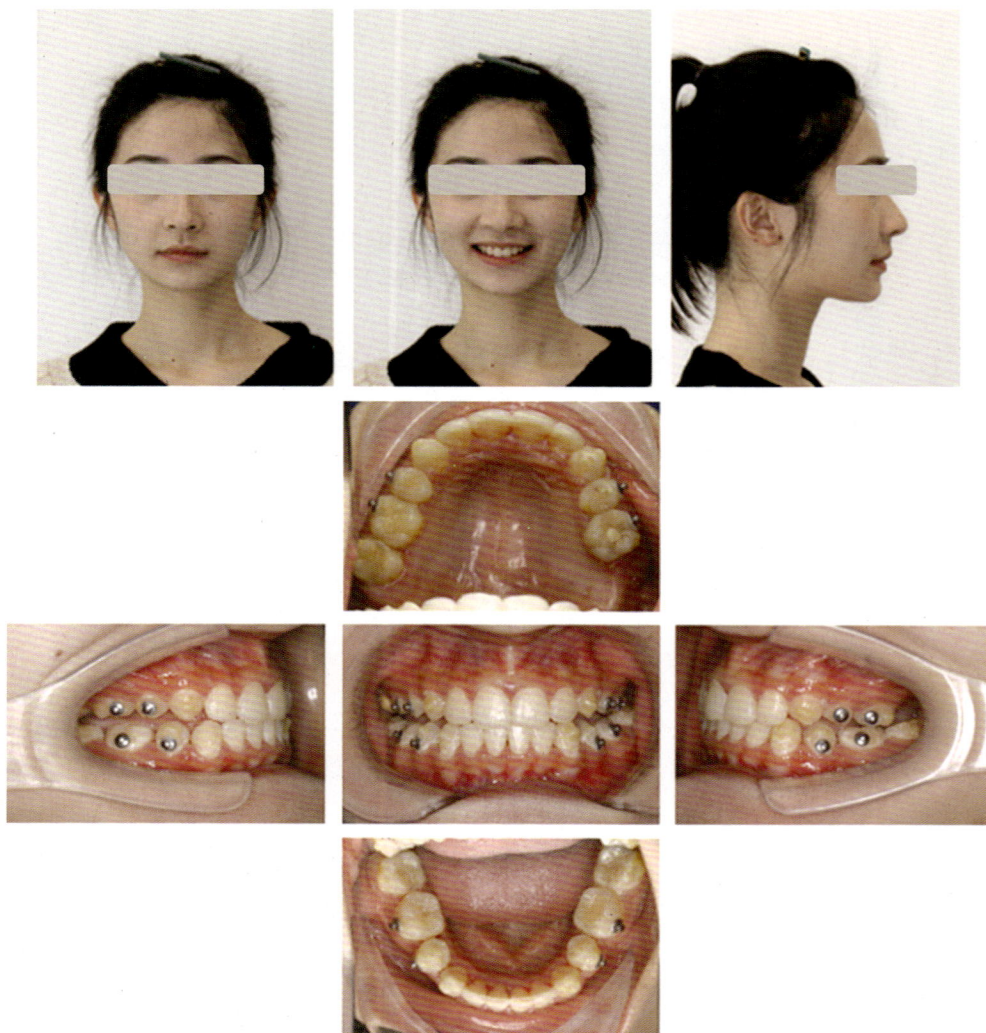

图 9-12　第二阶段第 6 副矫治器的面像与真实移动口内像

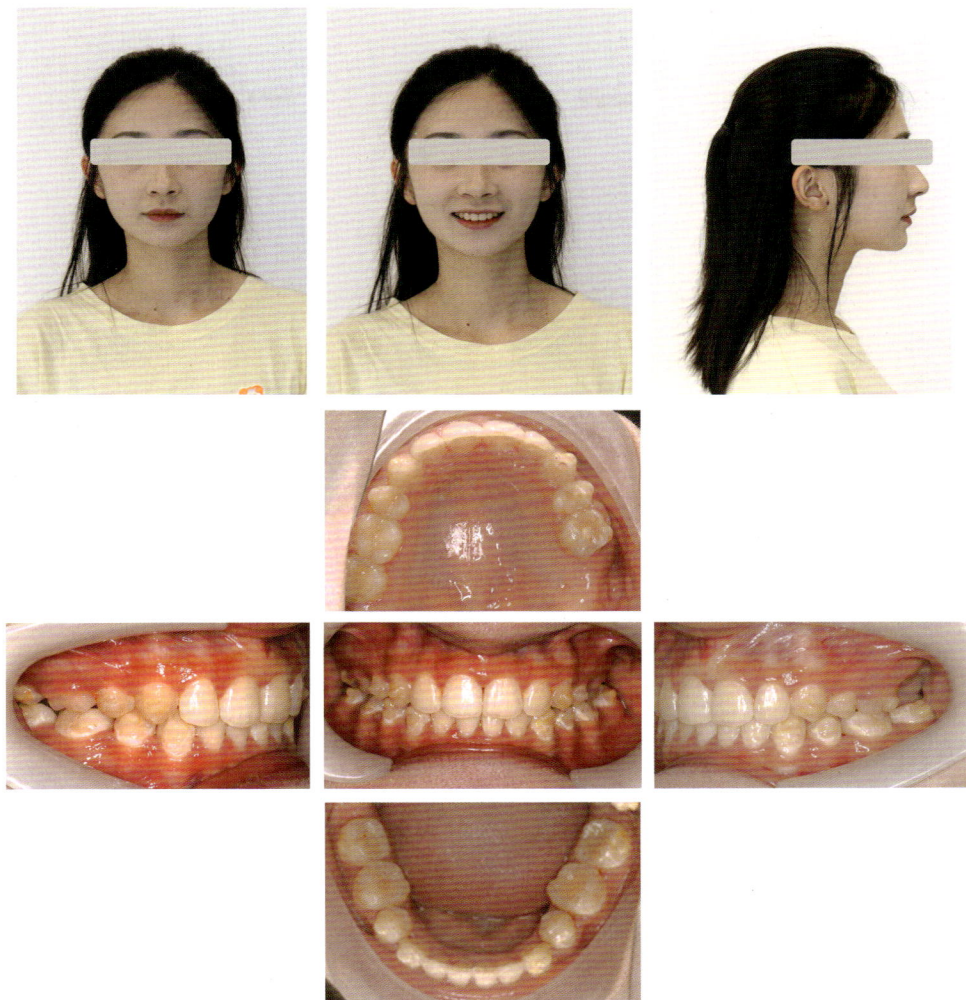

图 9-13　第二阶段第 13 副矫治器的面像与真实移动口内像

4. 第二阶段第 18 副矫治器

第二阶段治疗后，达到了 S8 最终设计目标：下颌前导成功，磨牙咬合实现安氏 I 类对接，上下中线对齐，前牙不再内倾，前牙覆𬌗覆盖正常，"露龈笑"得到改善。患者自己觉得下巴出来了，关节也舒服了，微笑更自然了（图 9-14）。

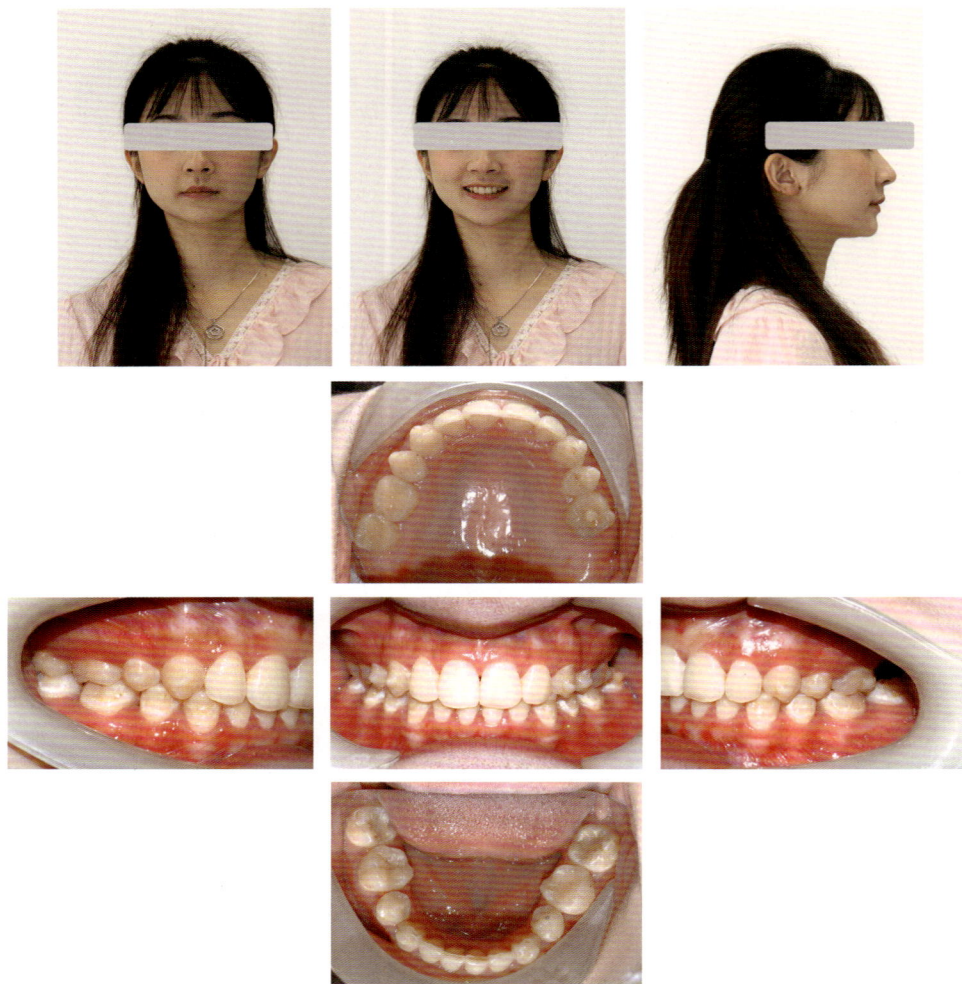

图 9-14　第二阶段治疗结束的面像与真实移动口内像

对不同阶段的侧位片进行前后对比和头影重叠结果不难发现，从治疗前初始的内倾性深覆𬌗和下颌后退；到第一阶段结束侧位片显示下颌明显前导，前牙浅覆𬌗和后牙磨牙开𬌗；再到第二阶段结束时前牙完成转矩的调整，"骨开窗"牙根的重新压入，前牙压低以及磨牙升长对接为安氏 I 类关系，所有的治疗结果均已达到预期设计（图 9-15、图 9-16）。

第二阶段治疗结束时前牙 11 和 21 的牙根明显被重新压入牙槽骨中，"骨开窗"的情况得到完美治疗（图 9-17），而且由于患者在第一次外院矫治中的时同期植入 4 颗支抗钉感受不好，患者拒绝再使用支抗钉，所以在此次二次正畸过程中我们并没有再用支抗钉。由于 S8 矫正器本身的特点——在导下颌往前的过程中下颌对上颌有支抗保护作用，所以上颌能在不用支抗钉保护的情况下完成对上前牙的控根内收，实现前牙牙根在"骨开窗"的情况下重新压入牙槽骨。甚至还在下颌前导的同时，下颌对上颌的支抗支持可以实现同时推上磨牙往后，而不需要使用支抗钉提供额外的支抗。当然，本例中下颌的支抗是由它下前牙的内倾提供的，如果没有下前牙内倾提供支抗则需要植入支抗钉保护下前牙的支抗。

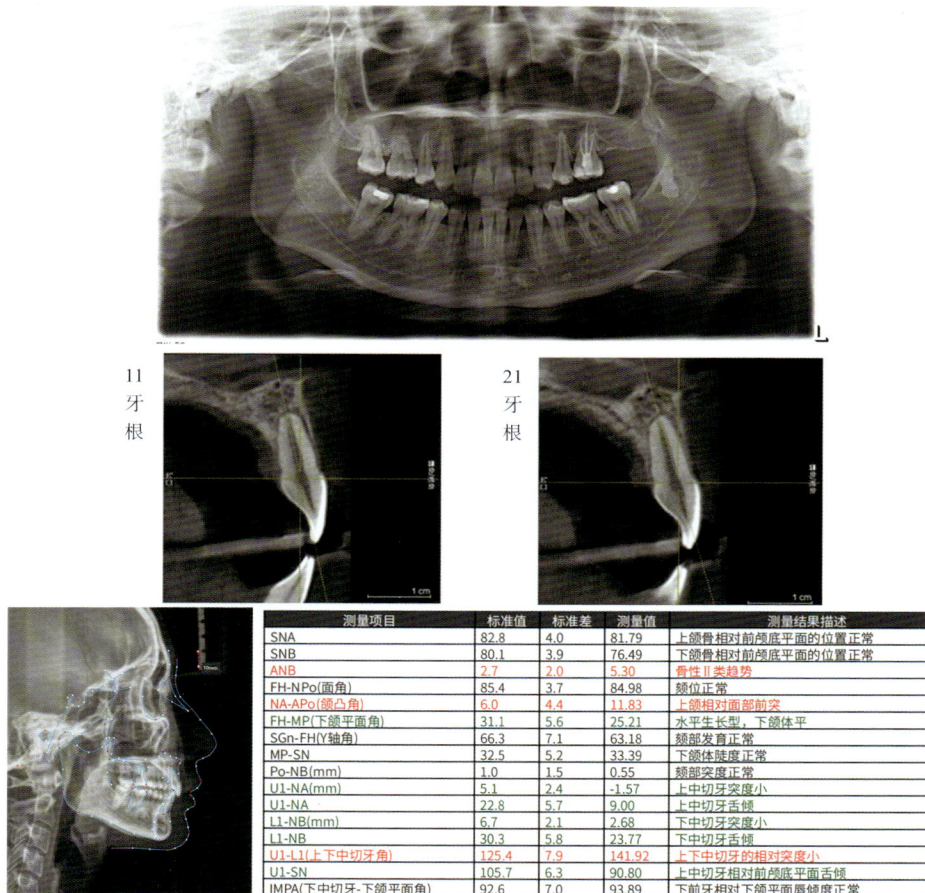

测量项目	标准值	标准差	测量值	测量结果描述
SNA	82.8	4.0	81.79	上颌骨相对前颅底平面的位置正常
SNB	80.1	3.9	76.49	下颌骨相对前颅底平面的位置正常
ANB	2.7	2.0	5.30	骨性II类趋势
FH-NPo(面角)	85.4	3.7	84.98	颏位正常
NA-APo(颌凸角)	6.0	4.4	11.83	上颌相对面部前突
FH-MP(下颌平面角)	31.1	5.6	25.21	水平生长型，下颌体平
SGn-FH(Y轴角)	66.3	3.7	63.18	颏部发育正常
MP-SN	32.5	5.2	33.39	下颌体陡度正常
Po-NB(mm)	1.0	1.5	0.55	颏部突度正常
U1-NA(mm)	5.1	2.4	-1.57	上中切牙突度小
U1-NA	22.8	5.7	9.00	上中切牙舌倾
L1-NB(mm)	6.7	2.1	2.68	下中切牙突度小
L1-NB	30.3	5.8	23.77	下中切牙舌倾
U1-L1(上下切牙角)	125.4	7.9	141.92	上下切牙的相对突度小
U1-SN	105.7	6.3	90.80	上中切牙相对前颅平面舌倾
IMPA(下中切牙-下颌平面角)	92.6	7.0	93.89	下前牙相对下颌平面唇倾度正常

图 9-15　第二阶段治疗结束的 X 线片及头影测量的结果

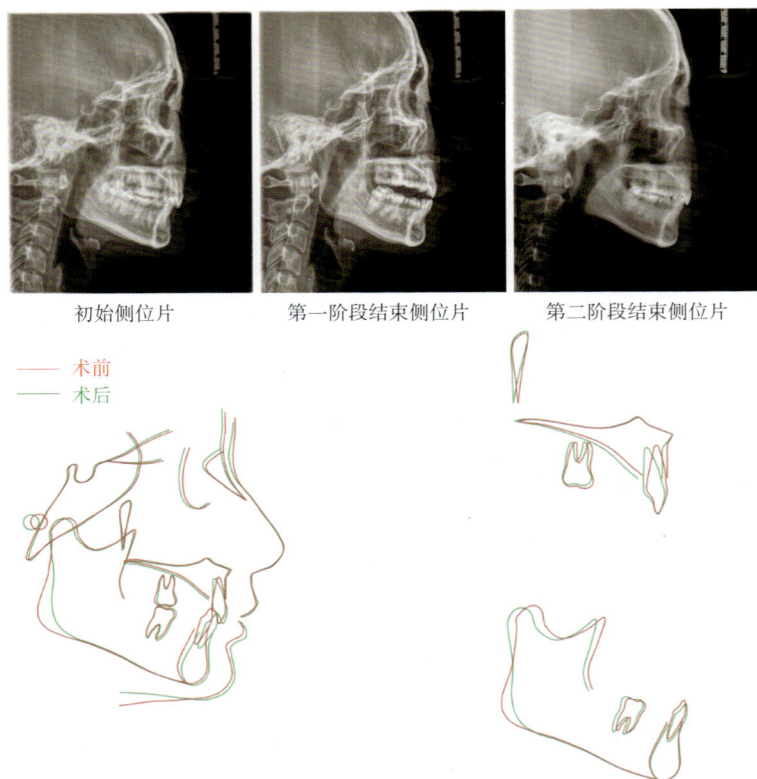

初始侧位片　　　　第一阶段结束侧位片　　　　第二阶段结束侧位片

—— 术前
—— 术后

图 9-16　第二阶段结束侧位片与第一阶段结束和治疗前侧位片对比以及治疗前后头影重叠图

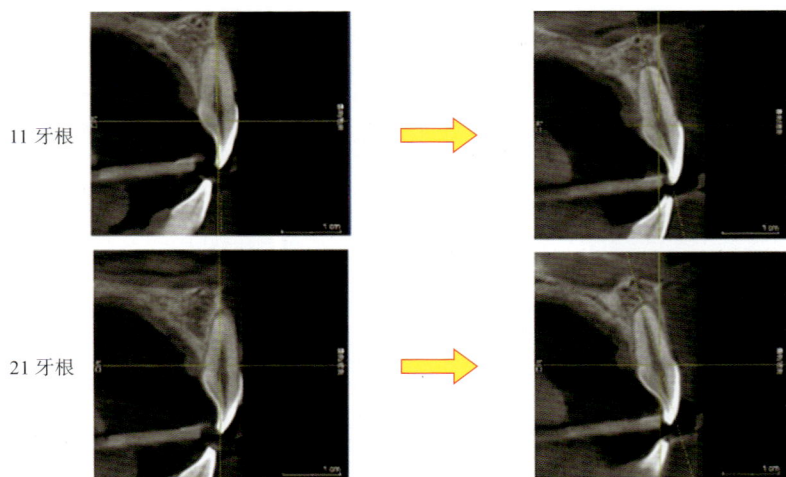

11 牙根

21 牙根

图 9-17　第二阶段治疗结束前门牙根尖片与治疗前对比

九、专家分析

正雅 GS 技术是正雅集团与沈刚正畸团队联合研发的，用矫形技术解决颌位因素错𬌗畸形的中国方案。该技术针对因颌位因素导致的下颌骨易位，进行下颌位置调整，颞下颌关节组织改建，从而实现咬合重建。例如用 GS 系列的 S8 矫治颌位性因素导致的下颌颌位失状向后退、用 GS 系列的 S10 矫治颌位性因素导致的下颌颌位失状向前徙的反𬌗和水平向偏斜的偏𬌗等临床上都能得到比较满意的疗效。

本患者在第一次矫治中主动要求结束矫正，除了患者要离开所在城市到外地上大学的客观原因外，患者明白自己是安氏Ⅱ类患者，矫治早期使用了细丝关缝，然后又用支抗钉强力内收关闭剩余间隙，所以出现了前牙内倾和"骨开窗"的情况。伴随着前牙内倾和覆𬌗加深，患者觉得下颌出现了后退和颞下颌关节不适的症状。经过医生半年多的"补救矫治"后，患者发现上述情况并没有得到明显改善，故主动结束了矫治。由此可知，患者治疗前为安氏Ⅱ类Ⅰ分类病例，通过拔除 4 个第一前磨牙在支抗丢失"过山车"现象出现后，主治医生再用支抗钉强行关缝，最终做成了安氏Ⅱ类Ⅱ分类病例。对于此患者，我们采用了 GS 系列的 S8 隐形矫治方案做二次矫正，先导下颌往前实现颌位重建，再调整前牙转矩，把"骨开窗"的前牙牙根重新压入骨中，并压低前牙、升高磨牙，实现磨牙安氏Ⅰ类关系。

另外，在临床中我们经常碰到非常棘手的安氏Ⅱ类Ⅱ分类错𬌗畸形的病例，这个患者矫正结果为我们提供了一个非常规的解决方案，对于大部分安氏Ⅱ类Ⅱ分类患者并不一定需要通过拔除双尖牙或大量推磨牙往后来治疗，可以通过正雅的 S8 矫正方案导下颌往前，减少了拔除双尖牙的可能和推磨牙量，从而实现理想的安氏Ⅰ类磨牙关系。当然，这个病例也为第一次矫治失败造成的医源性安氏Ⅱ类Ⅱ分类患者提供了一个高效的二次矫治方案。

还有，对存在颌位因素的骨性Ⅱ类Ⅰ分类的患者，正雅 S8 隐形矫治方案是通过颌位重建，导下颌往前，既满足了患者不拔牙矫治的要求，又实现导下颌往前改善侧貌，且有利于获得磨牙安氏Ⅰ类关系。

S8 隐形矫器作用原理是利用解剖式𬌗垫，诱导下颌进入正确位置，通过颌位重建从而达到咬合重建，实现天然尖窝对接关系。S8 隐形矫器的下颌前导并不是增加下颌的生长量，而是改变下颌的位置，通过稳定的新位置促进颞下颌关节局域改建。颞下颌关节的改建包括下颌髁突新骨形成，以及盘突窝关系的调整与改建，且这种关节改建是终身的，这是 S8 矫正器可用于成人实现导下颌往前的基础。同时，颞下颌关节的改建是 S8 矫正器能前导下颌稳定的关键因素。

　　GS 隐形矫正器有精准、美观和舒适的优势，所以导下颌和咬合对接的治疗过程得到很大优化。不仅医生的临床操作方便了，而且患者的临床体验美观舒适，故正雅 GS 隐形矫治器在临床上得以广泛应用。

（邱小文　黄诗涵）

临床导读

　　这是一例前突伴中线明显偏斜的成人病例，想要做好支抗控制，最大程度内收前牙，改善侧貌；以及调整中线，避免传统固定矫治单独移动牙齿，调整中线效率低下的弊端，隐形矫治结合支抗钉技术不失为一个选择。现将矫治过程、治疗结果，以及心得体会呈现给大家，希望能给大家提供有价值的临床参考。

一、病例简介

　　患者，男，28岁，2020年7月初诊（图10-1）。
主诉：牙齿不齐、前突要求矫治。
现病史：要求纠正牙齿不齐，改善"嘴突"。
家族史：无特殊。
口腔习惯：舌低位，吐舌吞咽；无其它影响口腔健康的不良习惯。

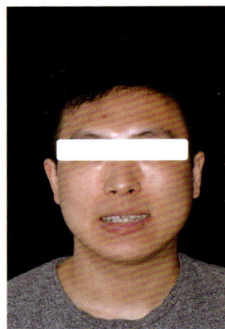

图10-1　患者正面观

二、专科检查

　　恒牙列，12先天缺失，双侧第一磨牙及尖牙为中性关系，上下中线不齐，上中线右偏约3mm，上牙列无拥挤，17、47局部正锁𬌗，下牙列轻度拥挤，前牙浅覆𬌗浅覆盖；上下牙弓均为方圆形，43扭转伴唇向异位。口腔卫生欠佳，色素明显。软组织正面观颏部微左偏，下唇前突，放松状态开唇露齿，微笑时无露龈笑；45度和侧面观，双唇前突（图10-2）。

　　功能检查：开口度、开口型均未见异常未触及颞下颌关节弹响。

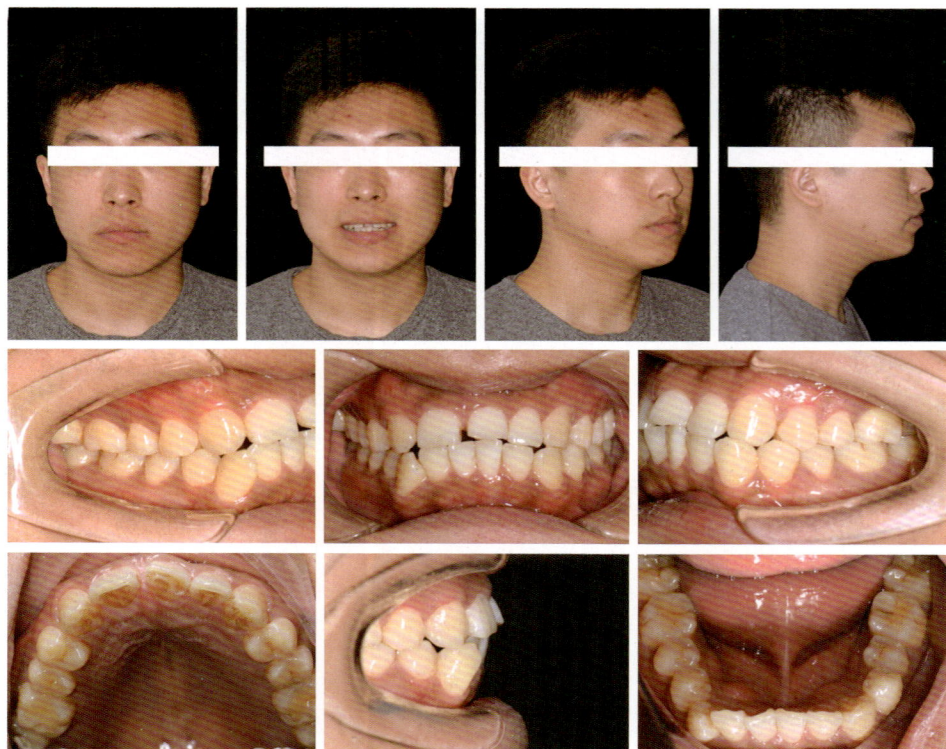

图 10-2　患者的面部与口内牙齿照片

三、X 线检查与分析

全景片示：恒牙列，18、38、48 阻生，双侧关节形态与升支高度基本一致，牙槽骨水平尚可，43 牙根较短（图 10-3）。

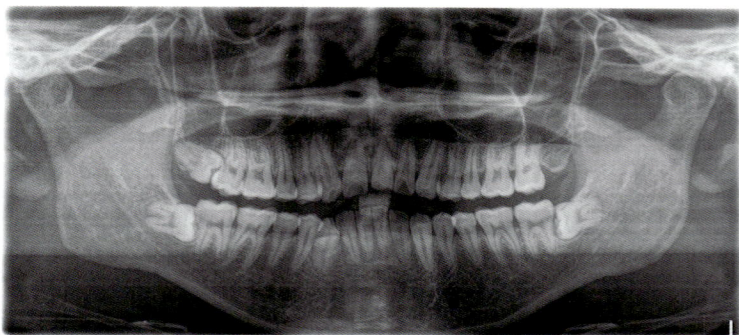

图 10-3　患者的口腔 X 线全景片（全口曲面断层片）

侧位片与头影测量分析见图 10-4。

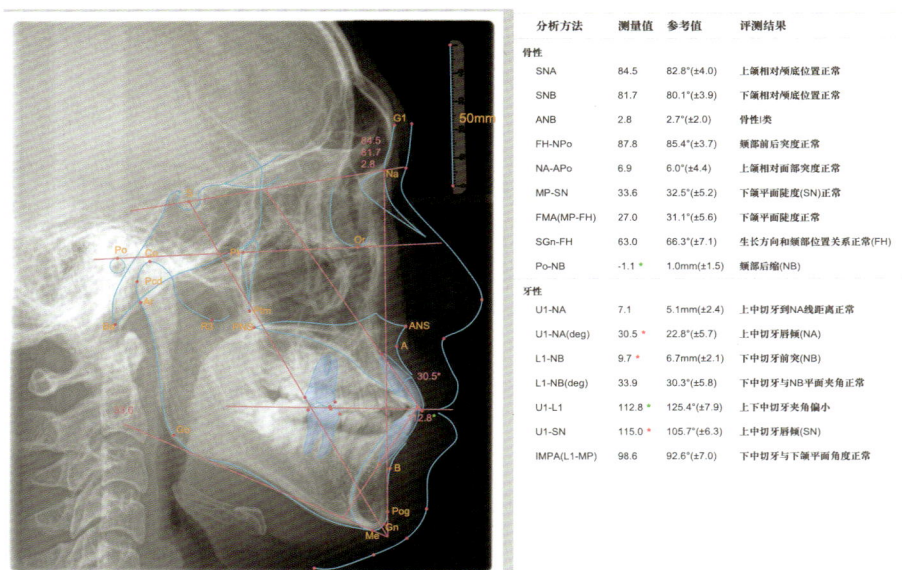

分析方法	测量值	参考值	评测结果
骨性			
SNA	84.5	82.8°(±4.0)	上颌相对颅底位置正常
SNB	81.7	80.1°(±3.9)	下颌相对颅底位置正常
ANB	2.8	2.7°(±2.0)	骨性Ⅰ类
FH-NPo	87.8	85.4°(±3.7)	颏部前后突度正常
NA-APo	6.9	6.0°(±4.4)	上颌相对面部突度正常
MP-SN	33.6	32.5°(±5.2)	下颌平面陡度(SN)正常
FMA(MP-FH)	27.0	31.1°(±5.6)	下颌平面陡度正常
SGn-FH	63.0	66.3°(±7.1)	生长方向和颏部位置关系正常(FH)
Po-NB	-1.1 *	1.0mm(±1.5)	颏部后缩(NB)
牙性			
U1-NA	7.1	5.1mm(±2.4)	上中切牙到NA线距离正常
U1-NA(deg)	30.5 *	22.8°(±5.7)	上中切牙唇倾(NA)
L1-NB	9.7 *	6.7mm(±2.1)	下中切牙前突(NB)
L1-NB(deg)	33.9	30.3°(±5.8)	下中切牙与NB平面角正常
U1-L1	112.8 *	125.4°(±7.9)	上下中切牙夹角偏小
U1-SN	115.0 *	105.7°(±6.3)	上中切牙唇倾(SN)
IMPA(L1-MP)	98.6	92.6°(±7.0)	下中切牙与下颌平面角度正常

图 10-4　患者的侧位片与头影测量结果

四、临床诊断

①骨性Ⅲ类（倾向）。

②安氏Ⅰ类伴牙列拥挤。

③凸面型。

④17、47 局部锁𬌗。

⑤12 先天缺失。

⑥舌系带短伴吐舌吞咽。

五、问题列表、治疗目标与矫治方法

患者牙齿错𬌗的问题列表与治疗目标见表 10-1。

表 10-1　患者的问题列表、治疗目标与方法

部位	问题列表	治疗目标与方法
软组织	侧貌微凸	纠正或改善（拔牙）
牙及牙列	牙弓拥挤、个别牙扭转 前牙浅覆𬌗、浅覆盖 17、47 锁𬌗 上中线右偏	基本纠正（矫治器本身排齐） 纠正或改善（矫治器本身压低和内收前牙、颌内牵引等） 纠正（矫治器本身颊舌向移动） 争取对齐（颌间牵引、片切）
其他	18、38、48 阻生	口腔外科医生会诊

六、治疗计划与动画方案

1. 治疗计划

①隐形矫治，拔除 24、34、43（牙根较短）。

②上颌利用拔牙间隙，向左调整中线，同时内收前牙，改善侧貌。

③下颌利用拔牙间隙，控根内收下前牙，建立前牙正常覆𬌗覆盖。

④矫治结束后，构建双侧磨牙中性关系，右侧前磨牙及左侧尖牙中性关系。

⑤支抗设计：每象限需配合支抗钉一枚，辅助增加支抗。

⑥疗程 2.5 ～ 3 年。

2. 动画方案

患者的治疗动画见图 10-5。

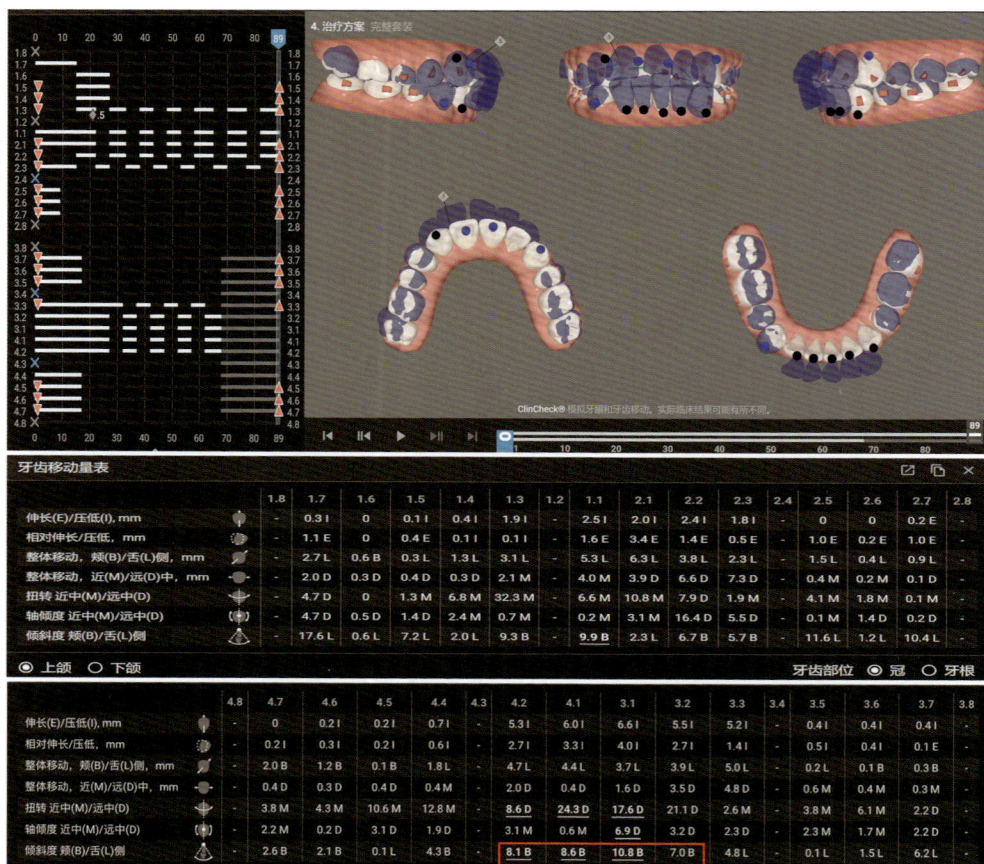

图 10-5　患者矫治过程动画

注：上颌调中线以及下颌内收采取分步移动的方式，最大程度提高实现率，预防脱轨。

七、矫治过程与结果

1. 第一阶段：治疗 11 个月

患者治疗 11 个月的面像口内像见图 10-6。

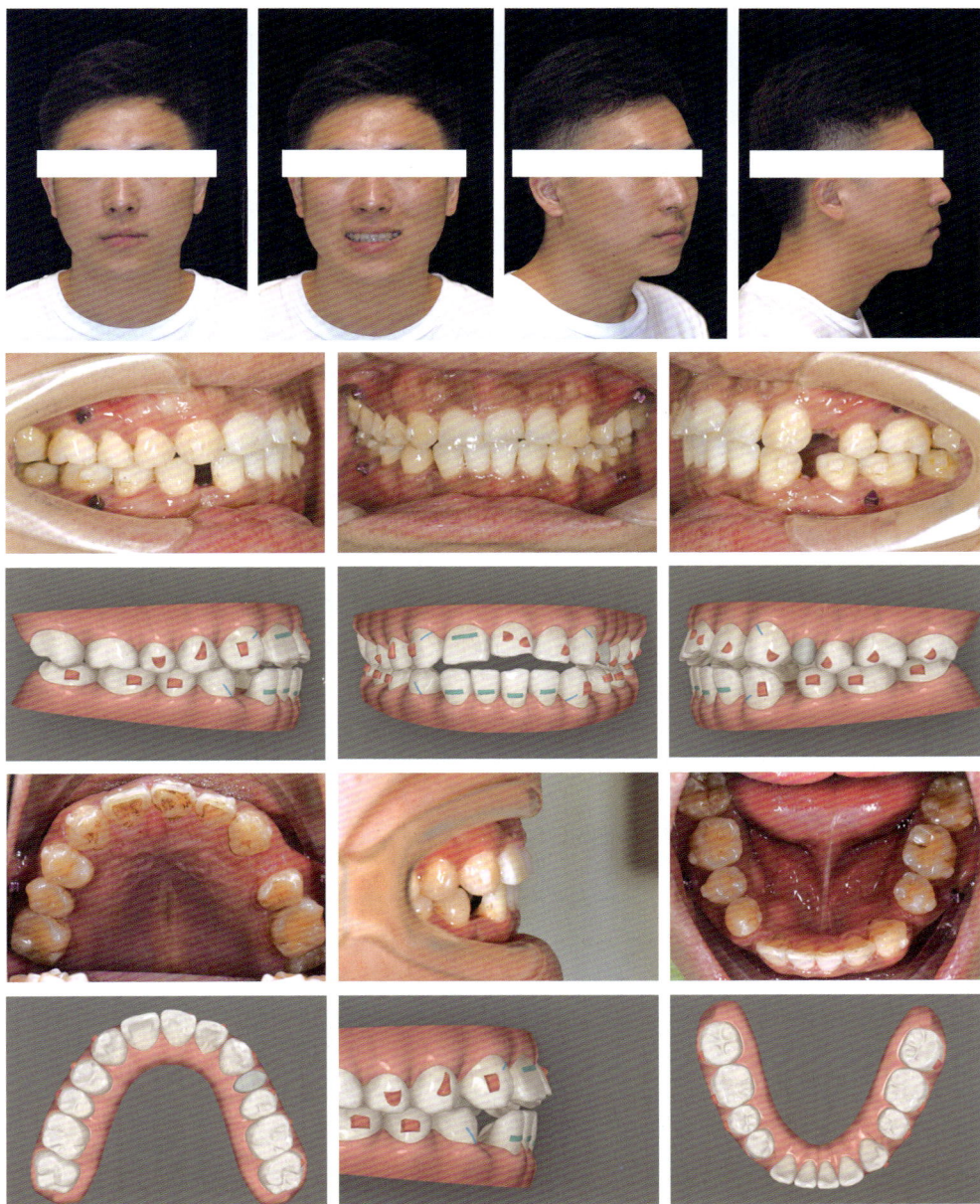

图 10-6 患者治疗 11 个月的面像、牙齿的动画移动与真实移动口内像

2. 第一阶段：治疗 20 个月（第 70 副矫治器）

患者治疗 20 个月的面像口内像见图 10-7。

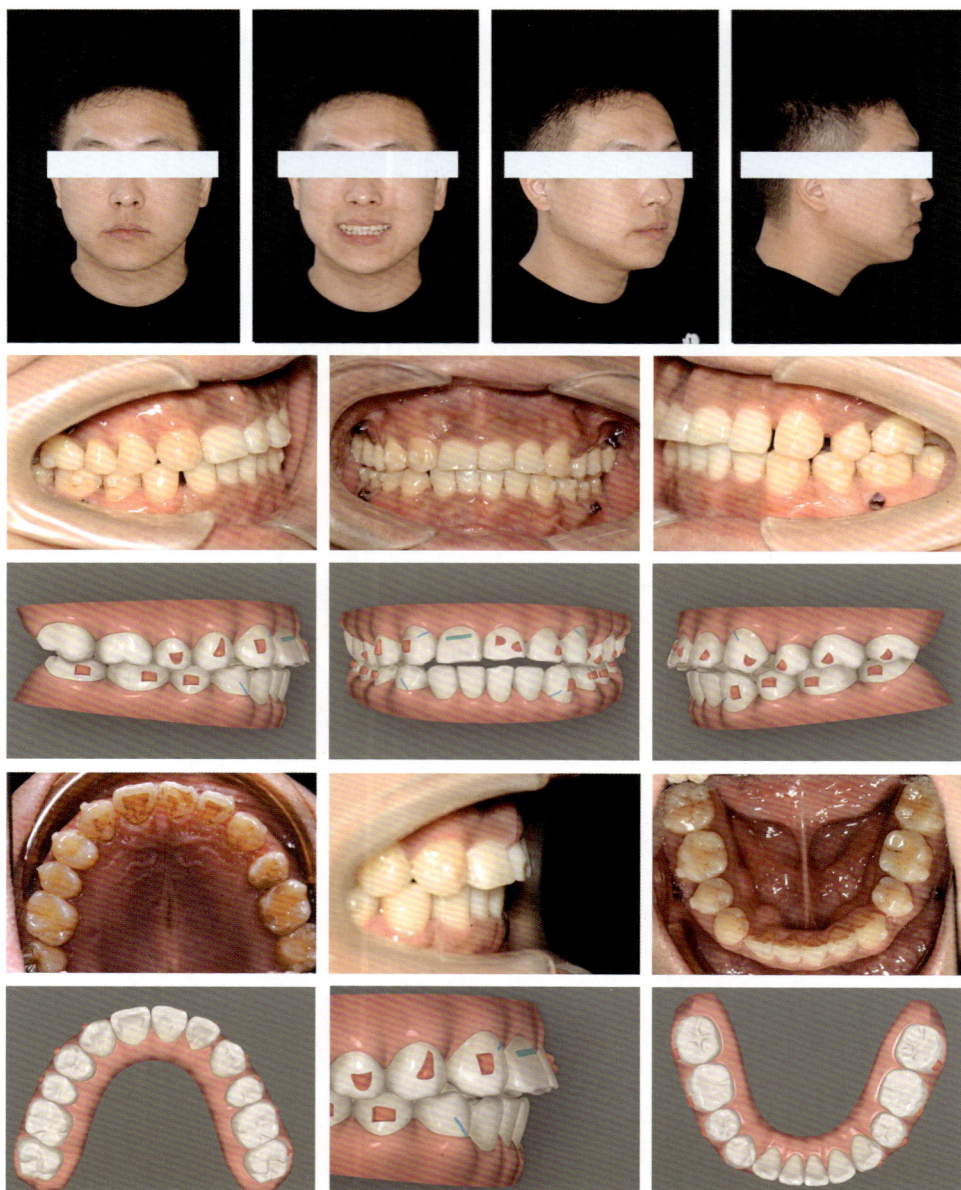

图 10-7　患者治疗 20 个月的面像、牙齿的动画移动与真实移动口内像

3.第一阶段：治疗 25 个月（第 89 副矫治器）

患者治疗 25 个月第一阶段结束的面像口内像、全景片与头侧位片见图 10-8、图 10-9。

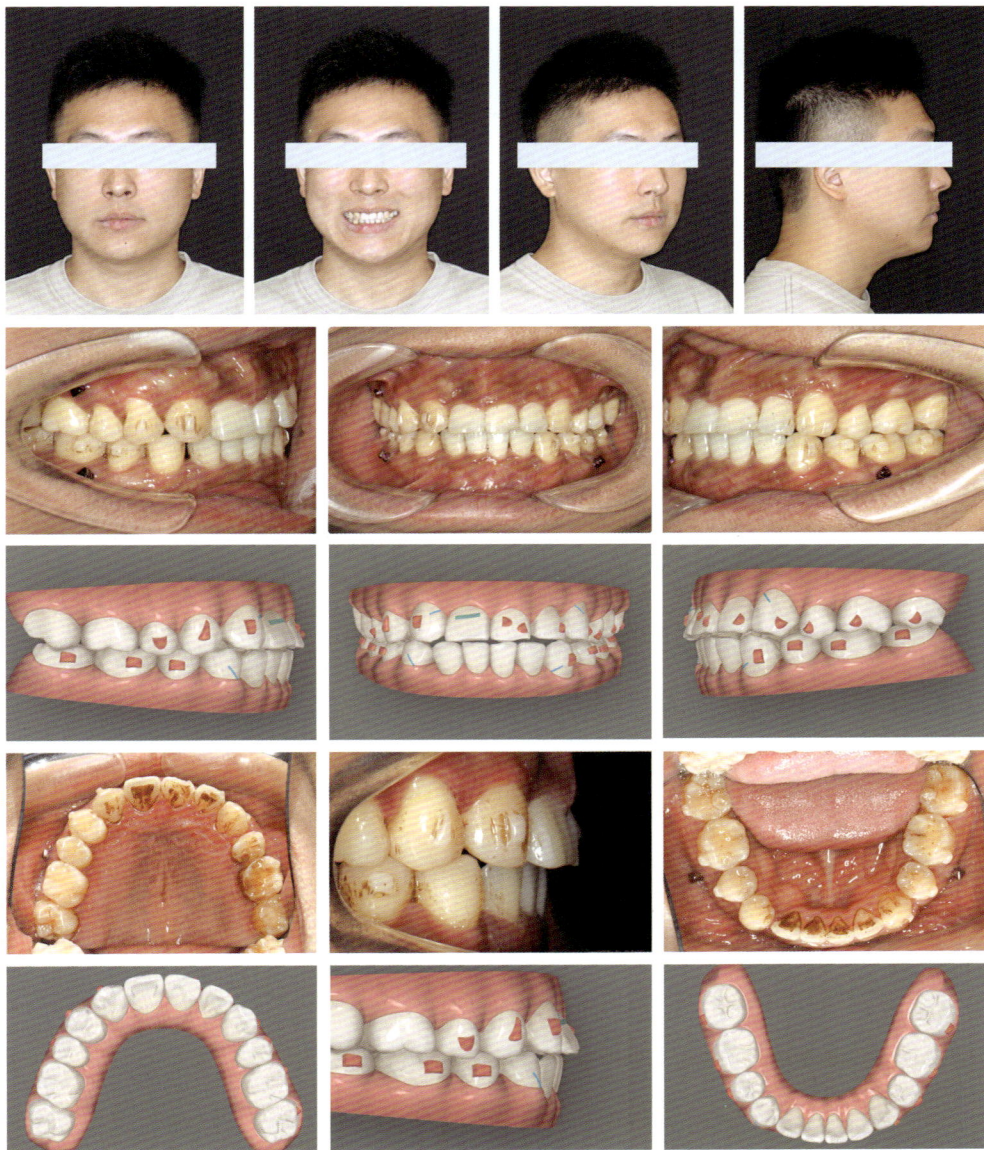

图 10-8　患者第一阶段治疗结束（89 副）的面像、牙齿的动画移动与真实移动口内像

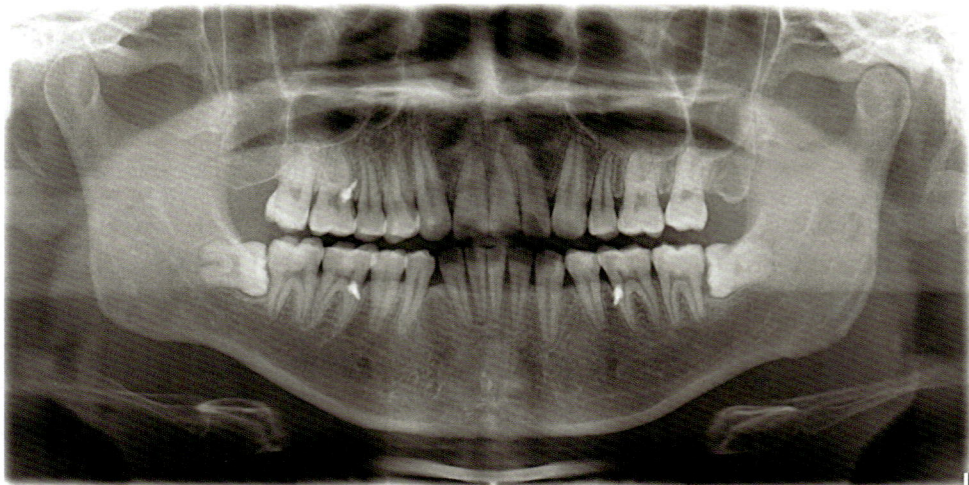

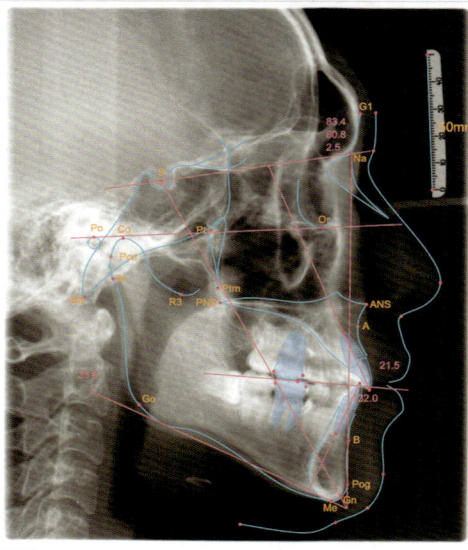

分析方法	测量值	参考值	评测结果
骨性			
SNA	83.4	82.8°(±4.0)	上颌相对颅底位置正常
SNB	80.8	80.1°(±3.9)	下颌相对颅底位置正常
ANB	2.5	2.7°(±2.0)	骨性I类
FH-NPo	86.7	85.4°(±3.7)	颏部前后突度正常
NA-APo	5.5	6.0°(±4.4)	上颌相对颏部突度正常
MP-SN	33.8	32.5°(±5.2)	下颌平面陡度(SN)正常
FMA(MP-FH)	27.8	31.1°(±5.6)	下颌平面陡度正常
SGn-FH	63.8	66.3°(±7.1)	生长方向和颏位置关系正常(FH)
Po-NB	-0.2	1.0mm(±1.5)	颏前点到NB线距离正常
牙性			
U1-NA	3.3	5.1mm(±2.4)	上中切牙到NA线距离正常
U1-NA(deg)	21.5	22.8°(±5.7)	上中切牙到NA线夹角正常
L1-NB	3.7 *	6.7mm(±2.1)	下中切牙后缩(NB)
L1-NB(deg)	24.1 *	30.3°(±5.8)	下中切牙直立或舌倾(NB)
U1-L1	132.0	125.4°(±7.9)	上下中切牙夹角正常
U1-SN	104.8	105.7°(±6.3)	上中切牙到SN平面夹角正常
IMPA(L1-MP)	89.5	92.6°(±7.0)	下中切牙与下颌平面角度正常

图 10-9　患者第一阶段治疗结束（89 副）的全景片与头侧位片及指标

　　患者第二阶段治疗重启动画见图 10-10：关闭散在间隙以及调整牙根平行度。

　　4. 第二阶段：精调治疗 5 个月（第 20 副矫治），治疗结束

　　患者治疗结束面像口内像、X 线片见图 10-11、图 10-12。

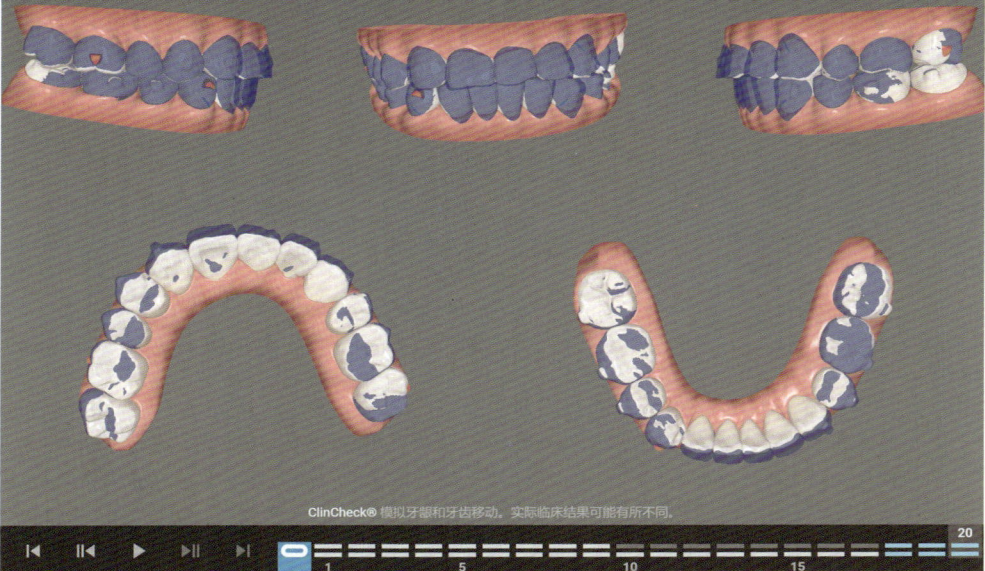

		1.8	1.7	1.6	1.5	1.4	1.3	1.2	1.1	2.1	2.2	2.3	2.4	2.5	2.6	2.7	2.8
伸长(E)/压低(I), mm		-	0.2 E	0.2 E	0.1 I	0	0.5 I	-	1.1 I	0.5 I	0.6 I	0	0.1 E	-	0	0.1 I	-
相对伸长/压低, mm		-	0.5 E	0.6 E	0	0.1 E	0.2 I	-	0.1 I	0.1 E	0.1 E	0.5 E	0.2 E	-	0.3 E	0.1 E	-
整体移动, 颊(B)/舌(L)侧, mm		-	0.5 L	0.2 L	0.3 L	0.3 L	0.4 L	-	0.9 L	0.7 L	0.8 L	0.9 L	0.3 L	-	0.3 L	0	-
整体移动, 近中(M)/远中(D)中, mm		-	0		0.1 M	0	0	-	0	0.3 D	0.1 D	0.2 M		0.1 M	0.1 M	-
扭转 近中(M)/远中(D)		-	2.2 M	0	1.2 D	0.4 D	2.4 M	-	1.4 M	3.6 M	3.8 D	1.5 M	0.1 D	-	0.9 M	0.4 M	-
轴倾度 近中(M)/远中(D)		-	2.0 M	1.2 M	2.2 D	0.1 M	1.1 D	-	0.4 D	5.2 M	0.3 M	2.2 M	1.0 M	-	0.4 D	5.4 D	-
倾斜度 颊(B)/舌(L)侧		-	2.3 L	4.0 L	1.6 L	0.3 L	1.8 B	-	4.5 L	3.5 L	5.3 L	2.4 B	1.0 L	-	3.6 L	0.9 L	-

◉ 上颌　○ 下颌　　　　　　　　　　　　　　　　牙齿部位 ◉ 冠　○ 牙根

牙齿移动量表

		4.8	4.7	4.6	4.5	4.4	4.3	4.2	4.1	3.1	3.2	3.3	3.4	3.5	3.6	3.7	3.8
伸长(E)/压低(I), mm		-	0.2 E	0.1 E	0	0.2 I	-	1.4 I	1.9 I	1.8 I	1.7 I	0.5 I	0.1 I	-	0.1 I	0.1 I	-
相对伸长/压低, mm		-	0.3 E	0.2 E	0.1 E	0.1 I	-	1.2 I	1.6 I	1.5 I	1.4 I	0.1 I	0.1 I	-	0.2 I	0.1 I	-
整体移动, 颊(B)/舌(L)侧, mm		-	0	0.2 L	0.4 L	0.4 L	-	0.5 L	0.6 L	0.6 L	0.5 L	1.0 L	0.5 L	-	0	0.5 B	-
整体移动, 近中(M)/远中(D)中, mm		-	0.2 D	0.2 D	0.1 D	0.2 M	-	0.3 D	0.3 D	0.2 M	0.1 M	0.1 M		-	0.1 D	0.1 D	-
扭转 近中(M)/远中(D)		-	1.9 M	0	0.5 M	2.9 M	-	2.6 M	0.5 D	0.1 M	3.3 M	2.4 M	2.5 M	-	1.7 M	0.6 M	-
轴倾度 近中(M)/远中(D)		-	0.1 D	0.1 D	0.4 D	0.5 M	-	**9.2 M**	2.2 M	1.0 D	1.1 M	2.1 M	1.5 M	-	0.2 D	0.3 D	-
倾斜度 颊(B)/舌(L)侧		-	1.5 L	1.1 L	2.2 L	0.5 B	-	3.5 B	4.8 B	5.0 B	4.3 B	1.0 B	1.2 L	-	1.8 B	3.3 B	-

○ 上颌　◉ 下颌　　　　　　　　　　　　　　　　牙齿部位 ◉ 冠　○ 牙根

图 10-10　重启动画及牙移动量表

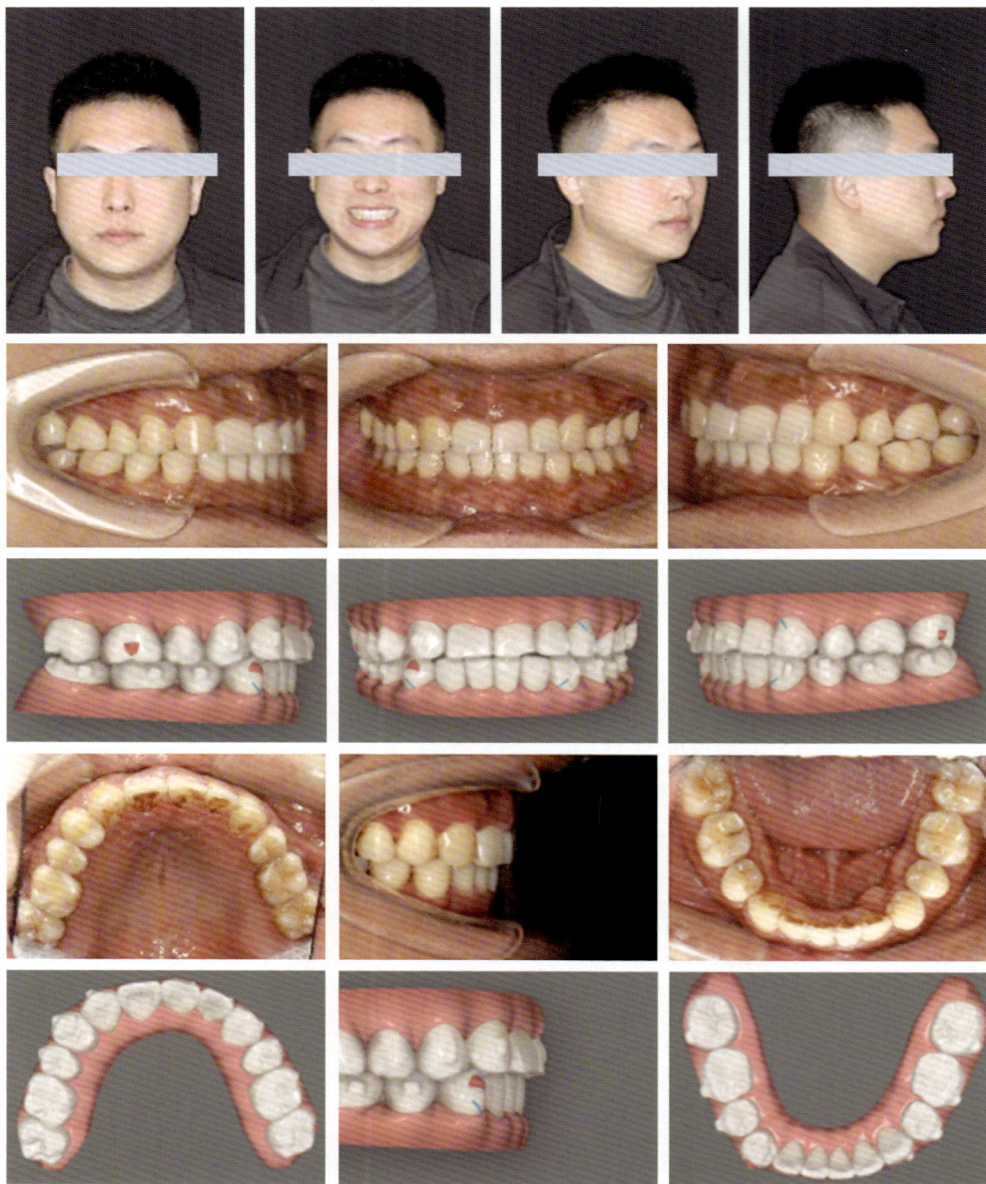

图 10-11 患者结束口内面像

分析方法	测量值	参考值	评测结果
骨性			
SNA	84.9	82.8°(±4.0)	上颌相对颅底位置正常
SNB	81.5	80.1°(±3.9)	下颌相对颅底位置正常
ANB	3.4	2.7°(±2.0)	骨性I类
FH-NPo	87.3	85.4°(±3.7)	颏部前后突度正常
NA-APo	7.6	6.0°(±4.4)	上颌相对面部突度正常
MP-SN	32.5	32.5°(±5.2)	下颌平面陡度(SN)正常
FMA(MP-FH)	26.4	31.1°(±5.6)	下颌平面陡度正常
SGn-FH	62.8	66.3°(±7.1)	生长方向和颏部位置关系正常(FH)
Po-NB	-0.3	1.0mm(±1.5)	颏前点到NB线距离正常
牙性			
U1-NA	1.3 *	5.1mm(±2.4)	上中切牙后缩(NA)
U1-NA(deg)	17.1	22.8°(±5.7)	上中切牙到NA线夹角正常
L1-NB	3.1 *	6.7mm(±2.1)	下中切牙后缩(NB)
L1-NB(deg)	21.7 *	30.3°(±5.8)	下中切牙直立或舌倾(NB)
U1-L1	137.7 *	125.4°(±7.9)	上下中切牙夹角偏大
U1-SN	102.0	105.7°(±6.3)	上中切牙到SN平面夹角正常
IMPA(L1-MP)	87.8	92.6°(±7.0)	下中切牙与下颌平面角度正常

图 10-12 患者结束 X 线片

八、治疗结果对比

患者治疗前后口内面像及 X 线片对比见图 10-13、图 10-14。

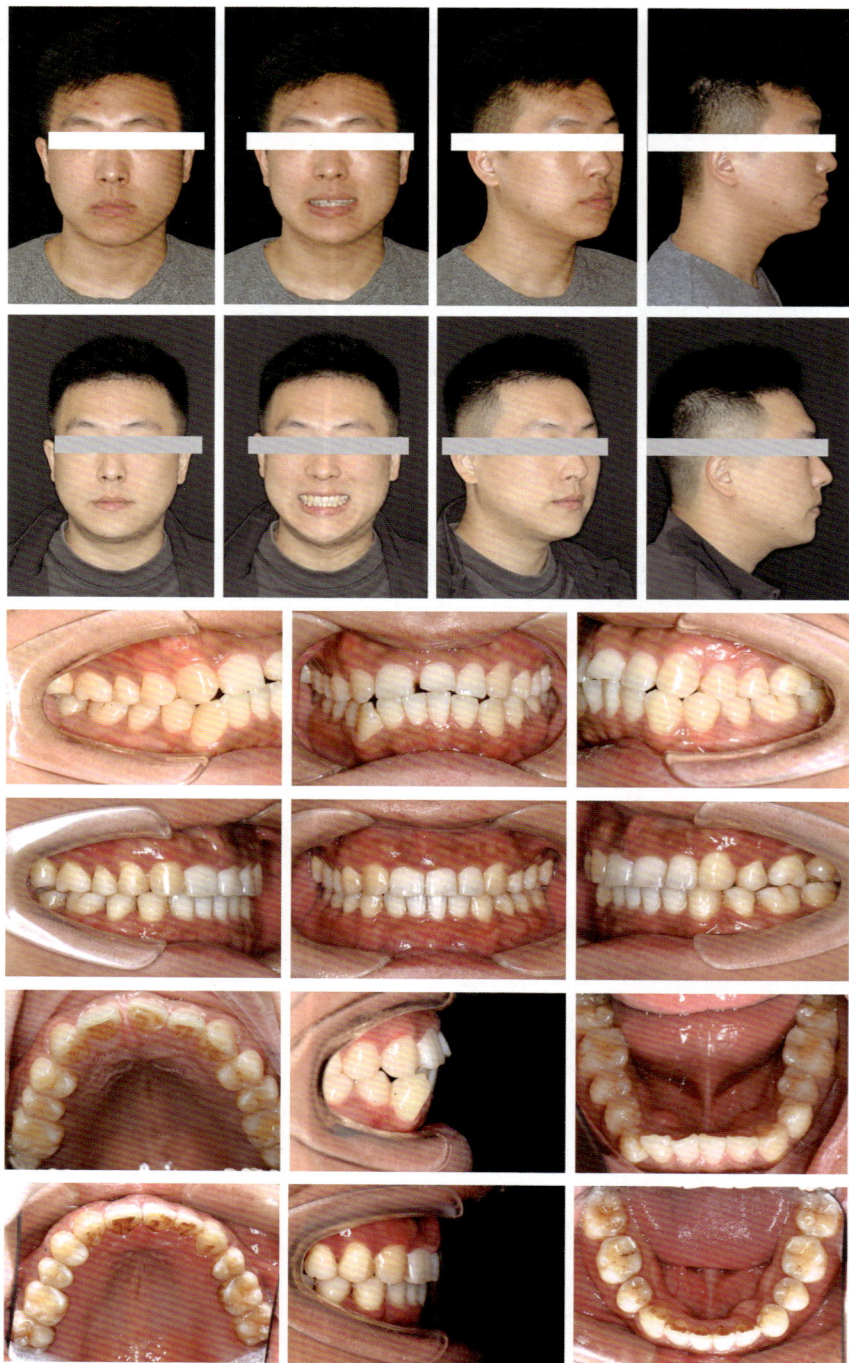

图10-13　患者治疗前后口内面像对比

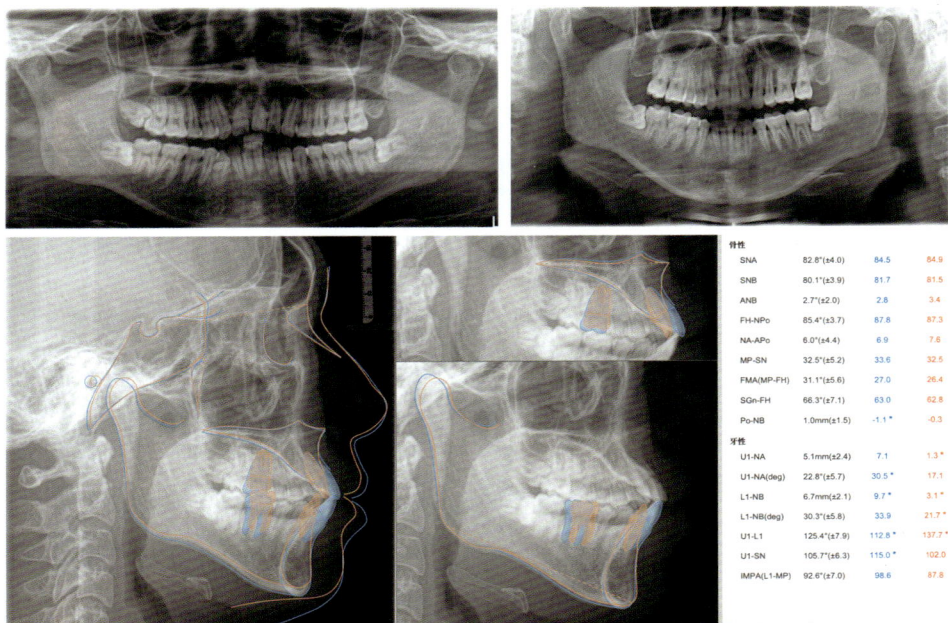

骨性			
SNA	82.8°(±4.0)	84.5	84.9
SNB	80.1°(±3.9)	81.7	81.5
ANB	2.7°(±2.0)	2.8	3.4
FH-NPo	85.4°(±3.7)	87.8	87.3
NA-APo	6.0°(±4.4)	6.9	7.6
MP-SN	32.5°(±5.2)	33.6	32.5
FMA(MP-FH)	31.1°(±5.6)	27.0	26.4
SGn-FH	66.3°(±7.1)	63.0	62.8
Po-NB	1.0mm(±1.5)	-1.1*	-0.3
牙性			
U1-NA	5.1mm(±2.4)	7.1	1.3*
U1-NA(deg)	22.8°(±5.7)	30.5*	17.1
L1-NB	6.7mm(±2.1)	9.7*	3.1*
L1-NB(deg)	30.3°(±5.8)	33.9	21.7*
U1-L1	125.4°(±7.9)	112.8*	137.7*
U1-SN	105.7°(±6.3)	115.0*	102.0
IMPA(L1-MP)	92.6°(±7.0)	98.6	87.8

图 10-14　患者治疗前后 X 线片对比

九、专家分析

（1）患者舌系带短，存在"习惯性舌低位"及吐舌吞咽，导致上下前牙唇倾、开唇露齿、凸面畸型，影响美观。

（2）12 先天缺失，上中线严重右偏，上下牙弓宽度不匹配。

（3）上颌治疗方案设计为 13 代替 12，14 代替 13；鉴于术前 14、44 为中性关系，43 牙根较短，唇向异位严重，为了简化治疗，缩短疗程，采取非常规拔牙模式（拔除 43）。矫治结束，该侧上下第一前磨牙以及第一磨牙均保持中性关系不变，并实现了前牙最大程度的内收。

（4）左上拔除 24，有利于向左调整中线，以及内收上前牙；左下拔除 34，属于常规操作。鉴于成年男性，骨质相对较硬，支抗丢失风险较大，四个象限各植入一枚支抗钉，配合橡皮圈牵引，最大程度保护支抗，改善侧貌。

（5）后期上前牙区配合牙龈修整术，将会呈现更加完美的笑容；47 颊尖磨损严重，导致局部咬合不够紧密，后期需要配合贴面修复治疗；38、48 择期拔除，预防复发。

（付建宏）

第十一章

拔牙 + 推磨牙向远中治疗双牙弓前突病例

临床导读

　　这是一例前突伴右下前磨牙缺失的成人病例，依据"左右对称，上下匹配"的正畸拔牙基本原则，我在其他三个区域分别拔除一颗前磨牙，尽可能最大程度内收前牙，改善侧貌，以及调整中线。现将矫治过程，治疗结果，以及心得体会呈现给大家，希望能提供一些有价值的临床参考。

一、病例简介

患者，女，37 岁，2020 年 8 月初诊（图 11-1）。

主诉："嘴突"，要求矫治。

现病史："嘴突"多年，影响美观。

家族史：无特殊。

口腔习惯：无影响口腔健康的不良习惯。

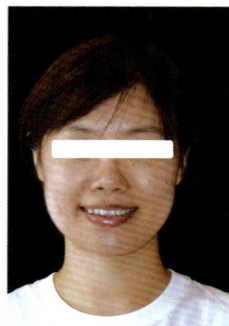

图 11-1　患者正面观

二、专科检查

　　恒牙列，45 缺失，右侧磨牙开始近中关系，左侧磨牙中性关系，上下中线不齐，下中线右偏约 2mm，上下颌牙列轻度拥挤，前牙轻度深覆𬌗，深覆盖；上前牙唇倾；上下牙弓均为卵圆形，13、34 唇向异位。口腔卫生良好。软组织正面观左右基本对称，放松状态轻微开唇露齿，微笑时无明显露龈笑；45 度和侧面观，双唇前突（图 11-2）。

　　功能检查：开口度、开口型均未见异常，未触及颞下颌关节异常动度。

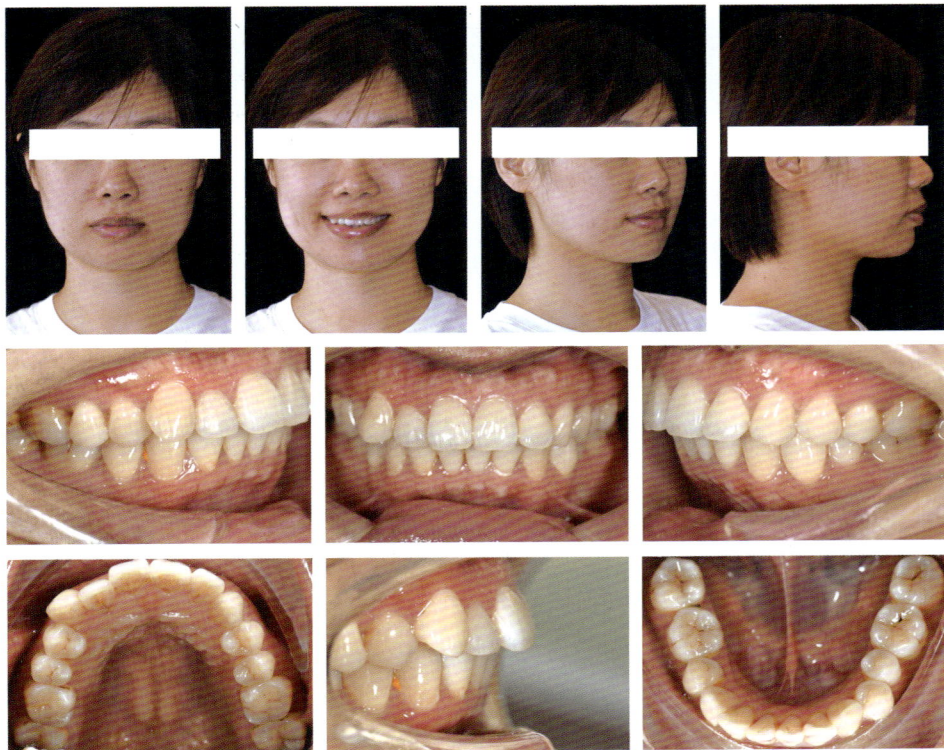

图 11-2 患者的面部与口内牙齿照片

三、X 线检查与分析

全景片示：恒牙列，18 伸长，18、28 无咬合，双侧关节形态与升支高度基本一致，牙槽骨水平尚可，37 远中邻面可见低密度影像（图 11-3）。

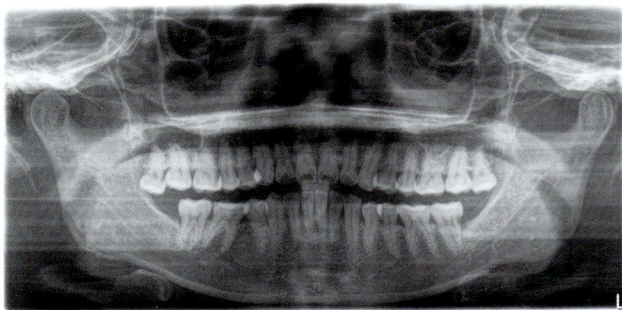

图 11-3 患者的口腔 X 线全景片（全口曲面断层片）

侧位片与头影测量分析见图 11-4。

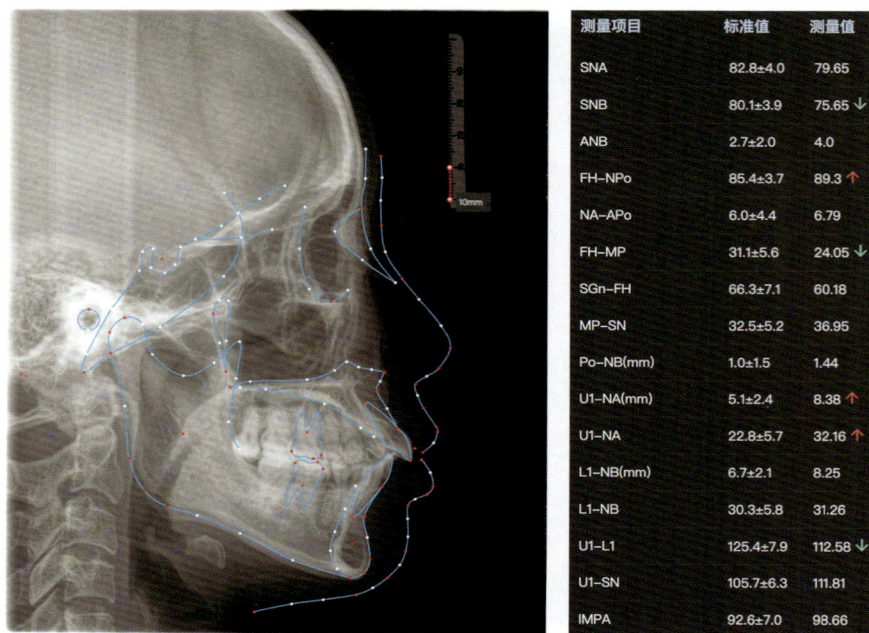

测量项目	标准值	测量值
SNA	82.8±4.0	79.65
SNB	80.1±3.9	75.65 ↓
ANB	2.7±2.0	4.0
FH–NPo	85.4±3.7	89.3 ↑
NA–APo	6.0±4.4	6.79
FH–MP	31.1±5.6	24.05 ↓
SGn–FH	66.3±7.1	60.18
MP–SN	32.5±5.2	36.95
Po–NB(mm)	1.0±1.5	1.44
U1–NA(mm)	5.1±2.4	8.38 ↑
U1–NA	22.8±5.7	32.16 ↑
L1–NB(mm)	6.7±2.1	8.25
L1–NB	30.3±5.8	31.26
U1–L1	125.4±7.9	112.58 ↓
U1–SN	105.7±6.3	111.81
IMPA	92.6±7.0	98.66

图 11-4　患者的侧位片与头影测量结果

四、临床诊断

①骨性Ⅰ类（低角）。

②安氏Ⅲ类亚类伴牙列拥挤。

③凸面型。

④45 缺失。

⑤上下颌中线不一致（下中线右偏）。

五、问题列表、治疗目标与矫治方法

患者牙齿错𬌗的问题列表与治疗目标见表 11-1。

表 11-1　患者的问题列表、治疗目标与方法

部位	问题列表	治疗目标与方法
软组织	侧貌微凸	纠正或改善（拔牙）
牙及牙列	牙弓拥挤、个别牙扭转 前牙轻度深覆𬌗、深覆盖 下颌中线右偏	基本纠正（矫治器本身排齐） 纠正或改善（矫治器本身压低和内收前牙、颌内牵引等） 争取对齐（颌间牵引、邻面去釉）
其他	18 伸长 37 远中邻面龋	口腔外科医生会诊 口腔内科医生会诊

六、治疗计划与动画方案

1. 治疗计划

①隐形矫治，拔除 14、24、34、18。

②上颌利用拔牙间隙，排齐并内收前牙，调整前牙转矩，改善侧貌。

③下颌右侧推磨牙向远中，构建该侧磨牙中性关系；左侧利用拔牙间隙，向左调整中线，同时内收前牙，加深颏唇沟，优化侧貌。

④支抗设计：必要时配合支抗钉，辅助增加支抗。

⑤疗程 2 年左右。

2. 动画方案

患者的动画及牙移动参数显示：上下颌内收时，为防止"过山车效应"，上下前牙区均设计根舌向、冠唇向正转矩；上颌双侧磨牙做了远中备抗设计，尽可能前牙实现最大量内收（图 11-5）。

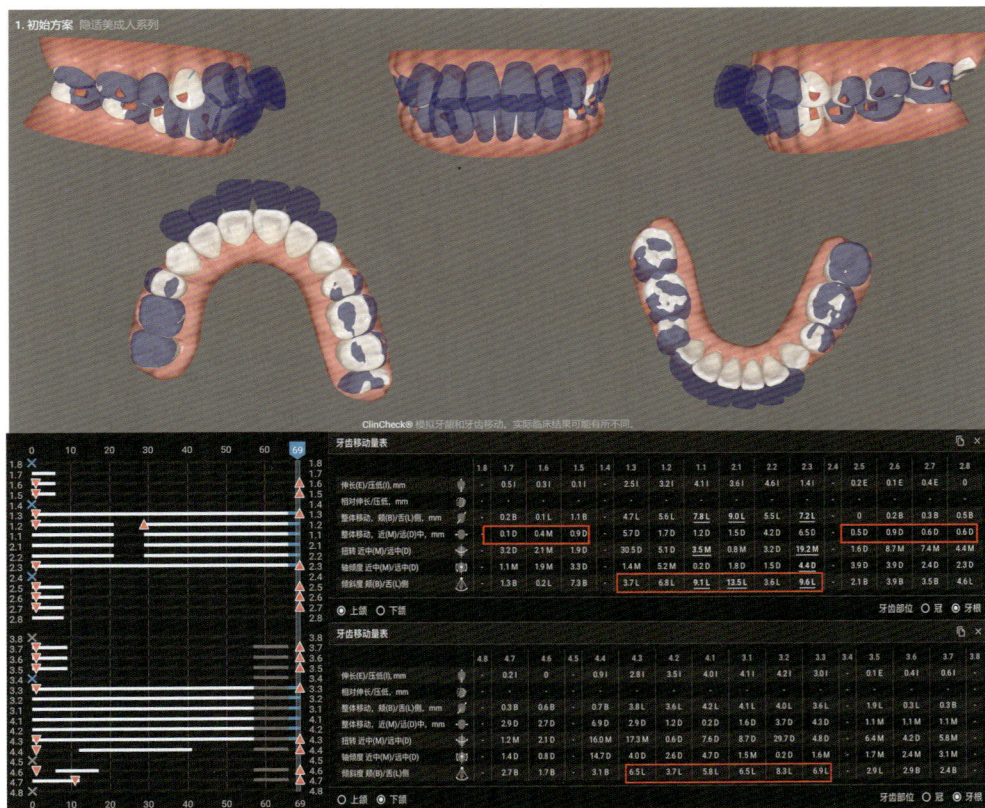

图 11-5　患者的隐形动画与牙齿移动参数

七、治疗过程

1. 第一阶段：治疗 13 个月（第 44 副矫治器）轻微脱轨

患者治疗 13 个月口内像见图 11-6。

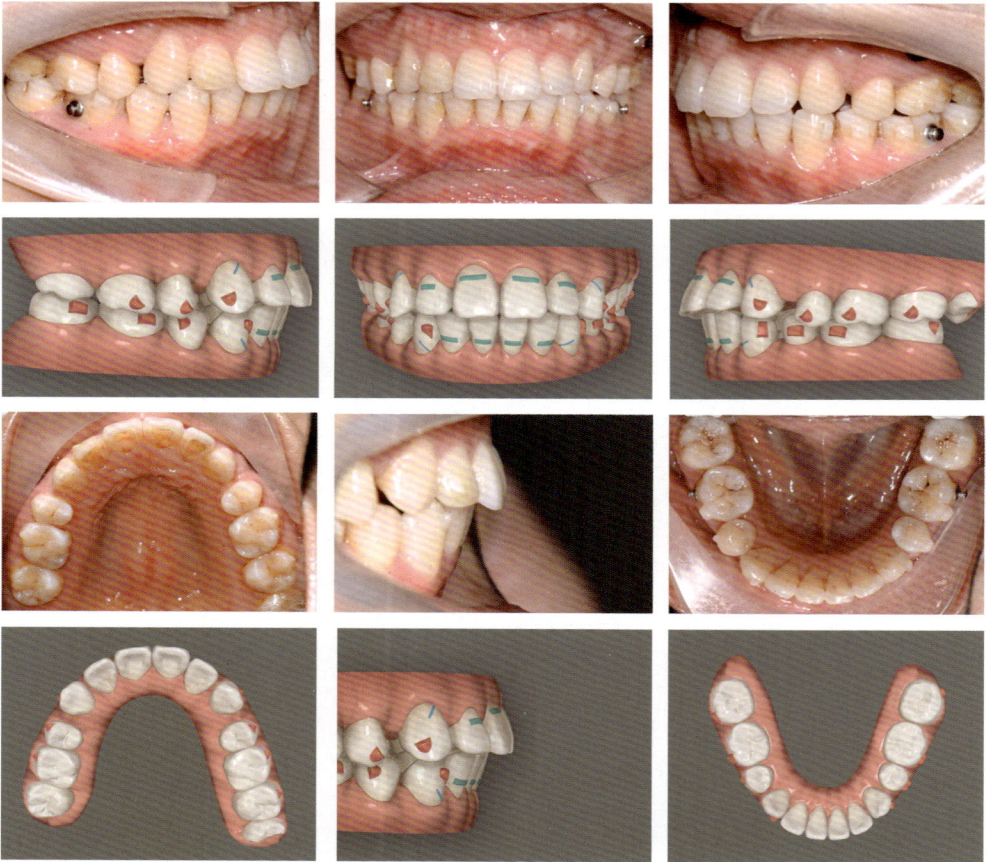

图 11-6　患者治疗 13 月牙齿的动画移动与真实移动口内像

2. 第二阶段：重启动画（共 36 副）

患者第一次重启动画及牙移动量表见图 11-7。

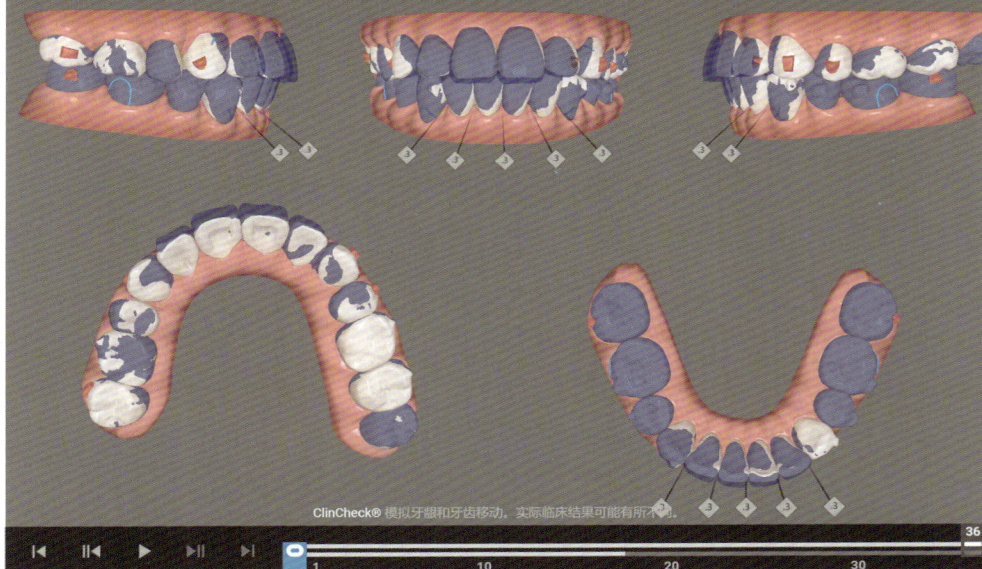

图 11-7 患者重启的动画及牙移动量表

3. 第二阶段：治疗 21 个月（第 14 副矫治器）

患者治疗 21 个月的口内像见图 11-8。

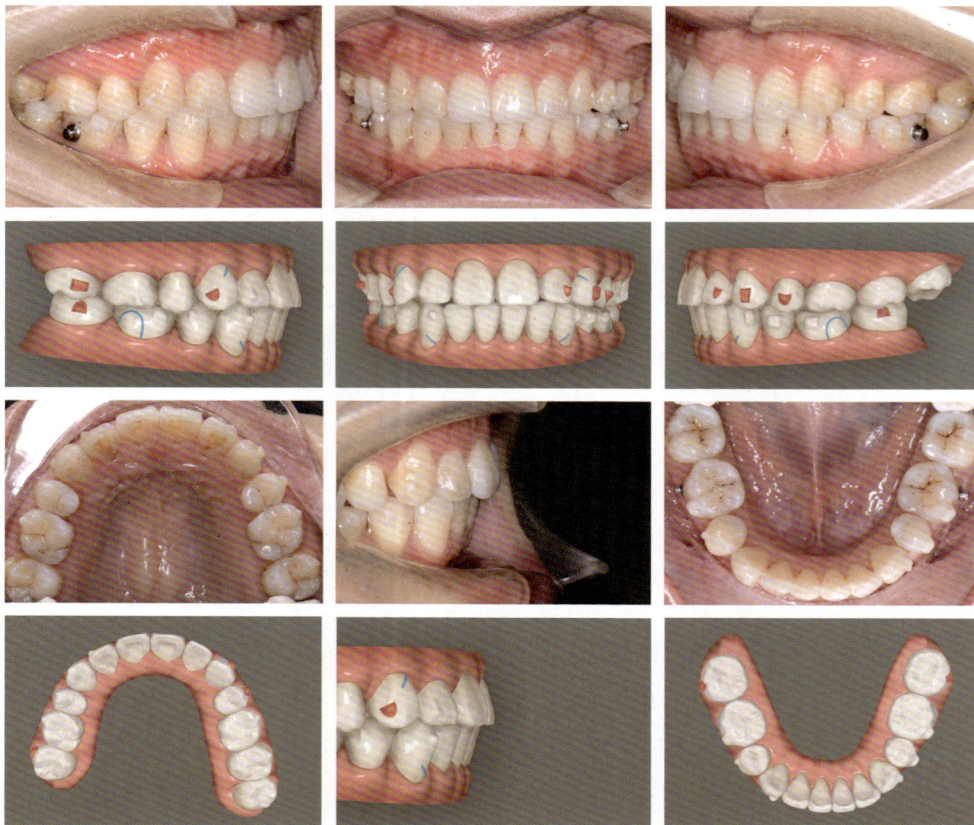

图 11-8　患者治疗 21 个月牙齿的动画移动与真实移动口内像

4. 第二阶段：治疗 24 个月（第 36 副矫治器戴完）

患者治疗结束（24 个月）的面像口内像、全景片与侧位片及头影测量值见图 11-9、图 11-10。

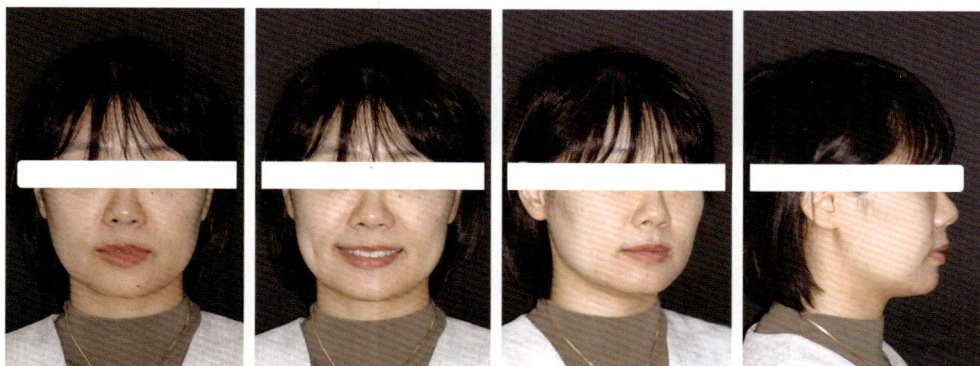

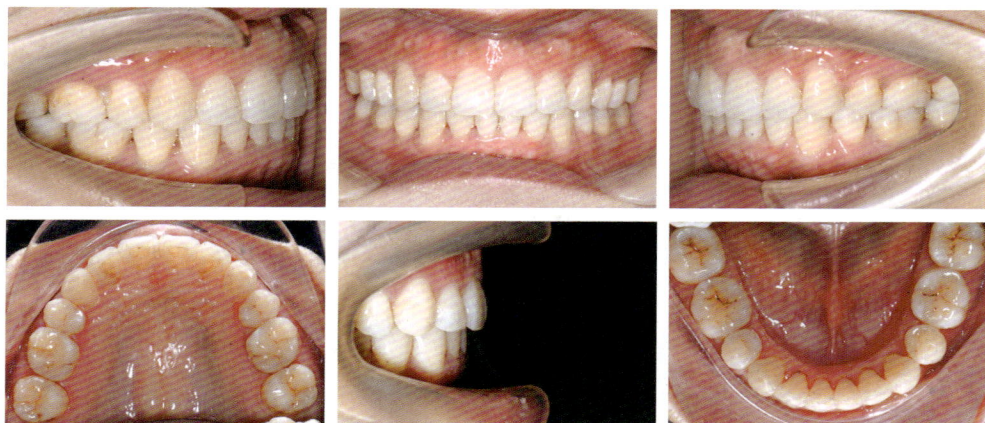

图 11-9　患者治疗结束面像、口内像

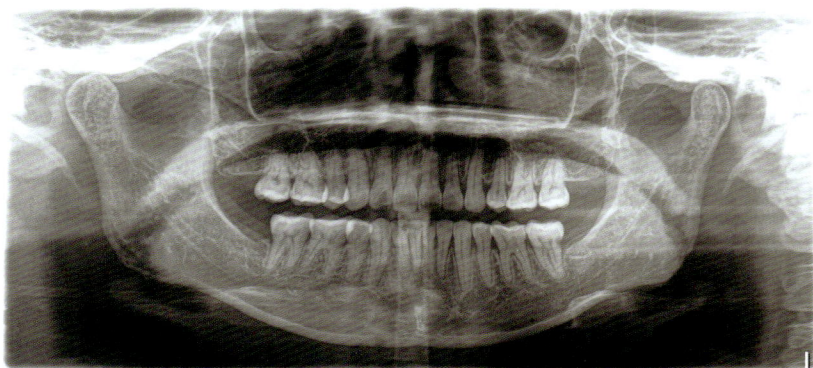

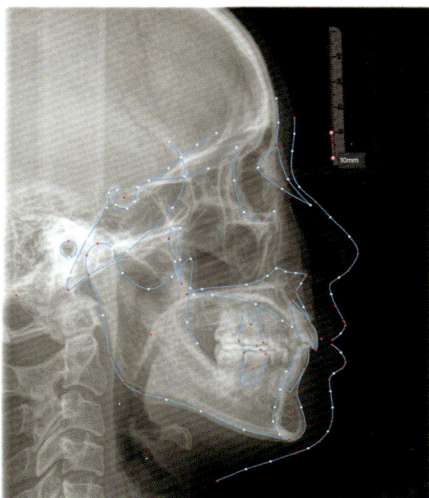

测量项目	标准值	测量值
SNA	82.8±4.0	78.46 ↓
SNB	80.1±3.9	75.73 ↓
ANB	2.7±2.0	2.73
FH-NPo	85.4±3.7	89.6 ↑
NA-APo	6.0±4.4	3.46
FH-MP	31.1±5.6	24.44 ↓
SGn-FH	66.3±7.1	60.21
MP-SN	32.5±5.2	37.22
Po-NB(mm)	1.0±1.5	2.11
U1-NA(mm)	5.1±2.4	4.61
U1-NA	22.8±5.7	19.14
L1-NB(mm)	6.7±2.1	5.26
L1-NB	30.3±5.8	25.54
U1-L1	125.4±7.9	132.6
U1-SN	105.7±6.3	97.6 ↓
IMPA	92.6±7.0	92.58

图 11-10　患者治疗结束的全景片与侧位片及头影测量值

八、矫治结果对比

患者治疗前后的面像口内像、全景片与侧位片对比见图 11-11、图 11-12。

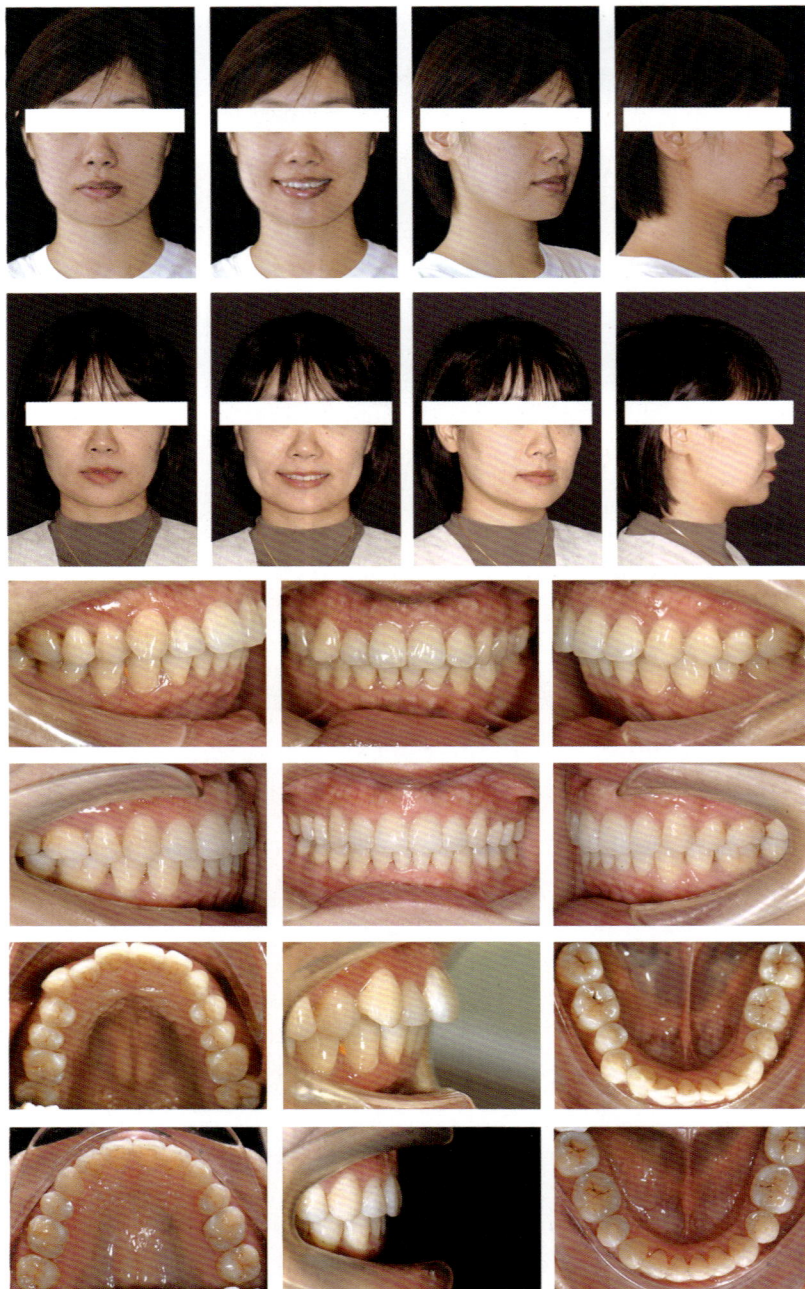

图 11-11　患者治疗前后口内、面像照对比

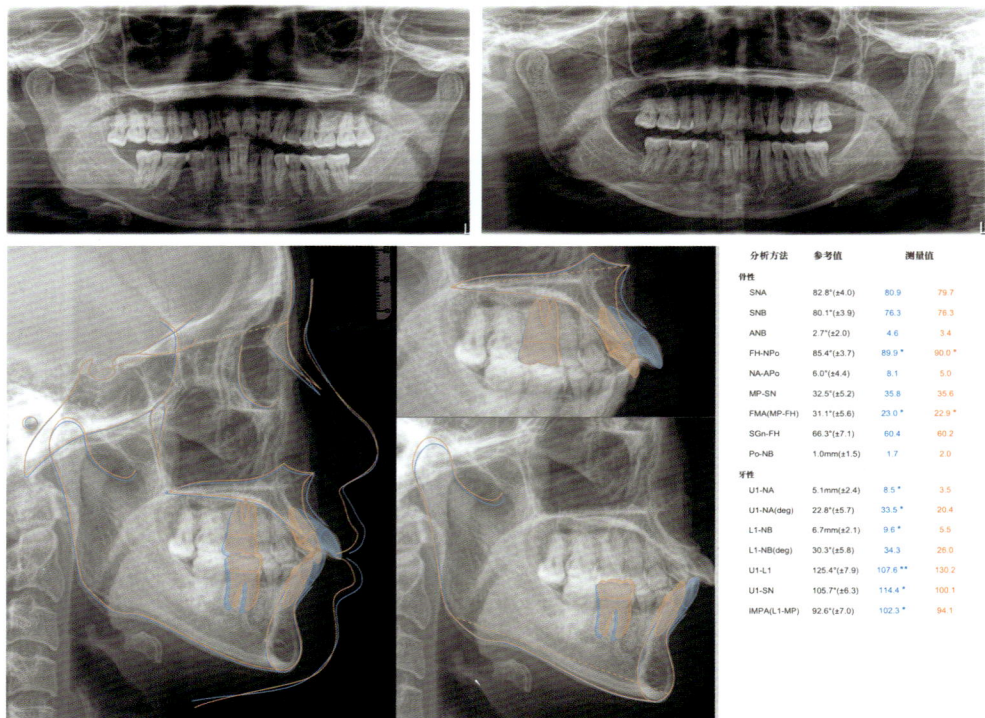

分析方法	参考值	测量值	
骨性			
SNA	82.8°(±4.0)	80.9	79.7
SNB	80.1°(±3.9)	76.3	76.3
ANB	2.7°(±2.0)	4.6	3.4
FH-NPo	85.4°(±3.7)	89.9*	90.0*
NA-APo	6.0°(±4.4)	8.1	5.0
MP-SN	32.5°(±5.2)	35.8	35.6
FMA(MP-FH)	31.1°(±5.6)	23.0*	22.9*
SGn-FH	66.3°(±7.1)	60.4	60.2
Po-NB	1.0mm(±1.5)	1.7	0.3
牙性			
U1-NA	5.1mm(±2.4)	8.5*	3.5
U1-NA(deg)	22.8°(±5.7)	33.5*	20.4
L1-NB	6.7mm(±2.1)	9.6*	5.5
L1-NB(deg)	30.3°(±5.8)	34.3	26.0
U1-L1	125.4°(±7.9)	107.6**	130.2
U1-SN	105.7°(±6.3)	114.4*	100.1
IMPA(L1-MP)	92.6°(±7.0)	102.3*	94.1

图 11-12　患者治疗前后 X 线对比

九、专家分析

这是一个典型的双牙弓前突成人病例，拔除第一前磨牙方案明确，采取隐形矫治的方式既是患者的诉求，也是隐形矫治的适应证。

45 缺失多年，导致磨牙近中移动以及中线向右偏移，因此，下颌右侧设计了推磨牙向远中，重新构建该侧磨牙中性关系，同时开辟足够空间，有利于后期内收前牙。

对于脸颊偏瘦，颊脂垫不够丰满的成年女性，同时伴有侧貌前突，不得不采取拔牙矫治方式的病例，在矫治过程中要注意牙弓横向宽度的维持，避免出现"牙套脸"。

该病例在矫治结束，下中线得到了有效纠正，但上下中线仍然存在 1mm 左右的偏差，究其原因是因为上中线存在轻微右偏，系笔者在初诊检查时忽略所致。提示我们初诊检查时，要更加关注牙中线与面中线的关系，尽可能实现两者一致，提高病例的完成度。

（付建宏）

第十二章
隐形矫治低角深覆𬌗拔牙病例

临床导读

　　该病例是一例青少年拔除 4 颗第一前磨牙的案例，拔牙的考量主要是针对第二磨牙的阻生及口唇不能自然闭合、有开唇露齿情况，是一例低角、深覆𬌗深覆盖、Bolton 比不调的病例，治疗后虽覆𬌗略有偏深，但第二磨牙阻生及开唇露齿得到了有效解决。因为磨牙需要近中移动，没有采取强支抗的 G6 设计，而采取了改良 G6e 的设计完成此病例，过程中走了一些弯路，例如后牙出现开𬌗，进行了开𬌗的纠正，由于患者初期配合不良和之后的出国留学拉长了治疗疗程，矫正疗程长达 47 个月。此病例拿出来分享，希望能给大家些借鉴。

一、病例简介

患者，女，11.5 岁，2020 年 7 月初诊（图 12-1）。
主诉：牙齿不齐、突，要求矫正。
现病史：要求纠正牙齿不齐，改善双唇前突，否认矫治史。
家族史：无特殊。
口腔习惯：无影响口腔健康的不习惯。

图 12-1　患者正面观

二、专科检查

　　恒牙列早期，上下颌轻度拥挤，双侧磨牙中性偏远中，尖牙远中关系，前牙深覆𬌗深覆盖，下颌中线右偏。口腔卫生可，未见明显的牙体和牙周异常。软组织正面观左右不对称，面下 1/3 偏短，有开唇露齿，无明显露龈笑，上中线与面中线基本一致；侧面观，上唇有少许前突，下颌后缩，即软组织侧貌有

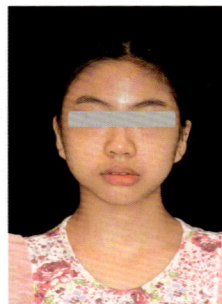

前突（图 12-2）。

　　功能检查：开口度、开口型均未见异常，未触及颞下颌关节弹响等异常。

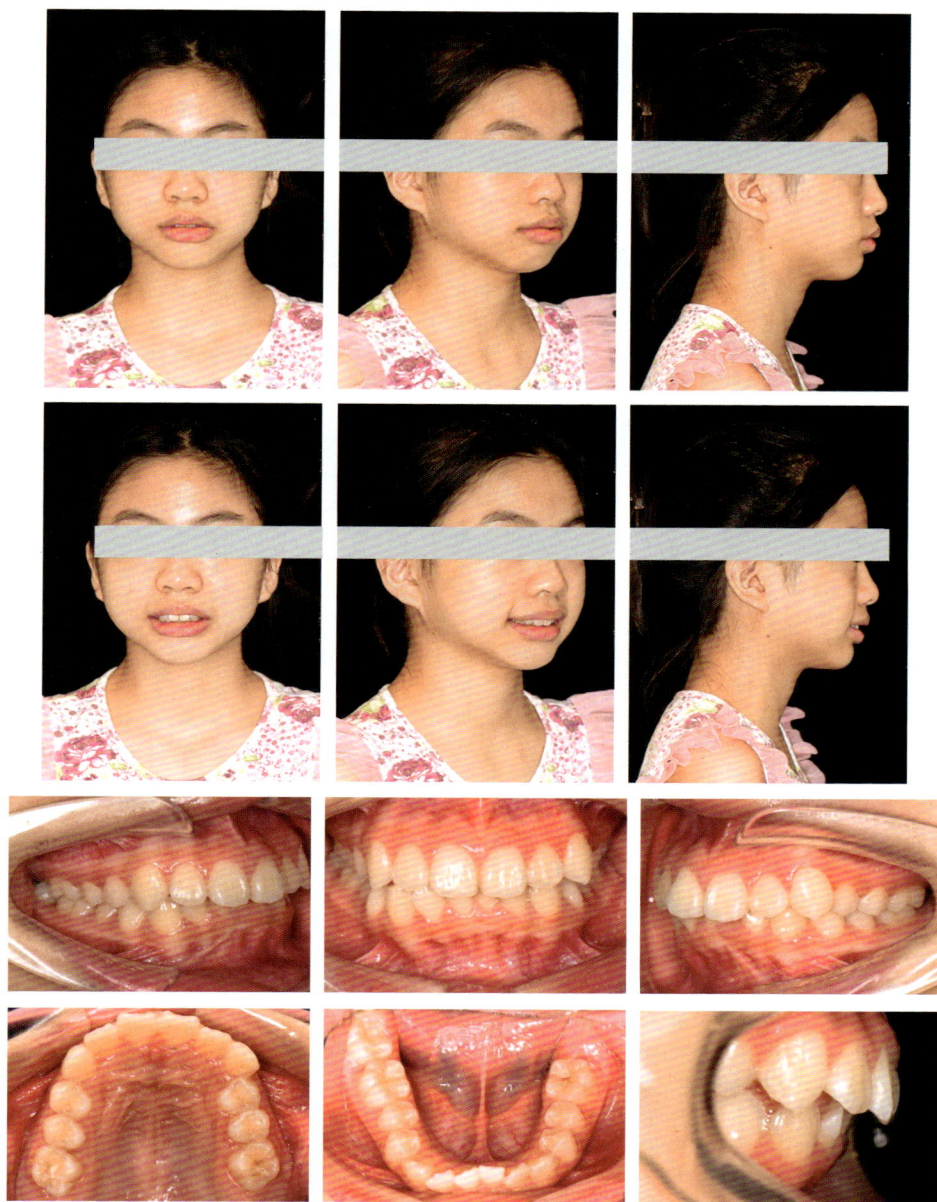

图 12-2　患者的面像与口内像

三、模型分析

①牙弓拥挤度分析：上牙弓拥挤 2mm；下牙弓拥挤 4mm。

② Bolton 指数分析：前牙比 76.5%（正常：77.2% ± 0.22%）；全牙比 88.5%（正常：91.3% ± 0.26%）。

③ Spee 曲线曲度：左右均是 2mm。

④覆盖：5.8mm；覆𬌗：4.8mm（图 12-3）。

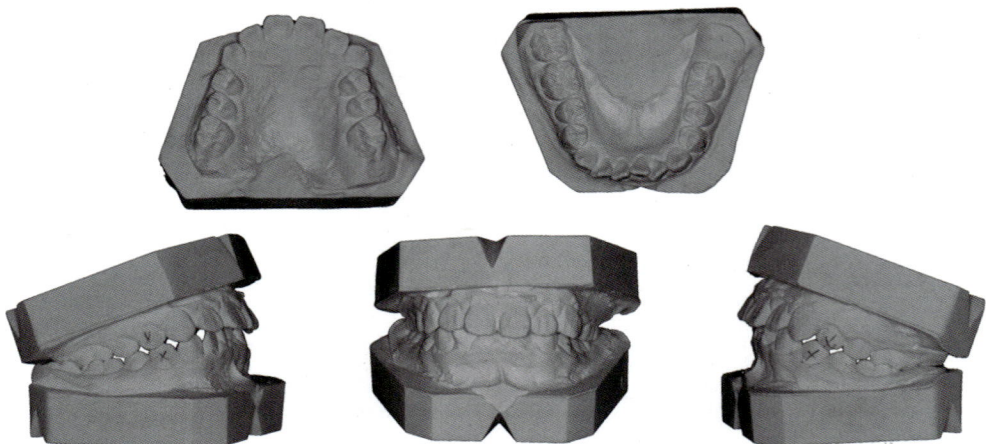

图 12-3　患者的牙齿模型照片

四、X 线检查与分析

全景片示：恒牙列，17、27、37 近中倾斜阻生，冠部与 16、26、36 紧密，4 个 8 存，双侧关节形态与升支高度基本一致，其他未见明显异常（图 12-4）。

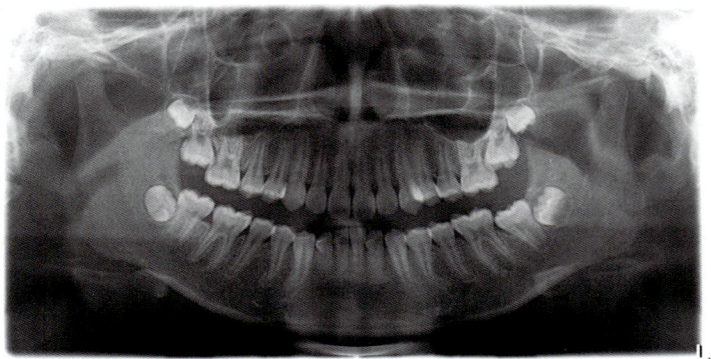

图 12-4　患者的 X 线全景片（全口曲面断层片）

侧位片与头影测量分析见图 12-5。

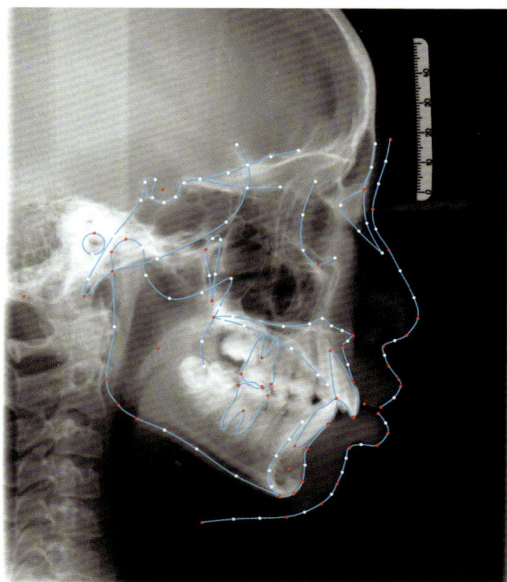

测量项目	标准值	标准差	测量值	测量结果描述
SNA	82.3	3.5	82.4	上颌骨相对前颅底平面的位置正常
SNB	77.6	2.9	78.07	下颌骨相对前颅底平面的位置正常
ANB	4.7	1.4	4.34	颌骨位置正常
FH-NPo	83.1	3	86.66	下颌向前生长过度，颏部突，面高偏小
NA-APo	10.3	3.2	8.11	上颌相对面部突度正常
FH-MP	31.8	4.4	21.74	水平生长型，下颌体平
SGn-FH	65.5	2.9	59.3	颏部前突
MP-SN	35.8	3.6	29.82	下颌体平
Po-NB(mm)	0.2	1.3	0.89	颏部突度正常
U1-NA(mm)	3.1	1.6	6.67	上中切牙突度大
U1-NA	22.4	5.2	26.38	上中切牙倾斜度正常
L1-NB(mm)	6	1.5	5.7	下中切牙突度正常
L1-NB	32.7	5	27.74	下中切牙倾斜度正常
U1-L1	122	6	121.54	上下中切牙的相对突度正常
U1-SN	104.8	5.3	108.78	上中切牙相对前颅底平面倾斜度正常
IMPA	94.7	5.2	99.85	下前牙相对下颌平面唇倾度正常

图 12-5　患者的侧位片与头影测量结果

五、临床诊断

①安氏Ⅱ类。

②骨性Ⅰ类。

六、问题列表、治疗目标与矫治方法

患者牙齿错𬌗的问题列表与治疗目标见表 12-1。

表 12-1　患者的问题列表、治疗目标与方法

部位	问题列表	治疗目标与方法
软组织	侧貌上颌前突	纠正或改善（拔牙）
颌骨	骨性Ⅰ类 低角	维持 牙齿移动及咬合打开时须充分考虑因素
牙及牙列	牙弓拥挤、个别牙扭转、错位 17、27、37 阻生 前牙Ⅱ度深覆𬌗、Ⅱ度深覆盖 下颌中线右偏	纠正考虑拥挤度 利用拔牙间隙提供萌出空间，萌出后纳入矫正解除阻生 纠正或改善（方案设计前牙控制转矩并压低同时升高后牙考虑内收前牙覆𬌗加深等因素、Ⅱ类牵引控制支抗等） 利用拔牙间隙对齐上颌中线
其他	嘴角偏斜	软组织无法通过矫正牙齿改变

七、治疗计划与动画方案

1. 治疗计划

①磨牙阻生，牙列拥挤不齐，深覆盖，拟做拔牙矫治。

②拔除 14、24、34、44，中度支抗，利用拔牙间隙解除拥挤、排齐牙列，整平 Spee 曲线，控制前牙转矩并压低内收上下前牙，改善前突面型，提升软组织侧貌协调与美观。

③中度支抗磨牙前移，给出 7 号牙齿的萌出空间，在其萌出后并纳入矫正。

④低角病例牙齿移动相对困难，牙套更换时间不宜过短（10 天更换）。

⑤深覆𬌗的解除及拔牙后关闭间隙有进一步增加覆𬌗趋势，覆𬌗终末位设计过矫正。

2. 动画方案

采取隐适美 G6 为基础的拔牙方案，并进行了改良设计：

①上颌磨牙前移 2mm，为 17、27 萌出提供空间，解决其阻生的局面，下颌磨牙前移 4mm，达到结束时磨牙中性咬合。

② 13 牙根直立，23 牙根近中斜轴，方案中需设计尖牙牙根向远中移动先于牙冠并大于冠部远中移动量，尖牙使用了成对的优化附件进行牙根的控制。

③因为是中度支抗拔牙间隙的关闭采取先移动拔牙间隙两边的牙齿形成包

裹后再移动切牙及磨牙，尖牙向远中移动备抗（此设计有利于上下前牙的压低实现率）。

④同前进行了上前牙的压低，下前牙排齐并加转矩压低整平咬合曲线（防止前牙回收产生钟摆效应使覆殆进一步加深），终末位达到零覆殆零覆盖。

⑤以上中线（和面中线一致）为基准调整下中线。

患者的牙齿移动难度评估参数见图12-6。

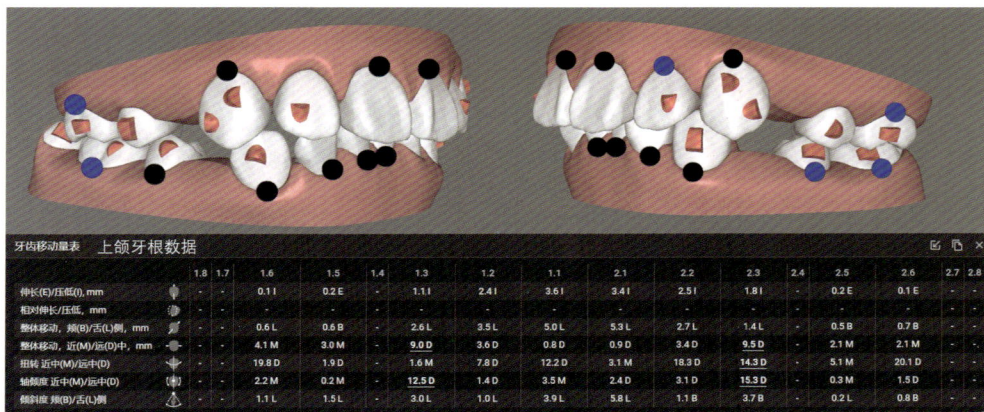

牙齿移动量表　上颌牙根数据

	1.8	1.7	1.6	1.5	1.4	1.3	1.2	1.1	2.1	2.2	2.3	2.4	2.5	2.6	2.7	2.8
伸长(E)/压低(I), mm	-	-	0.1 I	0.2 E	-	1.1 I	2.4 I	3.6 I	3.4 I	2.5 I	1.8 I	-	0.2 E	0.1 E	-	-
相对伸长/压低	-	-	-	-	-	-	-	-	-	-	-	-	-	-	-	-
整体移动, 颊(B)/舌(L)侧, mm	-	-	0.6 L	0.6 B	-	2.6 L	3.5 L	5.0 L	5.3 L	2.7 L	1.4 L	-	0.5 B	0.7 B	-	-
整体移动, 近(M)/远(D)中, mm	-	-	4.1 M	3.0 M	-	9.0 D	3.6 D	0.8 D	0.9 D	3.4 D	9.5 D	-	2.1 M	2.1 M	-	-
纽转, 近(M)/远(D)	-	-	19.8 D	1.9 D	-	1.6 M	7.2 D	12.2 D	3.1 M	18.3 D	14.3 D	-	5.1 M	20.1 D	-	-
轴倾度 近(M)/远中(D)	-	-	2.2 M	0.2 M	-	12.5 D	1.4 D	3.5 M	2.4 D	3.1 M	15.3 D	-	0.3 M	1.5 D	-	-
倾斜度 颊(B)/舌(L)侧	-	-	1.1 L	1.5 L	-	3.0 L	1.0 L	3.9 L	5.8 L	1.1 B	3.7 B	-	0.2 L	0.8 B	-	-

图12-6　患者牙齿移动难度评估参数

注：上颌11、13、21、23、4颗牙齿为困难移动（13、23做了大幅度的根向远中移动），下颌31、32、33、41、42、43及45为困难移动，复诊监控牙套贴合情况，以及牙齿移动情况如出现问题及时对症调整。

八、矫治过程与结果

1. 第1次重启

2021年3月复诊后牙出现开殆，前牙转矩表达不良，后牙出现近中倾斜脱套（图12-7），这与患者佩戴时间不足、未咬咬胶有一定关系。考虑重启调整，第一次微调设计考量：①将双侧上下后牙附件更换成了固位能力更强的矩形附件，16、26、36、46上设计了水平矩形附件，并靠近牙冠的近中或远中以留出位置，如果在佩戴过程中发现近中倾斜未能有效纠正时可以开窗粘牵引扣配合牵引纠正磨牙近中倾斜；②上下颌牙套设计反 Spee 曲线，加强纠正深覆殆问题；③上颌尖牙增加牵引钩协助控制后牙支抗及扶正下颌磨牙，为增加尖牙固定附件更换成垂直矩形附件；④进一步加强对患者的依从性宣教。

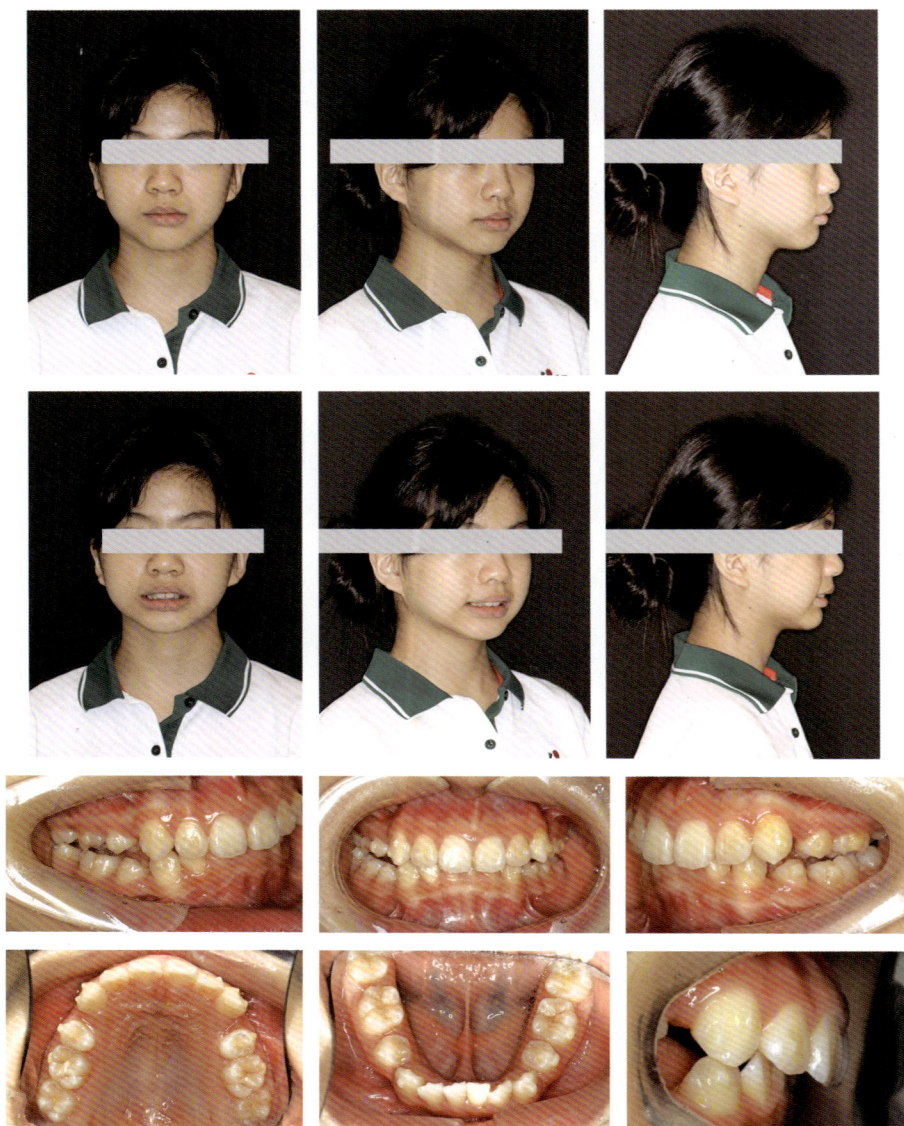

图 12-7　第 1 次重启面像口内照

2. 第 2 次微调

2021 年 12 月磨牙区开𬌗已基本纠正，拔牙间隙剩余少许，前牙深覆𬌗未得到纠正（图 12-8）。二次微调设计考量：①有效打开咬合：a. 增加牙套的反Spee 曲线，增加双尖牙区及磨牙区的固位双尖牙也全部换成水平矩形附件；b. 前20 步只针对于深覆𬌗的打开，不进行后牙的移动，完全靠后牙作为支抗牙（减少同时进行多方面的运动）保证打开前牙咬合以确保深覆𬌗的有效调整②20 步以后也就是咬合打开后再进行下颌磨牙前移（中度支抗），继续关闭下颌拔牙间隙并调整磨牙关系为中性关系，通过Ⅱ类牵引保护上颌后牙支抗并在牙套宽度上设计上颌强支抗尽可能减小上颌后牙前移；③同时Ⅱ类牵引可以帮助升高磨牙有利于深覆殆的纠正；④此期间一如既往地督促患者配合戴矫正器及咬胶的使用。

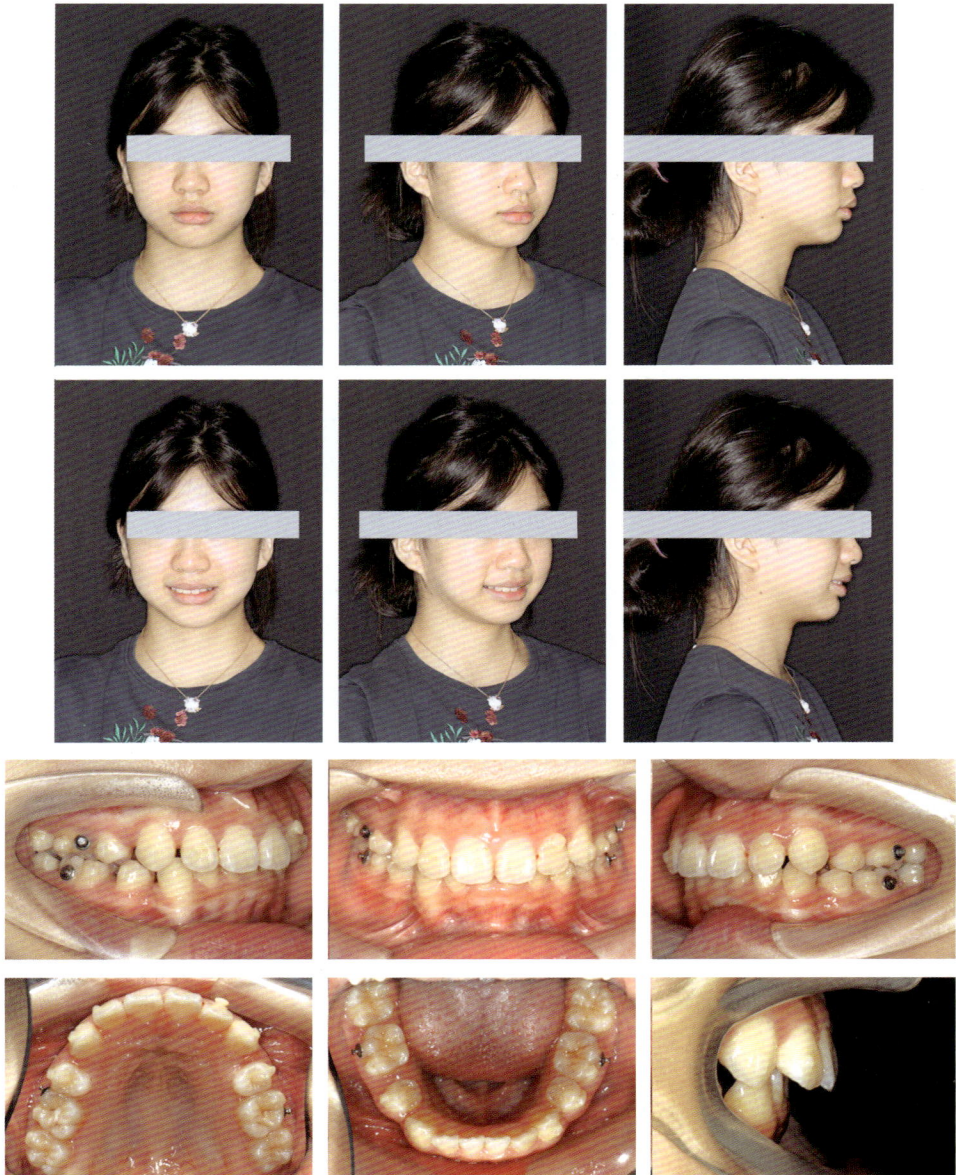

图 12-8　第 2 次重启面像口内像

3. 矫正结果

矫正结束患者侧貌改善，自然状态下嘴巴呈闭合状态，尖牙、磨牙中性关系、前牙深覆𬌗得到改善（图12-9、图12-10）；牙根平度良好，特别是17、23、27、37与邻牙牙根平行（图12-11）；治疗后侧位片及头影测量数据见图12-12。

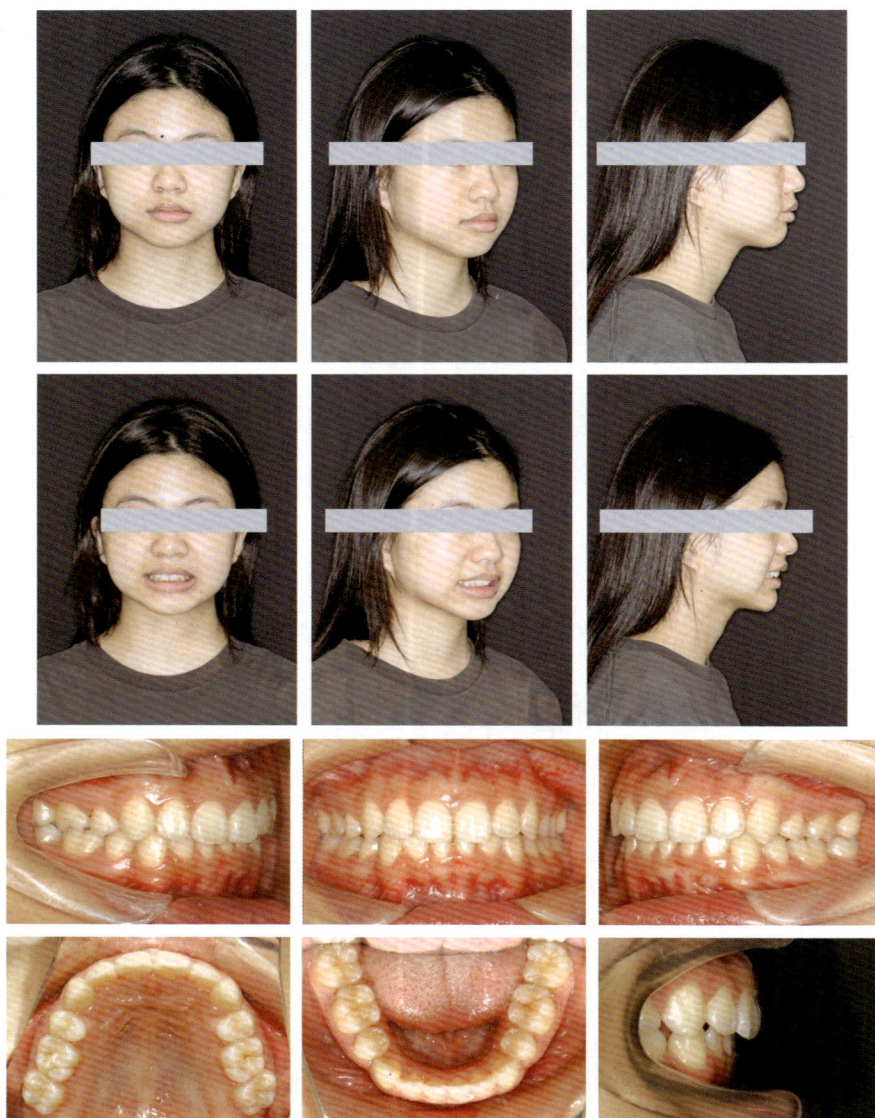

图 12-9　治疗结束面像口内像

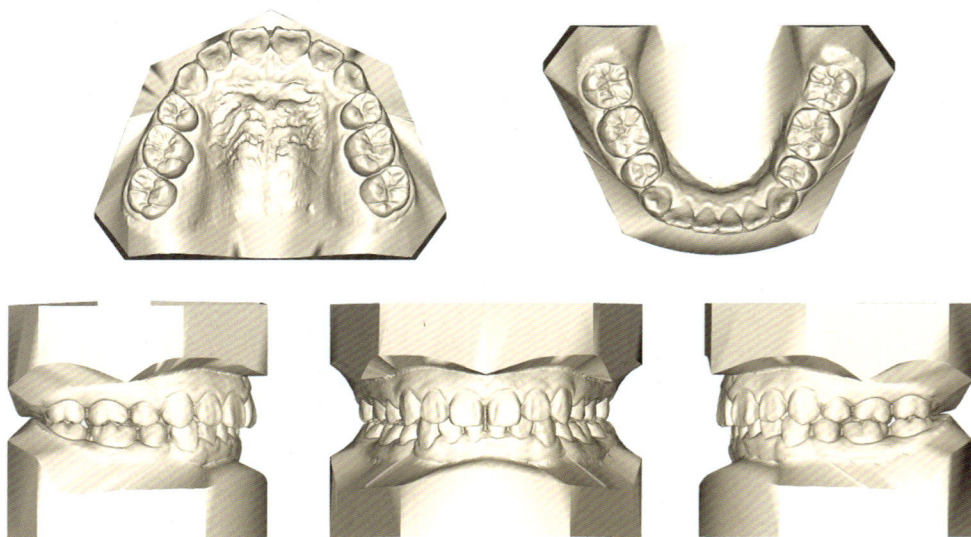

图 12-10 治疗结束模型

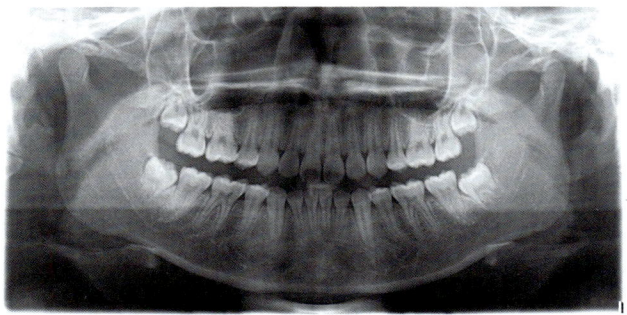

图 12-11 治疗结束口腔 X 线全景片

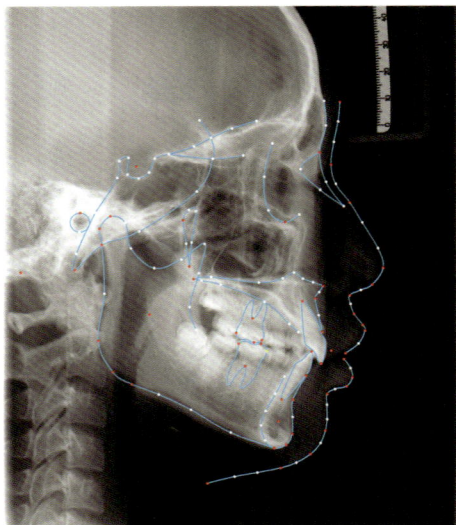

测量项目	标准值	标准差	测量值	测量结果描述
SNA	82.8	4	83.58	上颌骨相对前颅底平面的位置正常
SNB	80.1	3.9	79.34	下颌骨相对前颅底平面的位置正常
ANB	2.7	2	4.24	颌骨位置正常
FH-NPo	85.4	3.7	87.08	颏位正常
NA-APo	6	4.4	7.55	上颌相对面部突度正常
FH-MP	31.1	5.6	22.37	水平生长型，下颌体平
SGn-FH	66.3	7.1	60.13	颏部发育正常
MP-SN	32.5	5.2	29.53	下颌体陡度正常
Po-NB(mm)	1	1.5	1.06	颏部突度正常
U1-NA(mm)	5.1	2.4	2.83	上中切牙突度正常
U1-NA	22.8	5.7	17.82	上中切牙倾斜度正常
L1-NB(mm)	6.7	2.1	4.74	下中切牙突度正常
L1-NB	30.3	5.8	24.99	下中切牙倾斜度正常
U1-L1	125.4	7.9	132.95	上下中切牙的相对突度正常
U1-SN	105.7	6.3	101.4	上中切牙相对前颅底平面倾斜度正常
IMPA	92.6	7	96.12	下前牙相对下颌平面唇倾度正常

图 12-12 治疗结束侧位片及头影测量值

治疗前后头影测量数据对比及重叠图对比见图 12-13、图 12-14。

测量项目	标准值	标准差	轮廓1测量值	轮廓2测量值
SNA	82.8	4	82.4	83.58
SNB	80.1	3.9	78.07	79.34
ANB	2.7	2	4.34	4.24
FH-NPo	85.4	3.7	86.66	87.08
NA-APo	6	4.4	8.11	7.55
FH-MP	31.1	5.6	21.74	22.37
SGn-FH	66.3	7.1	59.3	60.13
MP-SN	32.5	5.2	29.82	29.53
Po-NB(mm)	1	1.5	0.89	1.06
U1-NA(mm)	5.1	2.4	6.67	2.83
U1-NA	22.8	5.7	26.38	17.82
L1-NB(mm)	6.7	2.1	5.7	4.74
L1-NB	30.3	5.8	27.74	24.99
U1-L1	125.4	7.9	121.54	132.95
U1-SN	105.7	6.3	108.78	101.4
IMPA	92.6	7	99.85	96.12

图 12-13　治疗前后头影测量数据对比

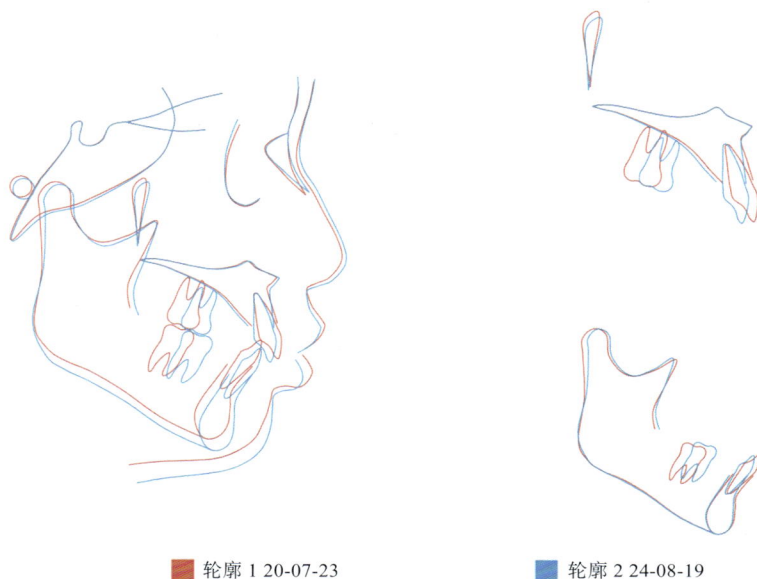

■ 轮廓 1 20-07-23　　■ 轮廓 2 24-08-19

图 12-14　治疗前后重叠图对比

九、专家分析

该病例是一例低角深覆𬌗、Bolton少许不调的病例，有磨牙阻生倾向、开唇露齿情况，即便是固定矫正也需要良好的牙齿控制，患者要求采用无托槽隐形矫正器完成治疗，后牙需要少量前移为第二磨牙萌出提供空间，前牙回收改善开唇露齿同时存在的前牙深覆𬌗需要打开咬合，并防止关闭拔牙间隙时覆𬌗进一步加深。

低角病例打开咬合存在难度，本病例初期虽然考虑到这一点前牙在垂直向做了过矫正，但右侧后牙优化附件居多，加上患者配合欠佳，治疗中前期就出现了后牙开𬌗、上颌磨牙丢抗近中倾斜的情况。相比之下，传统矩形附件较多的左侧后牙区开𬌗程度好于右侧，这一点也说明传统附件特别是水平矩形附件对牙齿把控力度更强。微调时磨牙全部调整成矩形附件，并配合牵引扶正磨牙解除了后牙开𬌗。

加大反Spee曲的设计，此病例考虑到隐形矫正器表达的有效率，微调时把前牙设计成1mm开𬌗，希望使深覆𬌗调整到正常覆𬌗，当时（2021年）对于低角拔牙伴有深覆𬌗的病例还不是很明确矫正器的表达率，本人也是在摸索中，相信有关咬合的打开与固定矫正一样，与患者的年龄、性别、骨质密度、深覆𬌗的程度、牙齿移动的距离，以及牙齿的角度、根骨关系等多种因素有关，在应用无托槽隐形矫正器时更应该将这些因素考虑进治疗设计中去。

如果前牙咬合没有有效打开的情况下就进行内收，造成前牙早接触后牙开𬌗将无法避免。

在应用隐形矫正器时还需要考虑到的一点是上颌侧切牙的把控，上颌侧切牙由于形态问题及它所处的位置在矫正过程中极易脱套，所以此位置绝大多数情况下需设计附件才能使牙套控制住牙齿达到借力及有效移动的效果。

G6e是Invisalign针对拔除4个第一双尖牙中度支抗的矫正组合设计模式，但是在此病例中应用不佳，分析其原因与前牙深覆𬌗、低角以及患者配合度等有关。

（郭　伟）